AF547002

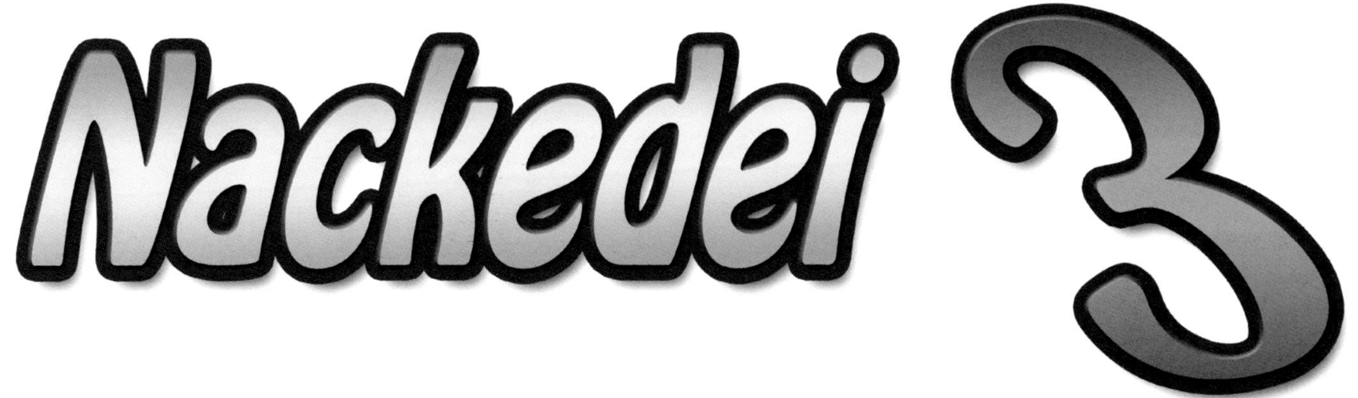

Fahrt Frei!

Freikörperkultur heute

Menschliche Schönheit künstlerisch betrachtet

Norbert Sander

Edition

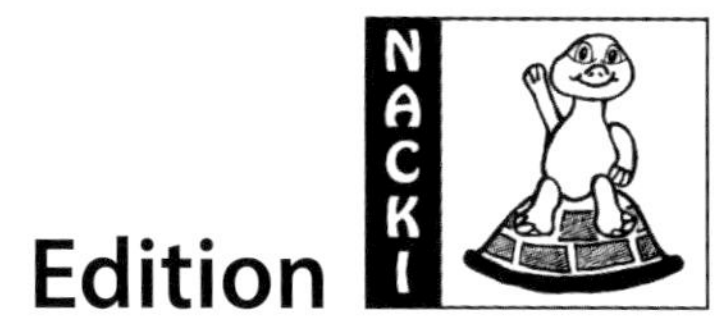

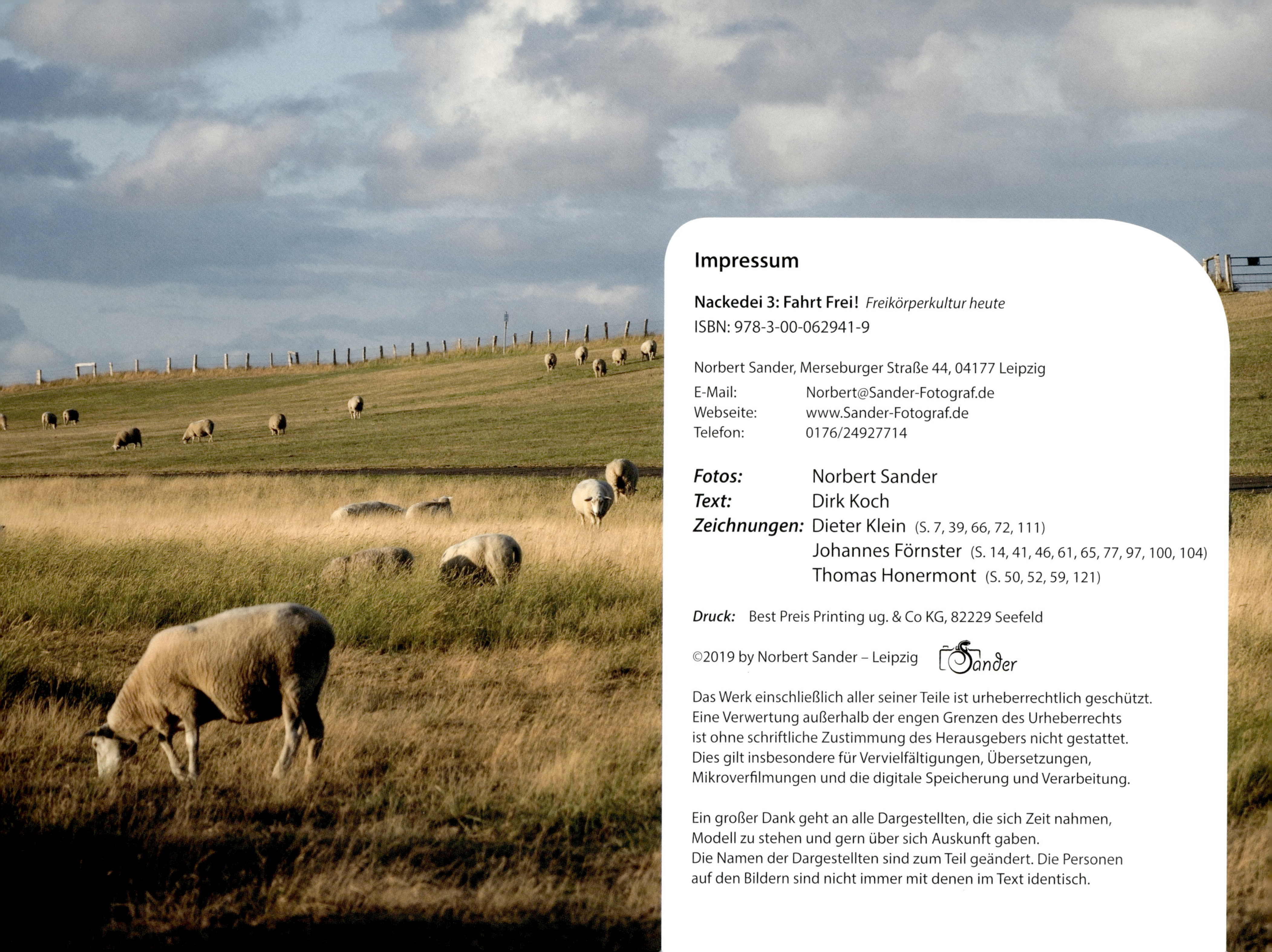

Impressum

Nackedei 3: Fahrt Frei! *Freikörperkultur heute*
ISBN: 978-3-00-062941-9

Norbert Sander, Merseburger Straße 44, 04177 Leipzig

E-Mail: Norbert@Sander-Fotograf.de
Webseite: www.Sander-Fotograf.de
Telefon: 0176/24927714

Fotos: Norbert Sander
Text: Dirk Koch
Zeichnungen: Dieter Klein (S. 7, 39, 66, 72, 111)
Johannes Förnster (S. 14, 41, 46, 61, 65, 77, 97, 100, 104)
Thomas Honermont (S. 50, 52, 59, 121)

Druck: Best Preis Printing ug. & Co KG, 82229 Seefeld

Ein großer Dank geht an alle Dargestellten, die sich Zeit nahmen, Modell zu stehen und gern über sich Auskunft gaben.
Die Namen der Dargestellten sind zum Teil geändert. Die Personen auf den Bildern sind nicht immer mit denen im Text identisch.

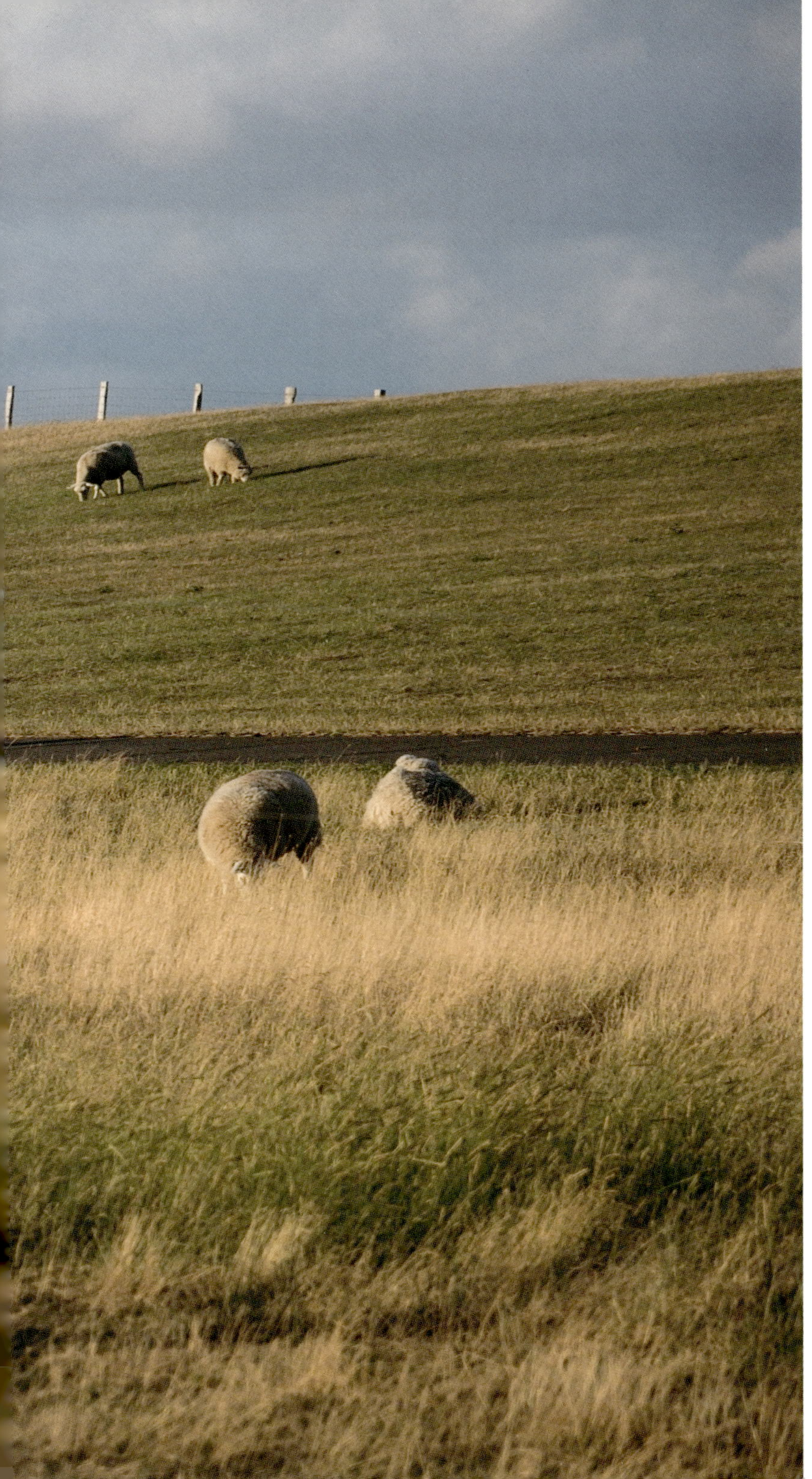

Inhalt

LEBENDIGES KULTURERBE

In den letzten Jahren wurde das „Immaterielle Kulturerbe“ zum geflügelten Wort. Die UNESCO stellt es unter Schutz, Deutschland sucht Vorschläge und einige kulturelle Eigenheiten wurden bereits ausgewählt.

Die Freikörperkultur wurde noch nicht einbezogen, aber sie gehört tatsächlich zum kulturellen Erbe Deutschlands. Erste Vereine entstanden bereits im ausgehenden 19. Jahrhundert. Nacktbaden prägt nun bereits über 100 Jahre das Bild der Nord- und Ostseestrände. Nacktsport wurde schon im wilhelminischen Berlin betrieben, erlebte in den 1920er Jahren eine Blüte. Auf den Vereinsgeländen hat FKK in der Gegenwart Hochkonjunktur, ab und zu bewegen sich nackte Sportfreunde durch Feld, Wald und Flur. In Seen und Flüssen wird nicht nur textilfrei gebadet, sondern auch gerudert und Floß gefahren. Zelten, Feiern und Grillen ist ohne Stoff am Körper bei den entsprechenden Temperaturen ebenfalls viel schöner.

Bloß nicht ins Internet…

Die Zeiten der großen FKK-Öffentlichkeit scheinen allerdings heute vorbei zu sein. Als FKK-Buchautor weiß ich, dass gerade die jüngeren Nacktbader Angst davor haben, dass Bilder von ihnen ins Internet gelangen und dort von Arbeitskollegen, Mitschülern, Mitstudenten oder Verwandten gesehen werden. Für die meisten Menschen bedeutet Nacktheit jedoch nach wie vor ein Abstreifen alltäglicher Zwänge und ein kleines Stück Rebellion.

Nacktbaden – Heute nur noch Privatsache?

Während die natürliche Nacktheit aus den Medien und selbst von Stränden, Seen und aus Freibädern verbannt wird, sind Sex und Erotik in allen Facetten das Werbemittel

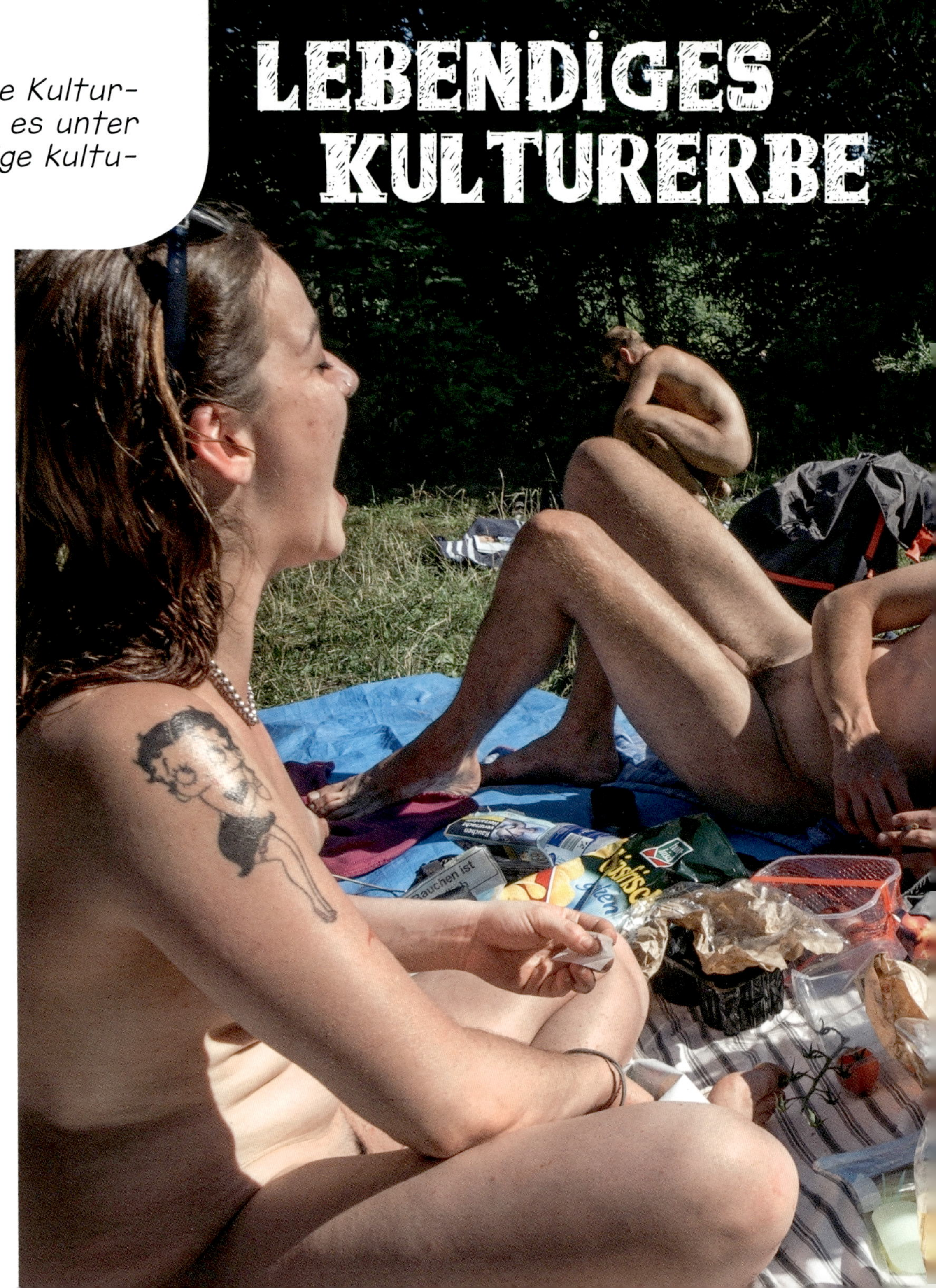

DER BESONDEREN ART

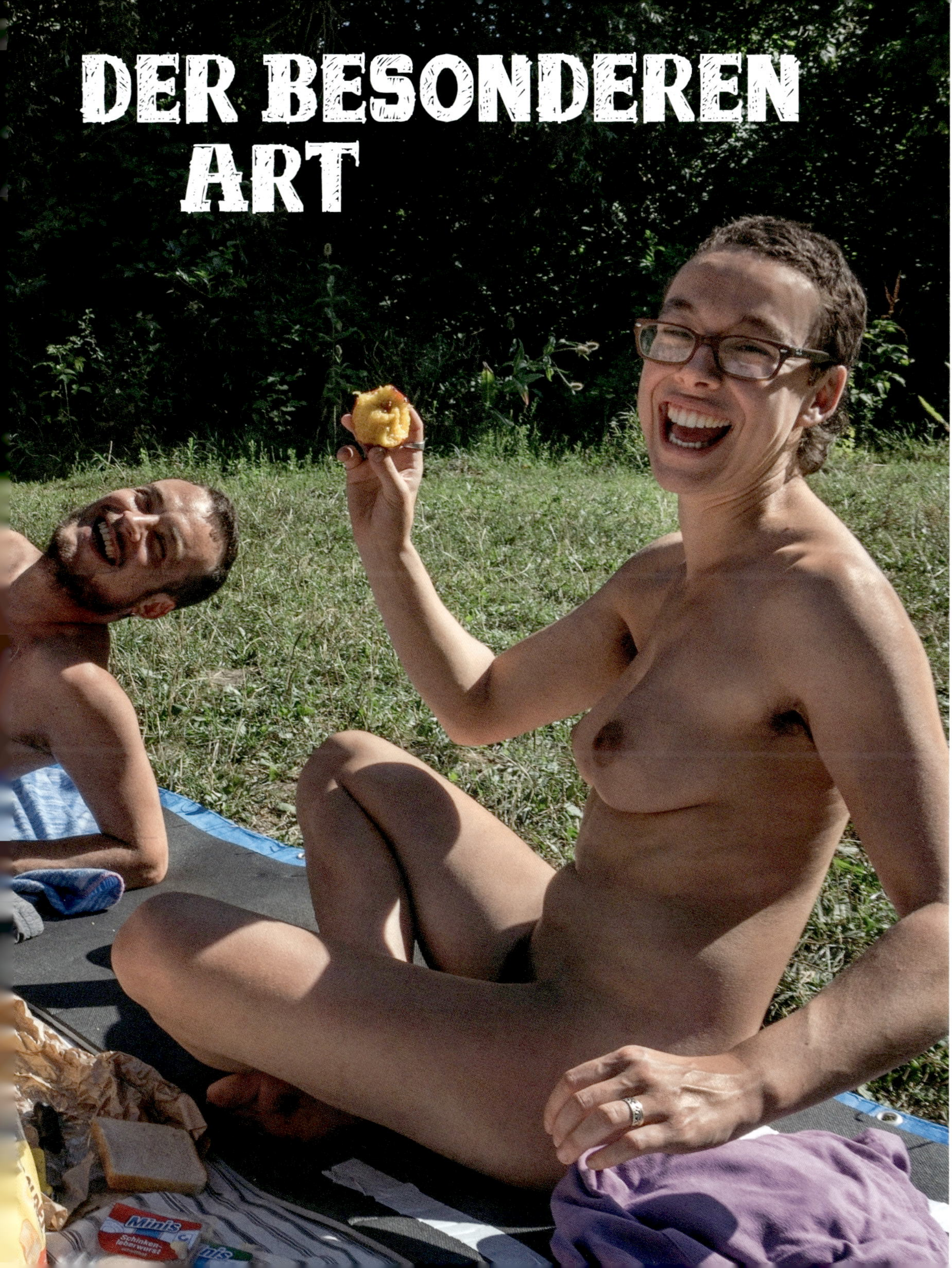

Nummer Eins. Aufreizende Bilder von perfekten Körpern begegnen unserem Unterbewusstsein in den Ladengeschäften, auf der Straße und im Fernsehen. Wer sich dagegen heute nackt in der Natur bewegt, genießt nicht nur ein exquisites Gefühl der Freiheit, sondern sagt noch dazu der Sexualisierung des menschlichen Körpers den Kampf an. Die FKK-ler, die dafür an Fotos für Bücher mitarbeiten, verdienen meinen höchsten Respekt.

Wildes FKK! Überall ein Renner. Ansonsten Freibad, See oder Verein.

Auch drei Jahrzehnte Jahre nach der Wiedervereinigung unterscheidet sich die Kulturlandschaft für Nacktbader in Ost und West in vielen Dingen. Gemeinsamkeiten kommen trotzdem vor. Während in den alten Bundesländern Freikörperkultur hauptsächlich auf Vereinsgeländen betrieben wird, überwiegt im Osten die Nutzung von FKK-Bereichen an öffentlichen Badestellen. In allen Bundesländern jedoch erfreuen sich wilde Bademöglichkeiten in freier Landschaft großer Beliebtheit.

Um die Zukunft der Freikörperkultur zu sichern, ist es wichtig, von beiden Seiten zu lernen. An der stadtnahen öffentlichen Badestelle den Schildern zum FKK-Bereich zu folgen und Nacktheit in der Natur auszuprobieren, ist ein wichtiges niedrigschwelliges Angebot. Einem Verein mit eigenem Gelände anzugehören, bringt ein starkes Gemeinschaftsgefühl und fördert Engagement. Veranstaltungen wie Naturistenläufe, regelmäßige Nacktsportkurse oder Ferienfreizeiten lassen sich nur so organisieren. Mit der Nackedei-Buchreihe möchte ich auf die vielfältigen Vorzüge der Freikörperkultur aufmerksam machen.

Norbert Sander

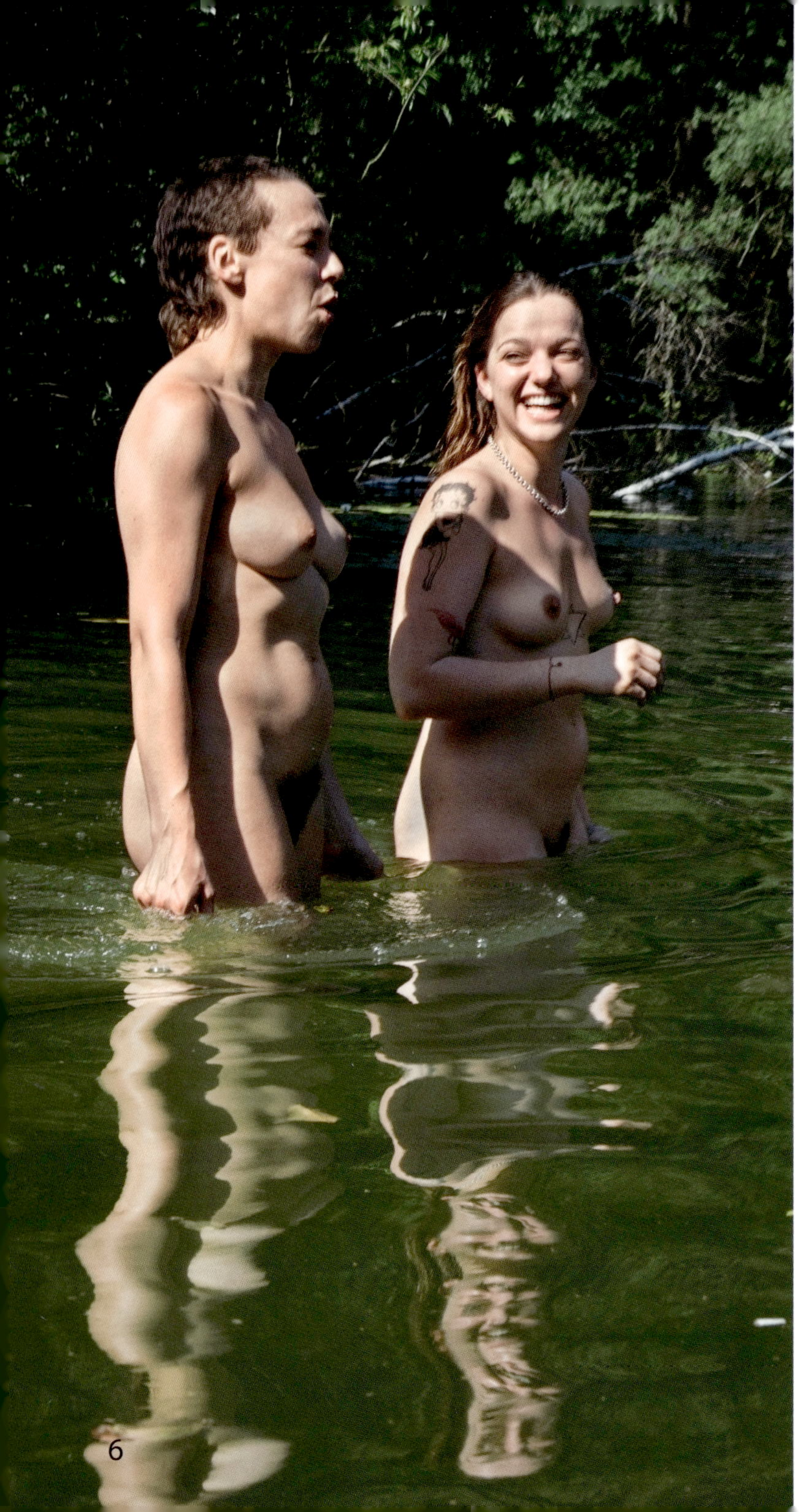

Stirbt FKK aus?

Na, das ganz sicher nicht.

In vergangener Zeit gab es oft Beiträge von Zeitungen und Fernsehsendern zu einem gefühlten „Niedergang der Freikörperkultur". Ja, man interessiert sich dafür. Weniger Menschen betreiben FKK, aber ein Aussterben? Davon kann keine Rede sein.

Spontan und individuell...

So zum Beispiel Finn und Tom aus Schleswig-Holstein, die an der Krummen Lanke in Berlin, einem gemischten Strand mit langer Tradition, am späten Vormittag chillen. Sie arbeiten in der Gastronomie und beginnen so ihren Tag. Dabei ist es ihnen eigentlich egal, ob angezogen oder nackt. Die Entscheidung fällt eher spontan. Aber nackt ist toll und ungezwungen. Zu lesen im Kapitel 2. Nacktheit ist also nicht das Problem, bloß nicht mehr eine Angelegenheit, bei der alle mitmachen.

Wer macht mit?

Junge Leute und FKK – in den 1980er Jahren beliebt, heute eher bäh? FKK ist was für alte Leute? Nein! Die Fotos im Buch zeigen alle Altersklassen. Es kommt, besonders bei der jüngeren Generation, einfach drauf an, wer da mitmacht. So war am Berliner Teufelssee zu hören, dass man in der Jugendclique und auf dem Festival durchaus nackt baden geht. „Wenn mehr jüngere Leute an den FKK-Stränden wären, würde ich mich auch ausziehen, wie beim Festival neulich", so der Kommentar einer jungen Frau.

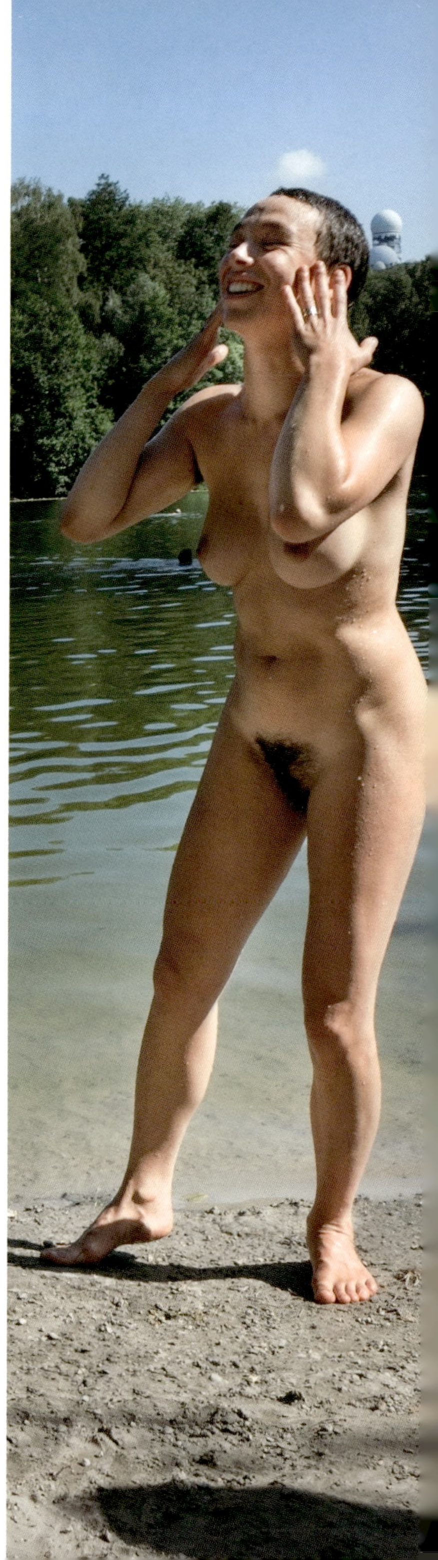

Sportlich im Verein

Im Berliner FKK-Verein Adolf Koch e.V. sieht das Bild nochmal ganz anders aus. Viele junge Männer beteiligen sich an den sportlichen Aktivitäten, die regelmäßig stattfinden. Überhaupt haben Männer scheinbar weniger Probleme mit dem Nacktsein als Frauen. Badminton, Fußball, Gymnastik, Schwimmen, Tischtennis, Volleyball, Wassergymnastik, Workout und Yoga, all das bietet der Verein an und kann dazu Sporthallen Berliner Schulen und andere Räume nutzen. Ausführlich berichtet Kapitel 3 darüber.

Auch in der Freizeit ist man oft nackt zusammen unterwegs, geht an Seen, zu Wanderungen und Bootswochenenden. Einige wohnen sogar in einer FKK-Wohngemeinschaft, die sich über Interessenten nicht beklagen kann. Kurz und knapp: FKK wird zwar weiterhin kein Massenphänomen sein, aber aussterben wird es nicht. Ein Massenphänomen war es übrigens auch in der DDR nie: Die Medien stellen es nur so dar.

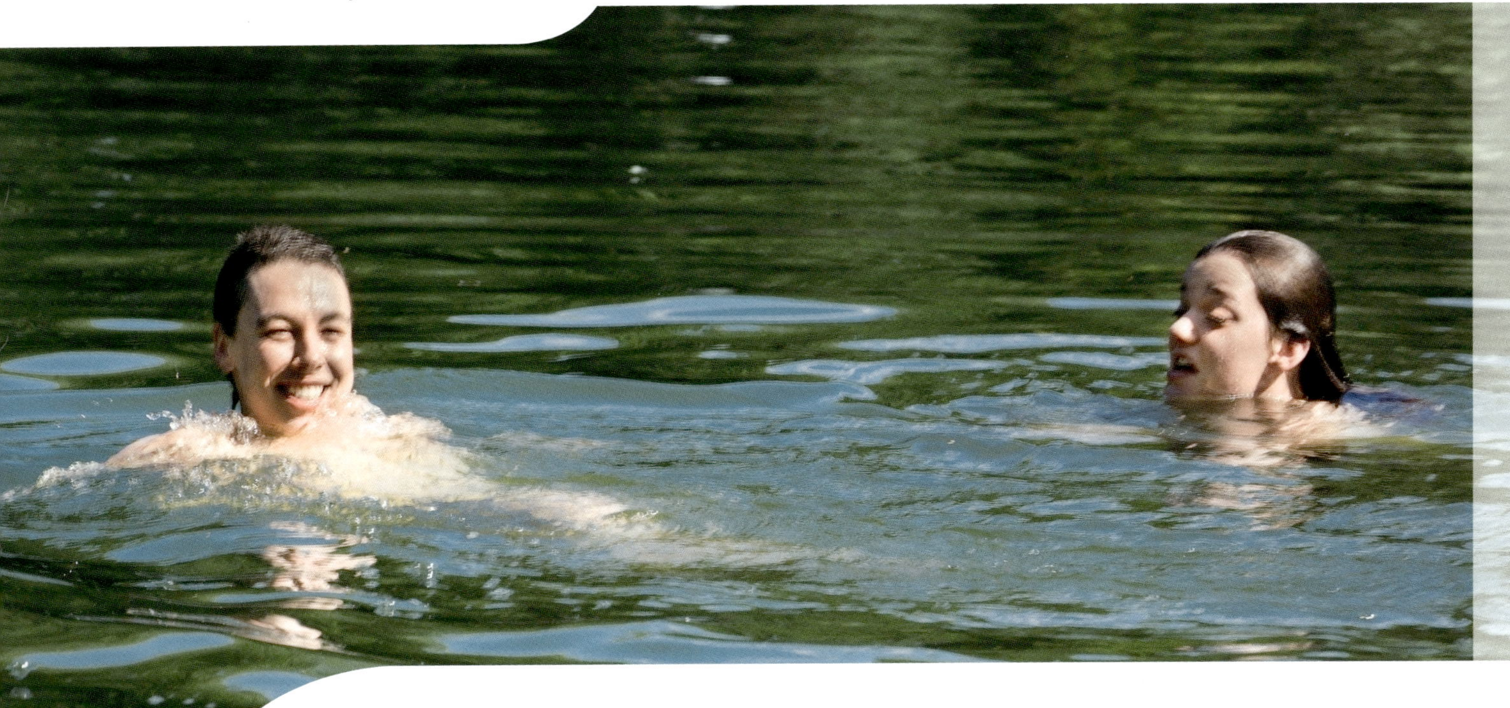

Also, wieso lange warten. Unsere jungen Leute machen es vor. Auf geht's! Gas gegeben. Und zwar umweltfreundlich mit dem Rad und zu Fuß. Die Damen und der Herr vom Titelbild sind schon weggeknattert und nur noch eine Staubwolke war zu sehen.

Anke, Daniela und Tommy unternehmen mit uns einen Spaziergang durch die Freikörperkultur der Gegenwart. Wir schauen in Ruhe und lernen neue Menschen, Seen und Strände kennen.

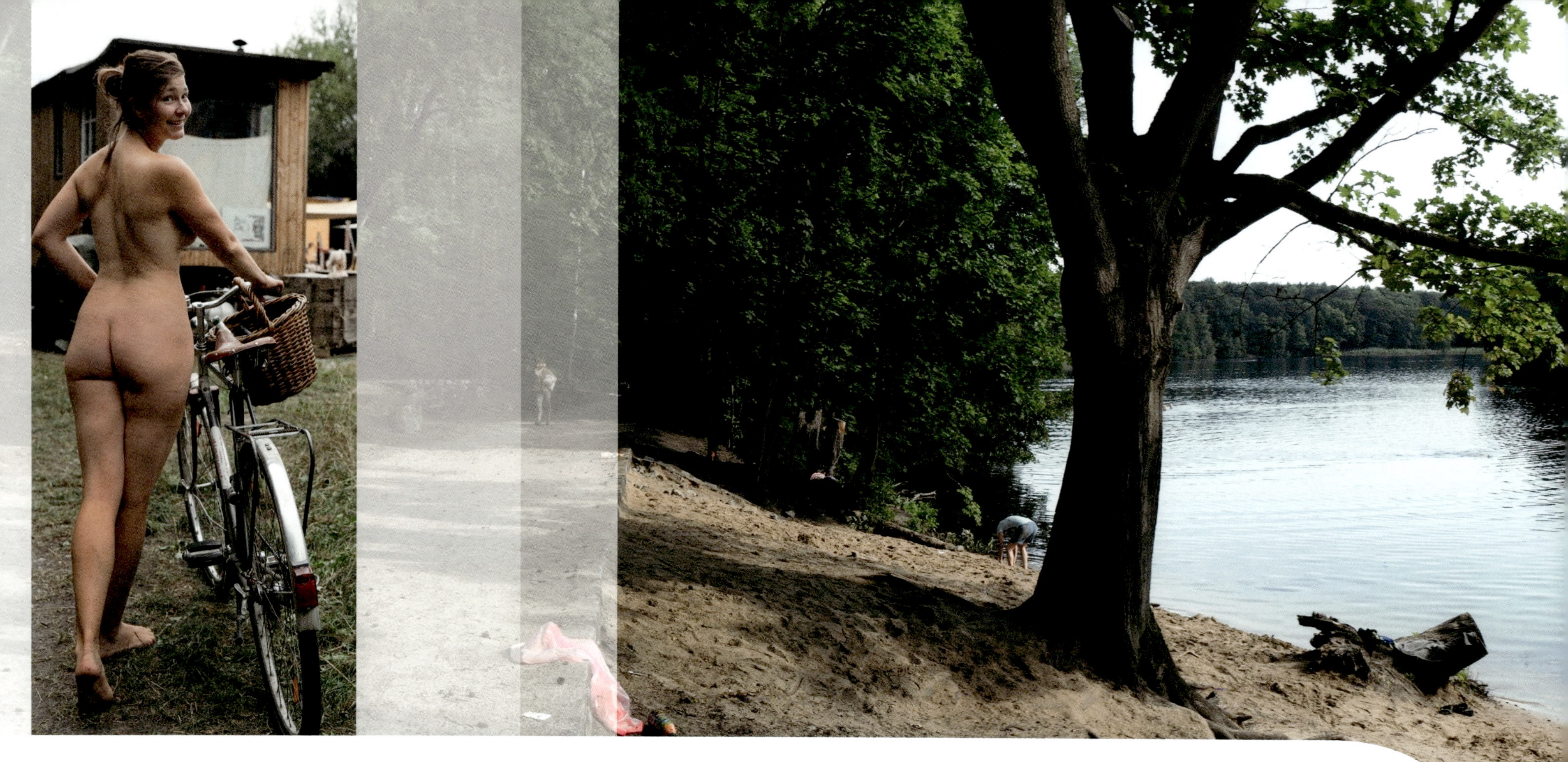

Die Krumme Lanke gehört untrennbar zum Mythos Berlin

Vom Teufelssee aus könnte man den Weg an diesem warmen Sommertag doch zur Krummen Lanke laufen, sind ja bloß fünf Kilometerchen. Wenn man ein Fahrrad hätte: Noch besser. Aber leider nichts dabei – Nö, bei der Affenhitze! – Wozu gibt es öffentliche Verkehrsmittel? Am S-Bahnhof Heerstraße geht es los. Dort kommt gleich die Ringbahn. Am Heidelberger Platz geht es erst mal in den Keller und prompt rauscht die U-Bahn auf den Bahnsteig. „Zug nach Krumme Lanke!" ertönt es. Mensch, zu den Berliner FKK-Seen fahren sogar die U-Bahnen! „Zurückbleiben, bitte. Einsteigen, bitte." Der Zug rattert los und kommt über „Onkel Toms Hütte" (Was für U-Bahnhöfe haben die hier denn noch im Angebot?) im Endbahnhof „Krumme Lanke" an. Na ja, der See ist nicht gleich daneben, aber nach zwei Fragen und fünf Minuten erreicht.

AM SEE DER AFFEN

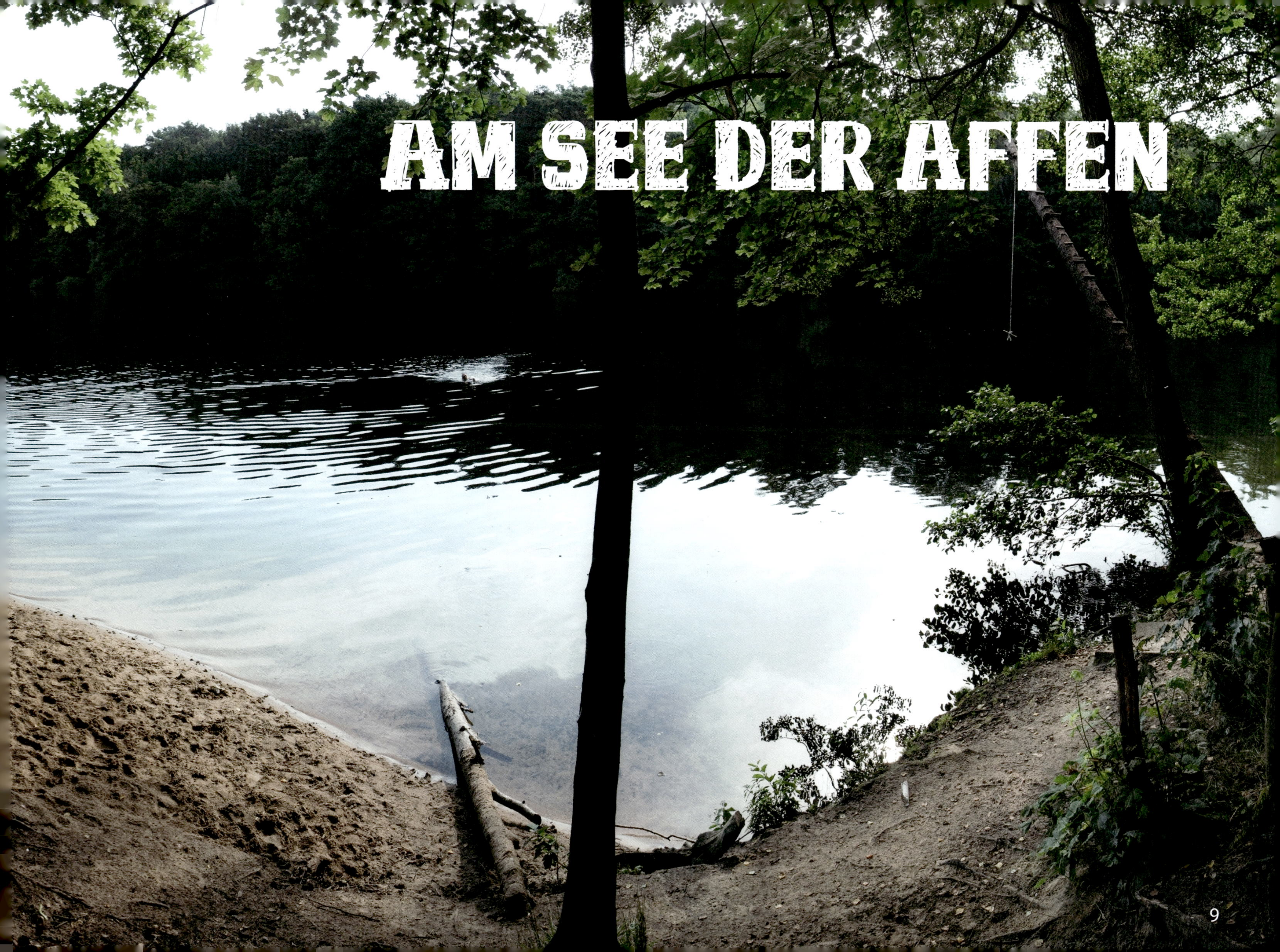

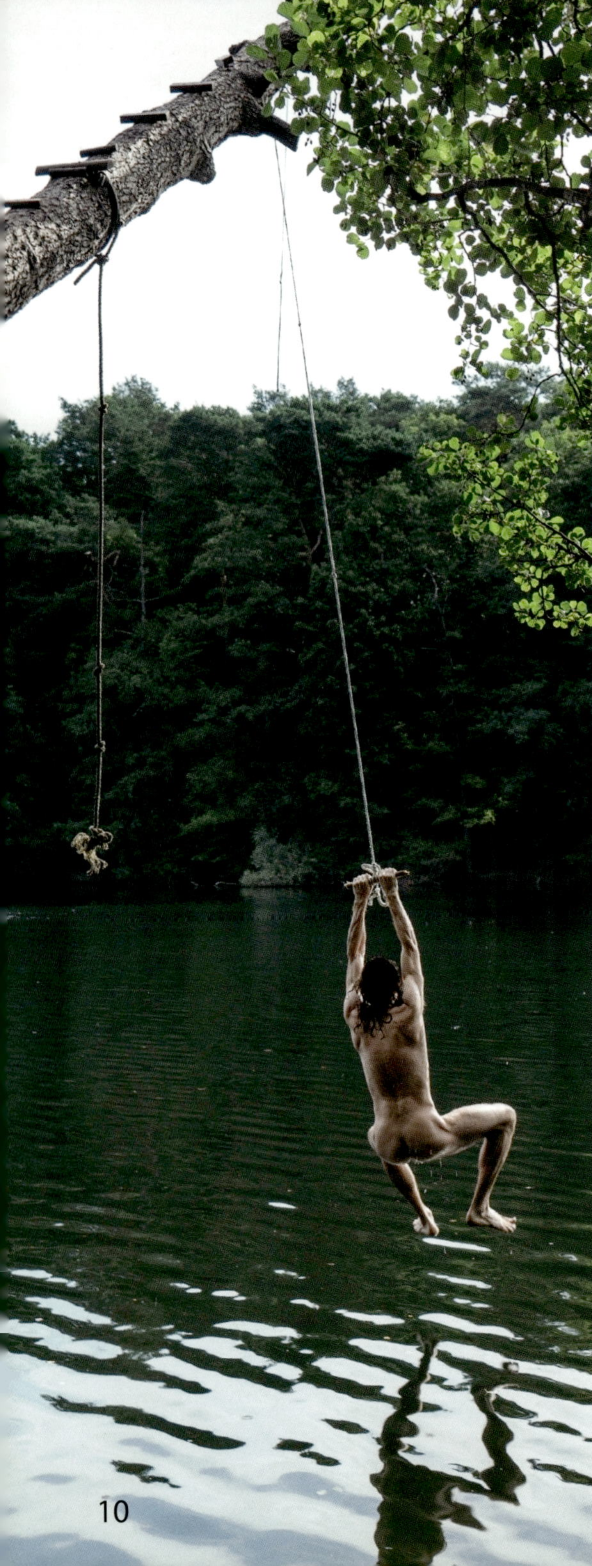

Ein Urschrei klingt durch die Luft, ein Nackter schwingt sich an einer Liane ins Wasser. Augenreiben. Die 35 Grad an diesem Mittag sind wohl doch etwas auf die Wahrnehmungsfähigkeit geschlagen.

Nein, die Krumme Lanke liegt glasklar in ihrem alten Bett und krümmt sich hinten rechts um die Ecke, so dass das Seeende unsichtbar bleibt. Fast überall wachsen Bäume bis ins Wasser, die mit ihren Ästen auf abenteuerlichste Art und Weise ins kühle Nass ragen. Gleich taucht sicher noch ein Krokodil auf.

Tarzan lebt hier.

Ja, ganz gewiss! Der Grunewald, das ist doch ein echter Urwald. Hier und da sind Leitern in die Bäume gebaut, eine andere riesige Liane schwingt schon wieder übers Wasser. Diesmal hängen fidele Badehoslinge dran und machen Bauchklatscher.

Gleich zwei Textiler auf einmal, wohlgemerkt.

Doch jetzt schwingt der nackte Tarzan wieder mit Liane und sagenhaftem Urschrei, fast so wie im legendären Film. Er kommt kopfüber ins Wasser. Applaus. Badehoslinge, Bikinigirls und Nudisten aller Generationen klatschen. An der Krummen Lanke geht es bunt gemischt zu. Alle vertragen sich.

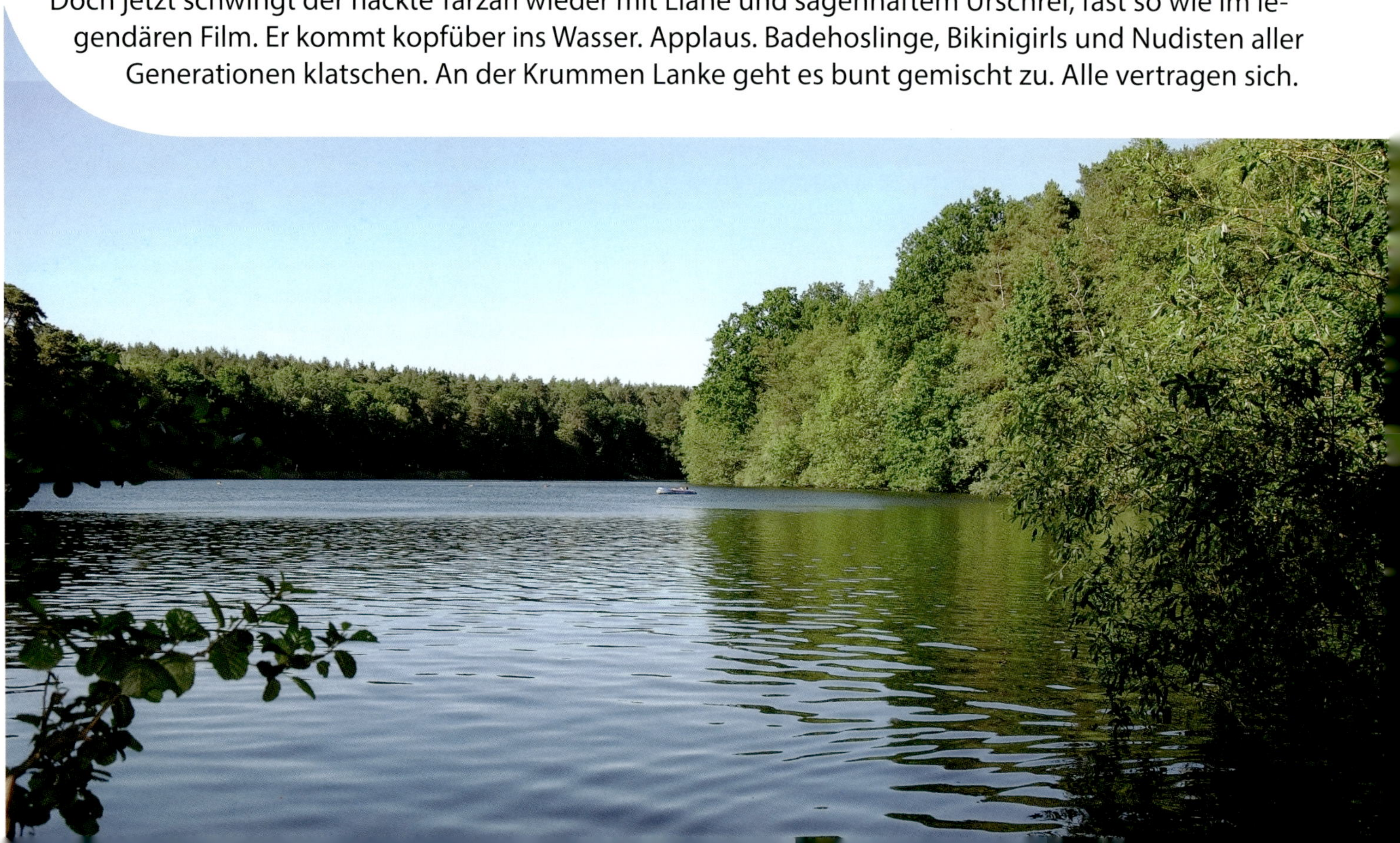

Nah am Ufer, aber bereits über dem Wasser, balanciert der Tom auf den Urwaldästen. „Ich bin ein geborener Affe!", stellt er sich lachend vor. Man sieht´s. Schon als kleiner Junge lief er immer dem Opa weg und setzte sich aufs Klettergerüst. Als Barkeeper mixt er jetzt den Berlinern und ihren Gästen seit einiger Zeit die dollsten Sachen. „Übrigens werde ich bald Onkel", sinniert er vom Ast herunter. „Da gefällt mir der U-Bahnhof Onkel Toms Hütte besonders gut. Könnte also fast nach mir benannt sein." In der freien Zeit und vor der Arbeit am Abend geht es mit den Freunden an den See. „Ja, es liegt wieder mal eine anstrengende Barnacht hinter mir. Aber den Leuten schmecken meine Drinks und ich bediene gern. Trotzdem bin ich schon um elf Uhr aus den Federn, denn von dem tollen Wetter muss ich einfach was haben. Gemeinsam sind wir mit dem Rad von Kreuzberg hierher. Das ist schon eine Tour, aber wenn man die Wege kennt, kein Problem." Die Krumme Lanke findet Tom für seine Bedürfnisse praktisch. Nicht nur als unverbesserlicher Affe. Hier ist es nicht zu laut, man kann gemischt baden. „Gibt ja auch Freunde, die gern mit Buxe gehen." Kumpel Finn pflichtet ihm bei. „Jo, komme gerne mit, wenn Zeit ist. Mache ab und zu FKK, da, wo es halt passt. Wie hier!"

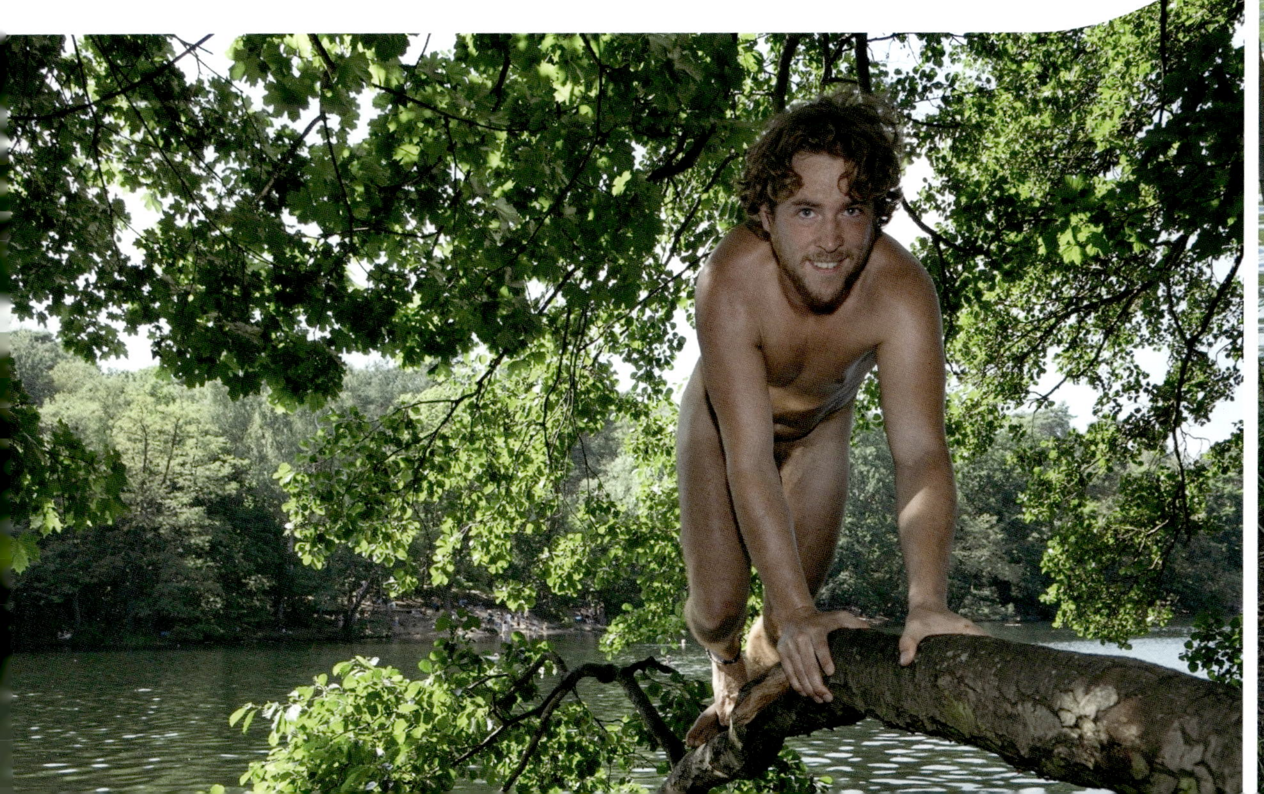

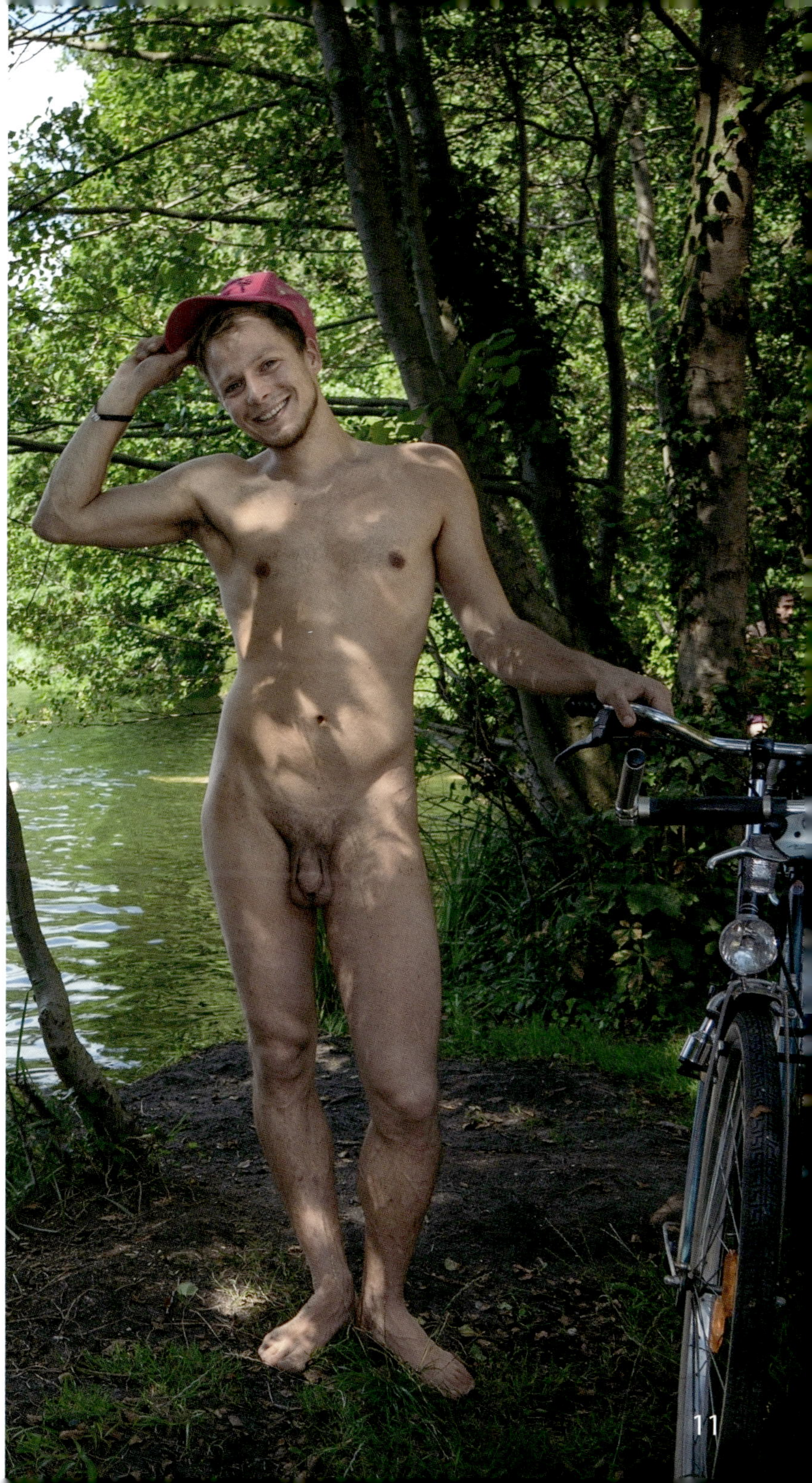

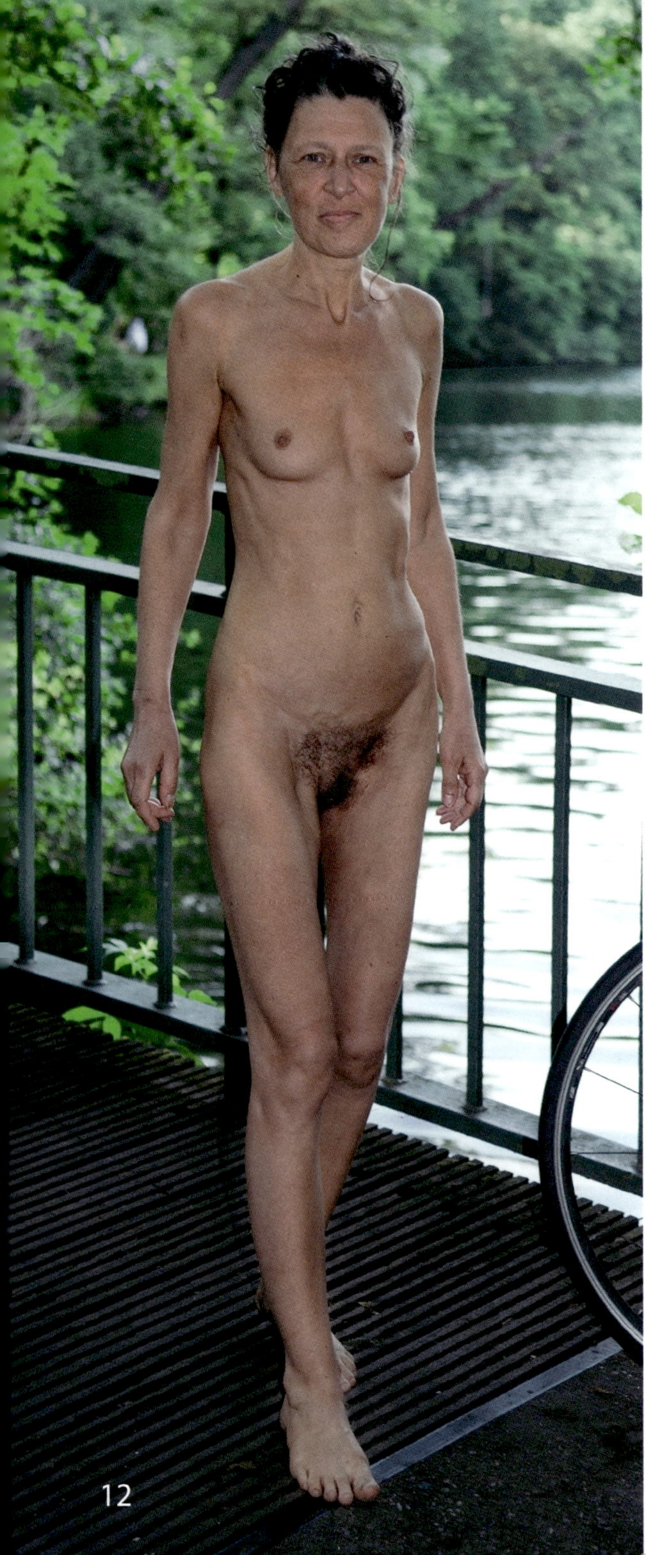

Die Mücken sind heute unerträglich. Wie überhaupt. Immerhin, die Krumme Lanke gehört zur berühmten Grunewaldseenkette, die sich vor langer Zeit als Havelarm durch das Jagdrevier der Brandenburgischen Kurfürsten zog. Dieser Havelarm war so tief, dass auf ihm das Baumaterial zum berühmten Renaissancejagdschloss Grunewald herangeschifft werden konnte. Das ist zwar kaum noch zu glauben, aber kein Märchen. Das weiß auch Brigitte, die vor 30 Jahren auf dem Kreuzberg, mitten in Berlin, zum FKK kam. Heute verlebt sie den Nachmittag an der Krummen Lanke. „Auf dem Kreuzberg hatte ich gesehen, wie die Leute nackt lagen und dann halt mitgemacht. Das war Ende der 1980er Jahre kein Problem. Dann bin ich an die Krumme Lanke gekommen, war zwischendurch am Müggelsee, am Teufelssee und am Flughafensee. Hier an der Krummen Lanke bin ich dann hängengeblieben. Hier fühle ich mich wohl, die Leute und so stimmen." Am Abend wird an der Krummen Lanke zusammengerückt, weil die Schatten lang werden. „Es ist lustig, was die Leute dann erzählen und vergessen, dass der Nachbar auf Tuchfühlung liegt. Da kriegt man ganz schön was mit." Manchmal auch nur unspektakuläre Sachen. So zum Beispiel eine Erklärung, wieso der See den Namen Krumme Lanke führt. Krumm ist er, gebogen wie eine Banane. Das Wort „Lanke" dagegen sei ein Sprachdenkmal, so nannte man in Berlin und Umgebung einst moorige, stehende Gewässer. Außerdem gibt es da noch das Flugzeug, welches im Zweiten Weltkrieg in die Krumme Lanke stürzte, natürlich samt Schatz…

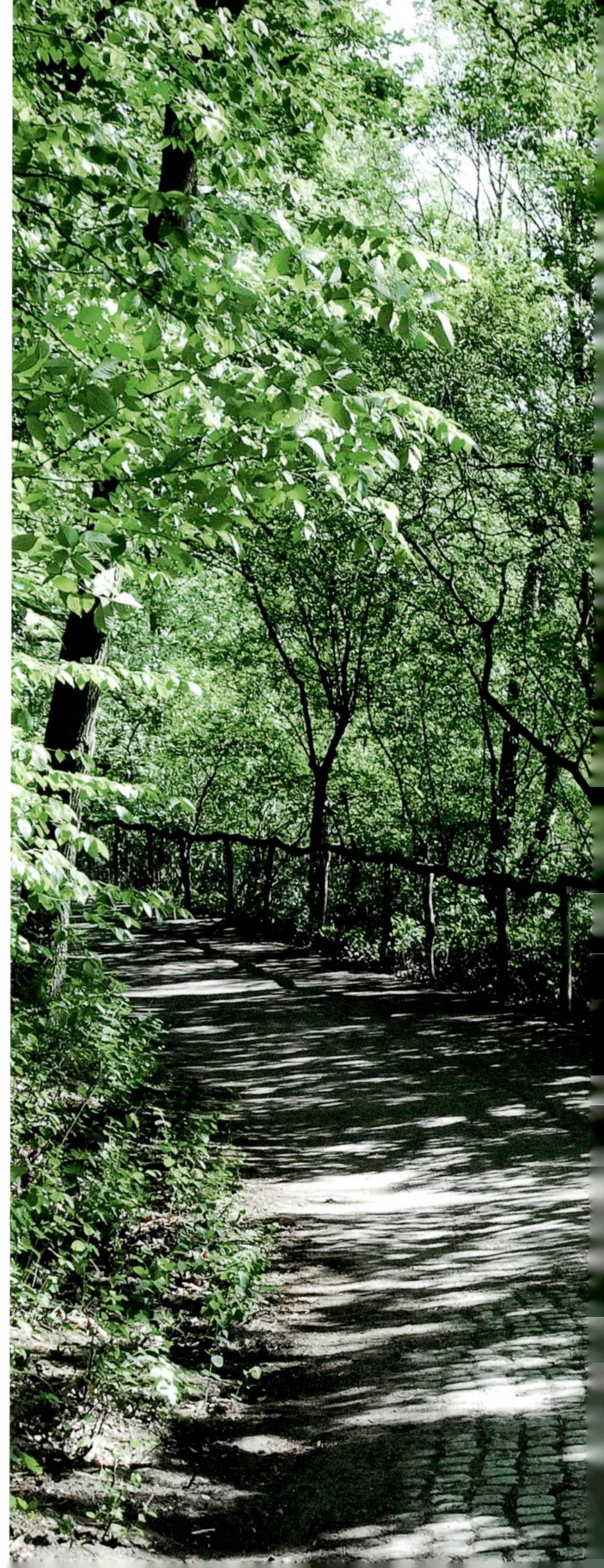

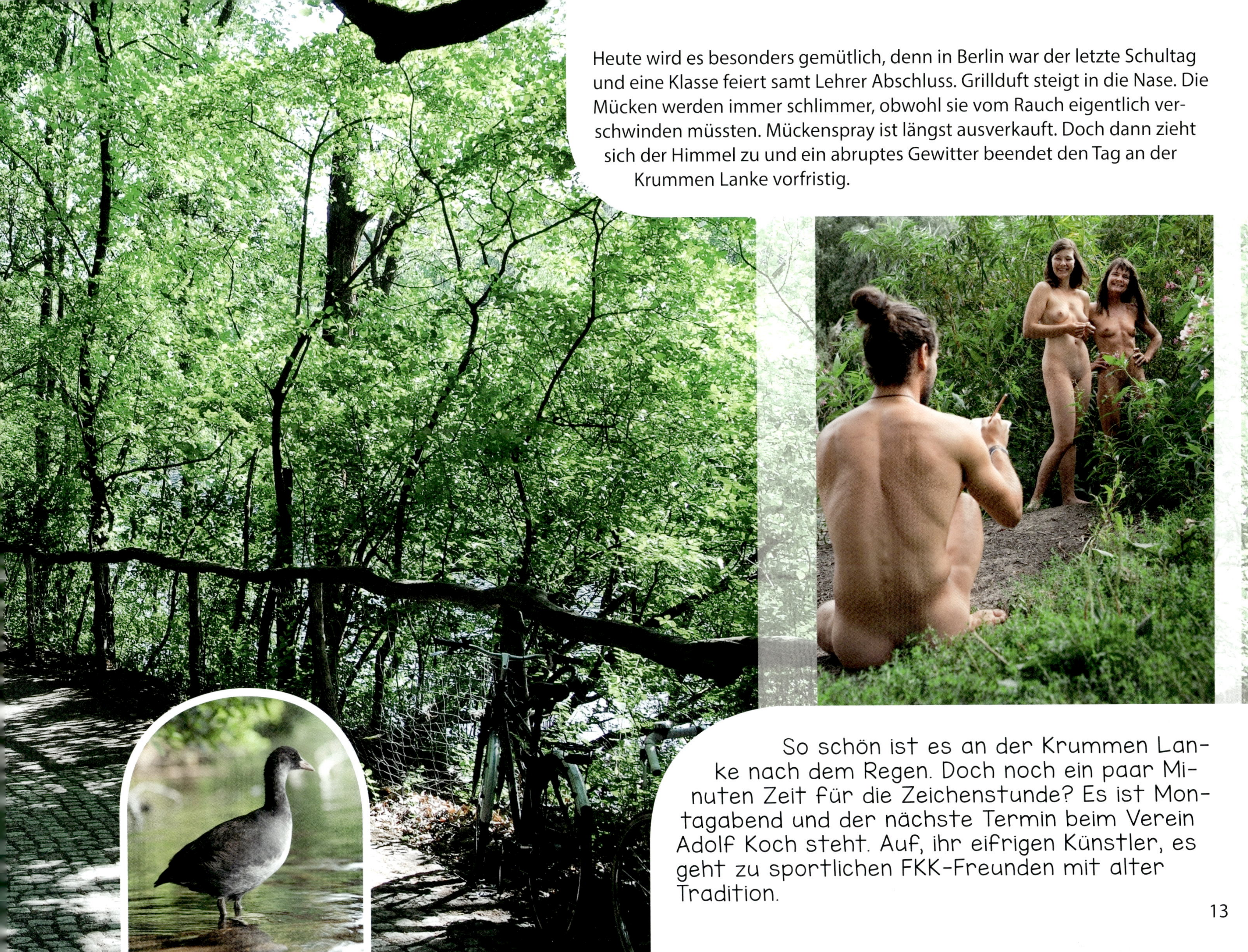

Heute wird es besonders gemütlich, denn in Berlin war der letzte Schultag und eine Klasse feiert samt Lehrer Abschluss. Grillduft steigt in die Nase. Die Mücken werden immer schlimmer, obwohl sie vom Rauch eigentlich verschwinden müssten. Mückenspray ist längst ausverkauft. Doch dann zieht sich der Himmel zu und ein abruptes Gewitter beendet den Tag an der Krummen Lanke vorfristig.

So schön ist es an der Krummen Lanke nach dem Regen. Doch noch ein paar Minuten Zeit für die Zeichenstunde? Es ist Montagabend und der nächste Termin beim Verein Adolf Koch steht. Auf, ihr eifrigen Künstler, es geht zu sportlichen FKK-Freunden mit alter Tradition.

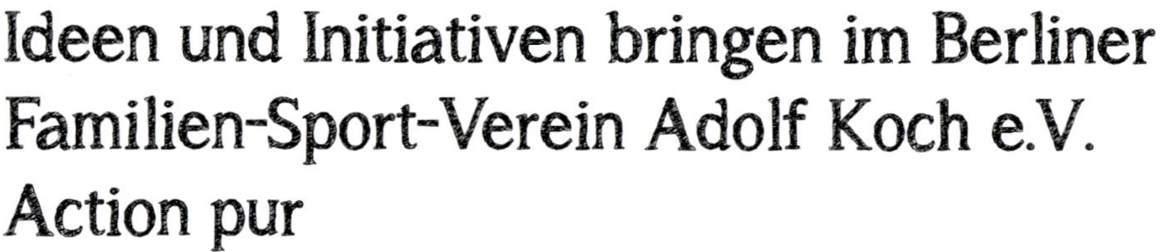

Ideen und Initiativen bringen im Berliner Familien-Sport-Verein Adolf Koch e.V. Action pur

An diesem Sommerabend geht es in der altehrwürdigen Turnhalle der Kreuzberger Schule zur Sache. Hopserlauf, Hockstrecksprünge, schneller Lauf, langsames Gehen: Der Körper wird auf die sportlichen Anstrengungen vorbereitet. Nach der Erwärmung fliegt der Volleyball übers Netz, es gibt Flüche, Lob, Anfeuerungen, kameradschaftliches Schulterklopfen, Siegerfreude. Schweiß fließt in Strömen. Alle Volleyballer sind nackt. Natürlich.

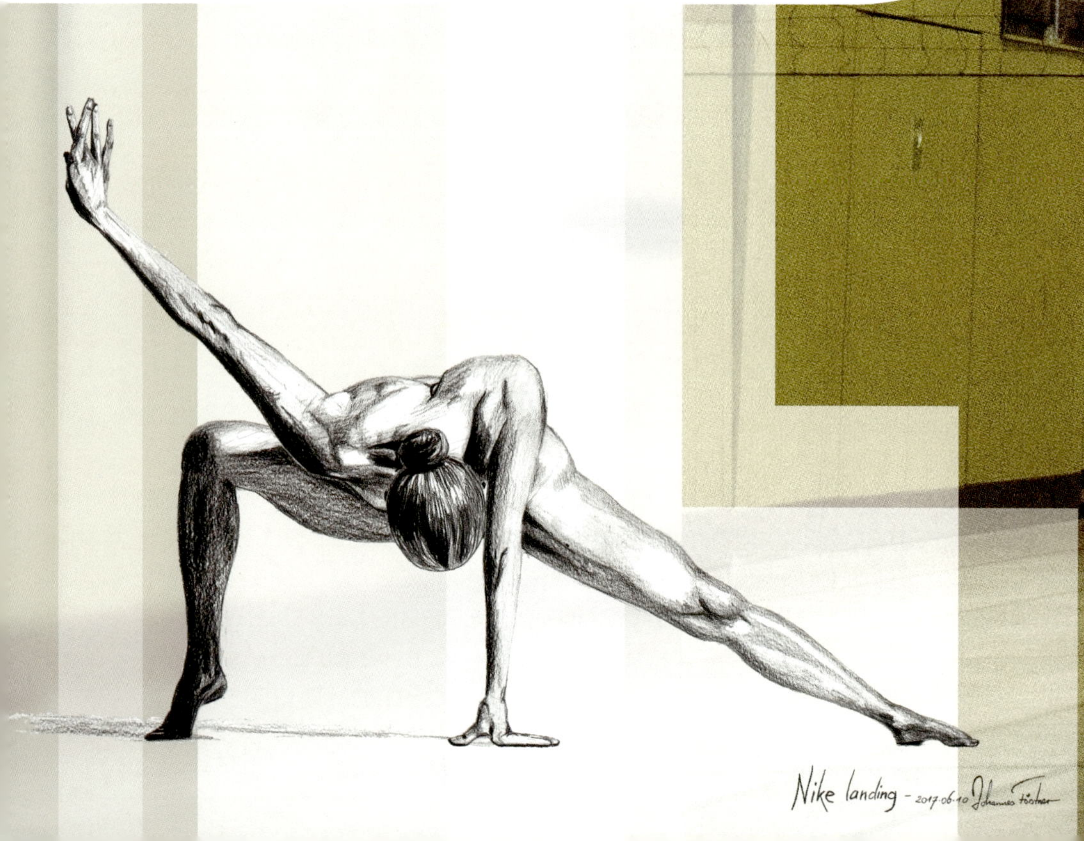

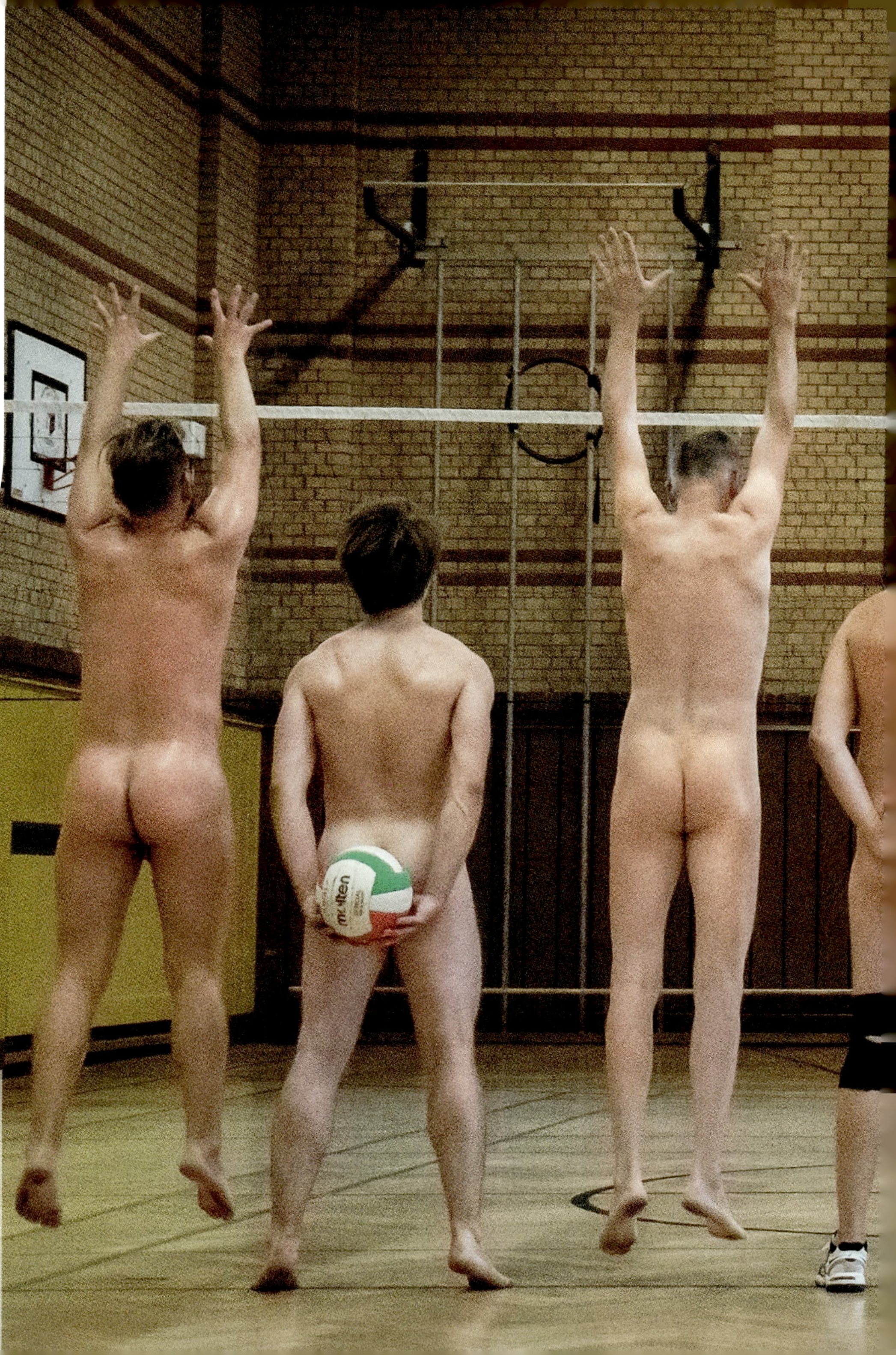

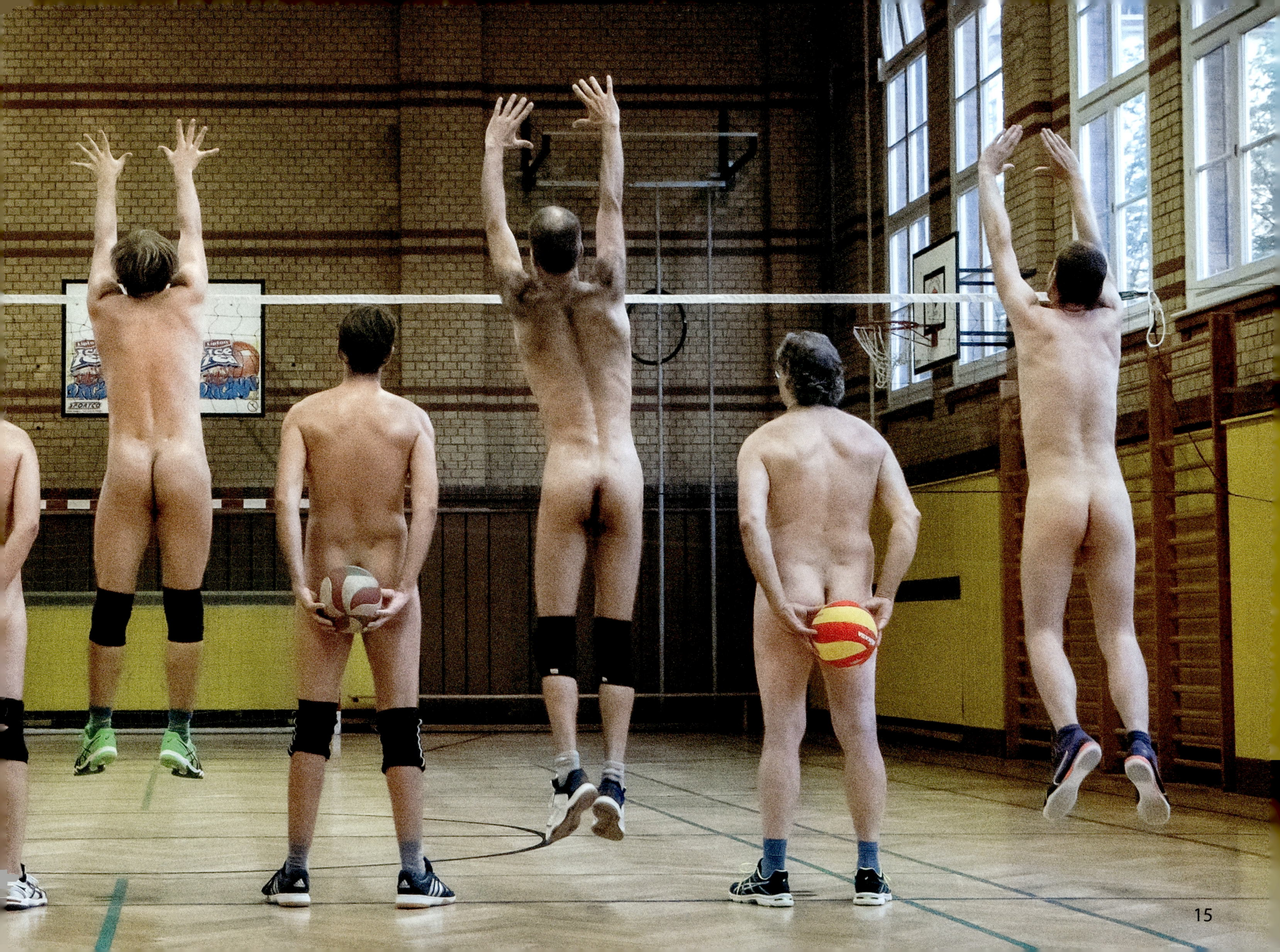

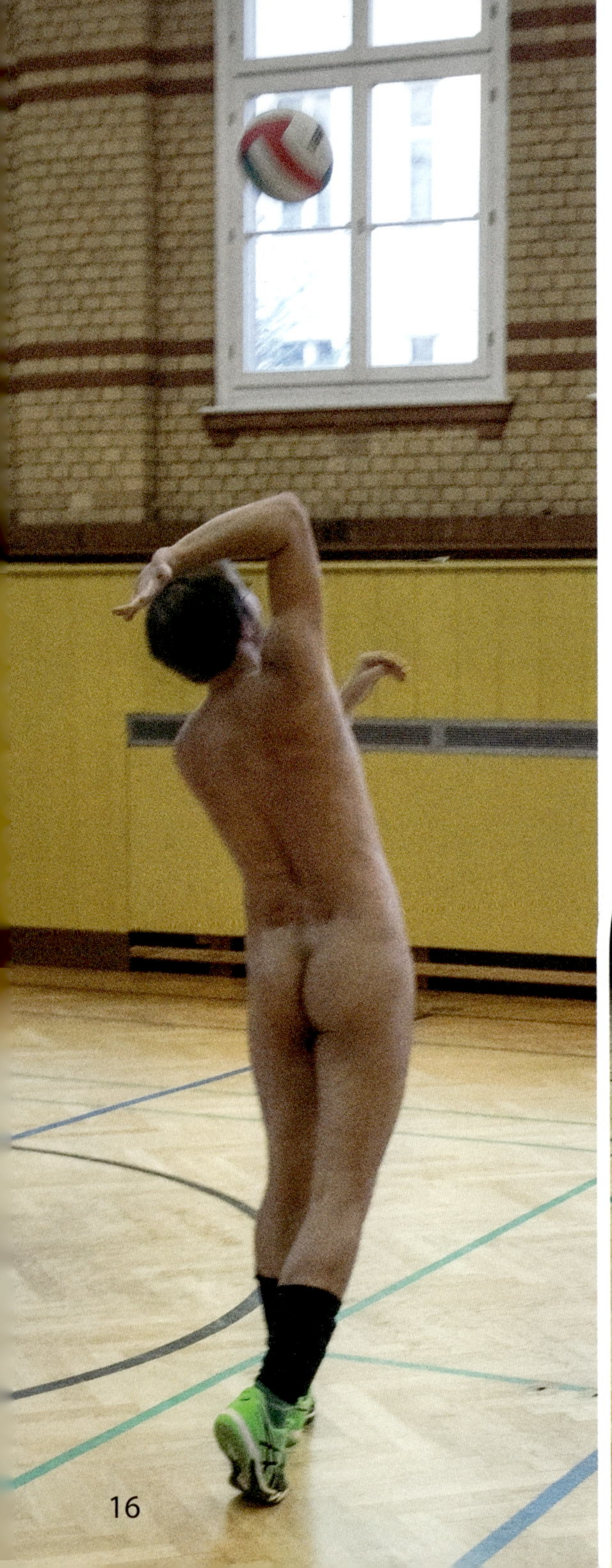

„In der Urlaubszeit sind wir immer ein paar Spieler weniger. Heute z.B. sieben Leute, es gibt also zwei Zuspieler, die entgegengesetzt agieren", erläutert Übungsleiter Maik. Die Volleyballer sind mit Spaß und Elan bei der Sache, auch heute wollen sie nicht ans Aufhören denken.

„Ich bin grade erst eingetreten, das ist keine Ausrede bei uns", so schildert Jürgen das Leben im Verein. „Frischer Wind und frische Ideen, die sind bei uns immer gefragt. Davon leben wir!" Das prall gefüllte Wochen- und Jahresprogramm lässt daran keinen Zweifel. Schwimmen, Wassergymnastik, Yoga, Workout, Gymnastik, Volleyball, Badminton, Fußball und Tischtennis werden gern angenommen und finden an verschiedenen Wochentagen statt. Gruppenabende, Wanderungen, Ausflüge und die Teilnahme an Events im naturistischen Sportbereich führen an viele Orte und gestalten das Vereinsleben attraktiv. Die Frische und die Schöpfungskraft macht sich in der Mitgliederstruktur bemerkbar, gut vier Fünftel der Mitglieder sind neu, ein Fünftel aber schon seit den 1960er Jahren aktiv. Dabei steht der Vereinsname „Adolf Koch" als Verpflichtung. Der 1896 in Berlin Geborene steht als wichtige Person in der Geschichte des Naturismus. Als Pädagoge arbeitete er daran, die Ideen der Freikörperkultur in den Gymnastikunterricht zu integrieren. Dabei spielten für ihn die Befreiung

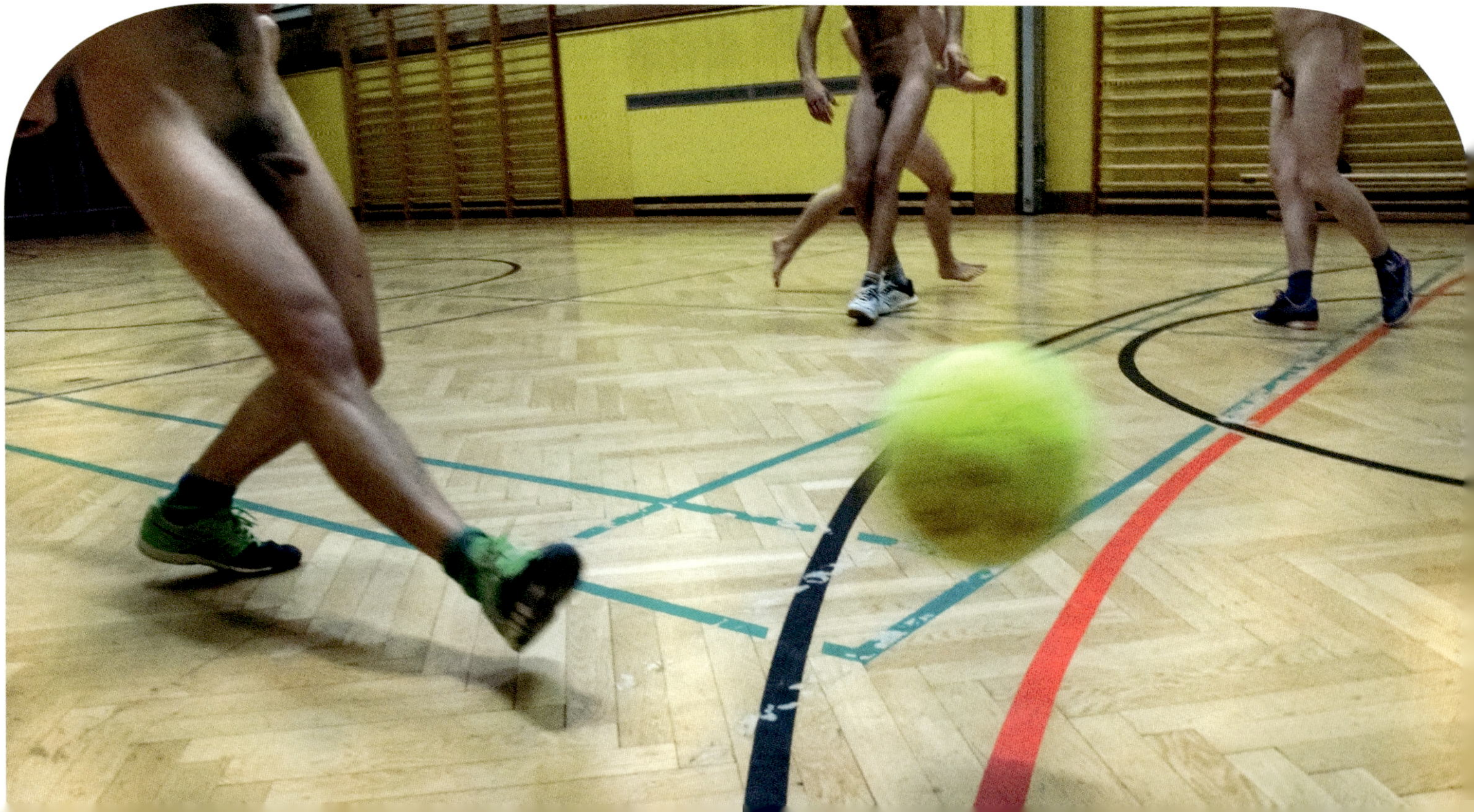

Familien-Sport-Verein Adolf Koch e.V.

Sitz des Vereins:
Familienzentrum
Mehringdamm 114
10965 Berlin

Postanschrift:
Havelberger Straße 27
10559 Berlin

Tel.: 030 / 85 61 31 92
Internet: www.fsv-adolf-koch.de
E-Mail: office@adolf-koch.de

des Körpers aus den Kleidungszwängen, die Wirkung des Lichts auf die Haut und die Wirkung der gemeinsamen Nacktheit auf Selbstachtung und Respekt eine Rolle. Diese Grundsätze lebt der Verein in der Gegenwart und trägt sie in die Zukunft. Nach dem Zweiten Weltkrieg hatte Adolf Koch eine Organisation aufgebaut, die seine Lehren verbreitete, lebte und ausbaute. Aus dieser ging im Jahre 1951 der Verein hervor, der heute seinen Namen trägt. Vor einigen Jahren waren Mitgliederzahlen und Aktivitäten so stark gesunken, dass bereits Fusionsverhandlungen mit anderen Naturistenvereinen liefen. Doch viele Vereinsneulinge brachten wieder Aufschwung.

Als Sportverein entstehen „Adolf Koch" für die Turnhallennutzungen keine Kosten. „Eine gute Sache, die das Land Berlin dem sportlichen Engagement bietet, egal ob bekleidet oder unbekleidet", lobt Jürgen. Die Nutzung der Schwimmhalle zum Vereinsschwimmen hingegen ist nicht kostenlos. Feiern und andere Vereinszusammenkünfte können im Familienzentrum abgehalten werden, eigene Vereinsräumlichkeiten oder ein Vereinsgelände gibt es nicht. Das Fehlen eines Vereinsgeländes hat geschichtliche Gründe. Es lag außerhalb Berlins und ging dem Verein durch die deutsche Teilung verloren.

Das tut dem abwechslungsreichen Leben der Vereinsmitglieder keinen Abbruch. Sie gehen gemeinsam zu Wanderungen, besuchen Gelände anderer Vereine, nehmen an sportlichen Aktivitäten teil und sind häufig gesehene Gäste beim „Mee(h)r erleben" am Rosenfelder Strand. Das Kanu-Wochenende am Rätzsee und das Volleyballwochenende bei den Vereinsfreunden des AKK Birkenheide waren große Erfolge, die zu neuen Taten ansporne.

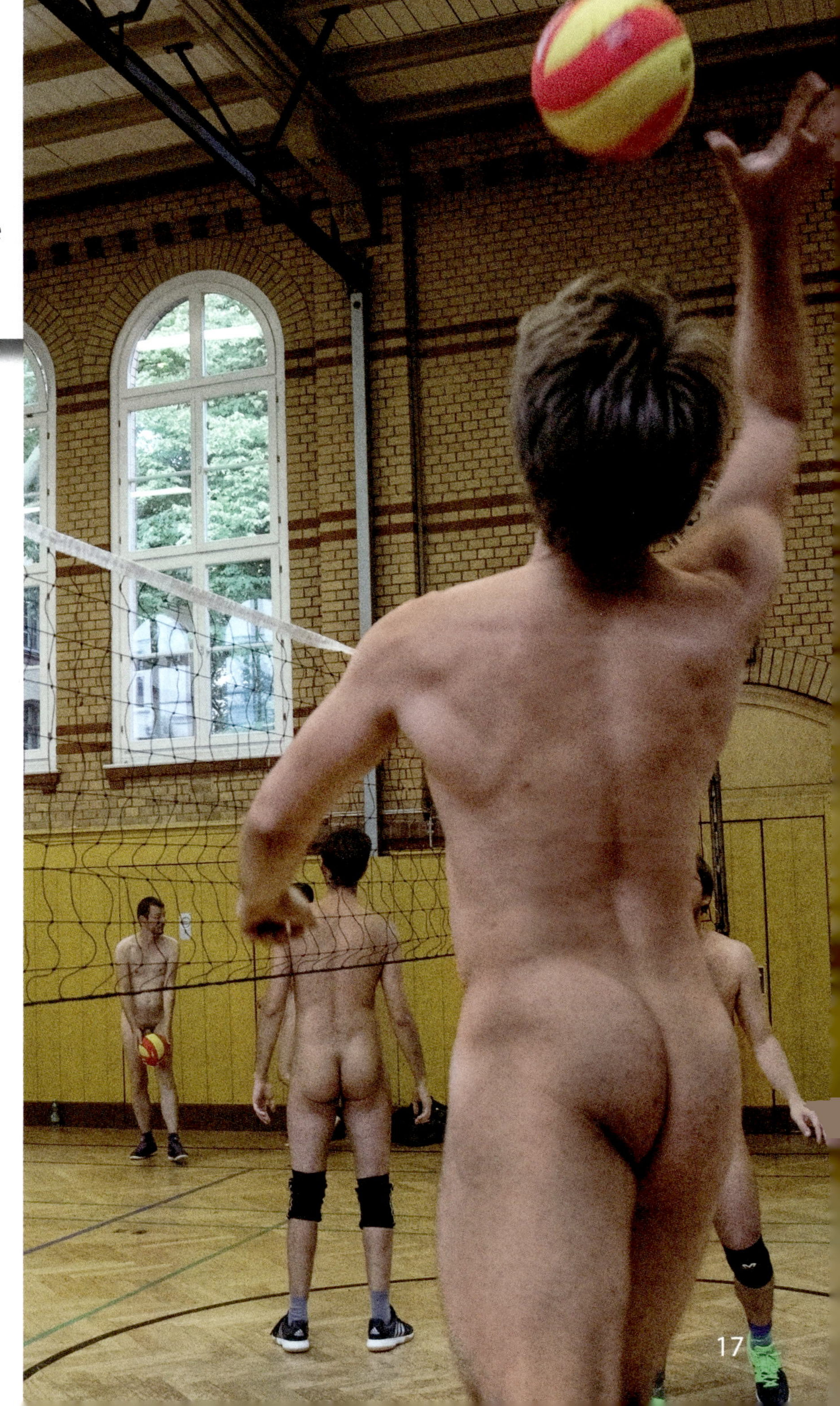

Rund um das Naturistengehöft bei Grabow wird naturistisches Leben zum Alltag

Friedhelm und Margret Röttgerding aus Neu Fresenbrügge, einem Ortsteil von Grabow, atmen beim Morgenkaffee an diesem heißen Montag erst einmal tief durch. Sie haben einen ereignisreichen Sonntag hinter sich, nämlich das 6. Sommerfest auf ihrem Naturistengehöft in der ruhigen Mecklenburger Landschaft. Friedhelm erläutert die Geschichte des Anwesens, auf dem er mit seiner Frau den Lebensabend verbringt.

Naturistengehöft Mecklenburg

Familie Röttgerding
Tel.: 03 87 56 / 22 412

Neu Fresenbrügge 3
19300 Grabow

Internet: www.naturistengehoeft.de
E-Mail: naturistengehoeft@gmx.de

Die Wälder Brandenburgs und Mecklenburgs sind ganz schön urig. Kaum zu glauben für Leute, die noch nie in der Gegend unterwegs waren. Nacktwanderfreunde kommen hier voll und ganz auf ihre Kosten. Stundenlange Touren ohne Begegnung sind möglich. Unser nächstes Ziel ist das Naturistengehöft bei Grabow.

1000 HEKTAR GROßE FREIHEIT

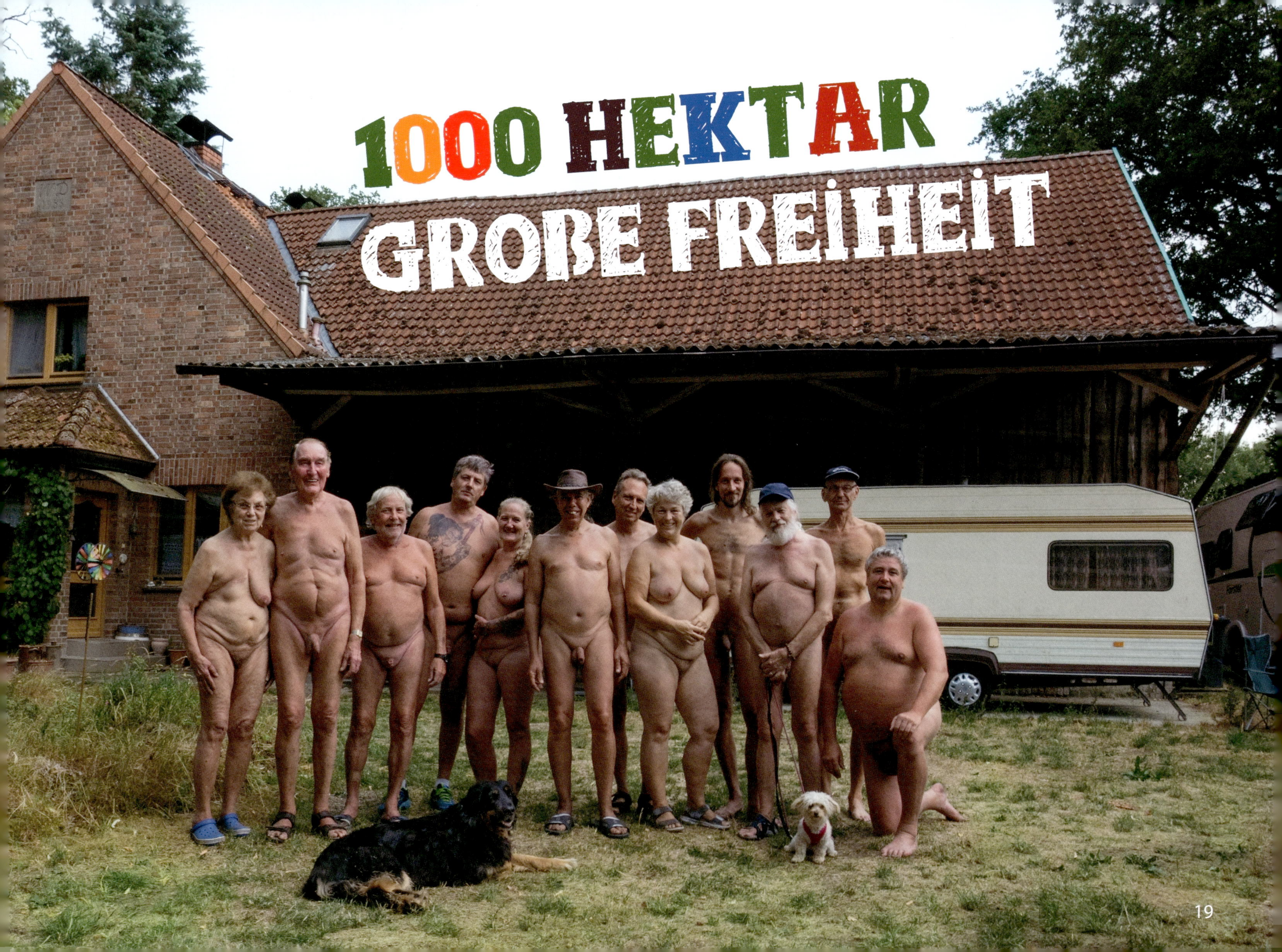

Landwirte aus dem nahen Fresenbrügge siedelten hier, es gab einst zehn Gehöfte, jeder bekam 100 Hektar. Das ernährte die Familien. Schweinestall und Rinderstall, die gehörten zu jedem Gehöft. Leider war Friedhelms Scheune so kaputt, das sie neu aufgebaut werden musste. Mit Holz und echtem Backsteinpflaster. Stolz steht sie neu in der Landschaft.

„Als alter Förster beobachte ich natürlich die Natur um uns herum, an der uns beiden eine Menge liegt. Wir sind mit ihr verwachsen. Der Wolf hat hier wieder Einzug gehalten, da bin ich mir ganz sicher. Die Spuren deuten darauf hin", stellt Friedhelm fest.

Nur 20 Kilometer entfernt liegt ein Truppenübungsplatz. „Da wird er wohl daheim sein. Auch am Verhalten der Rehe habe ich gemerkt, das da irgendwas anders läuft. Sonst ließen sich immer so zehn bis 15 Tiere am Waldrand sehen, sie haben ihn gewittert und verhielten sich vorsichtig. An Rudel traut er sich nicht ran. Heute sehe ich immer nur noch zwei oder drei Rehe. Da hat er schon zugegriffen."

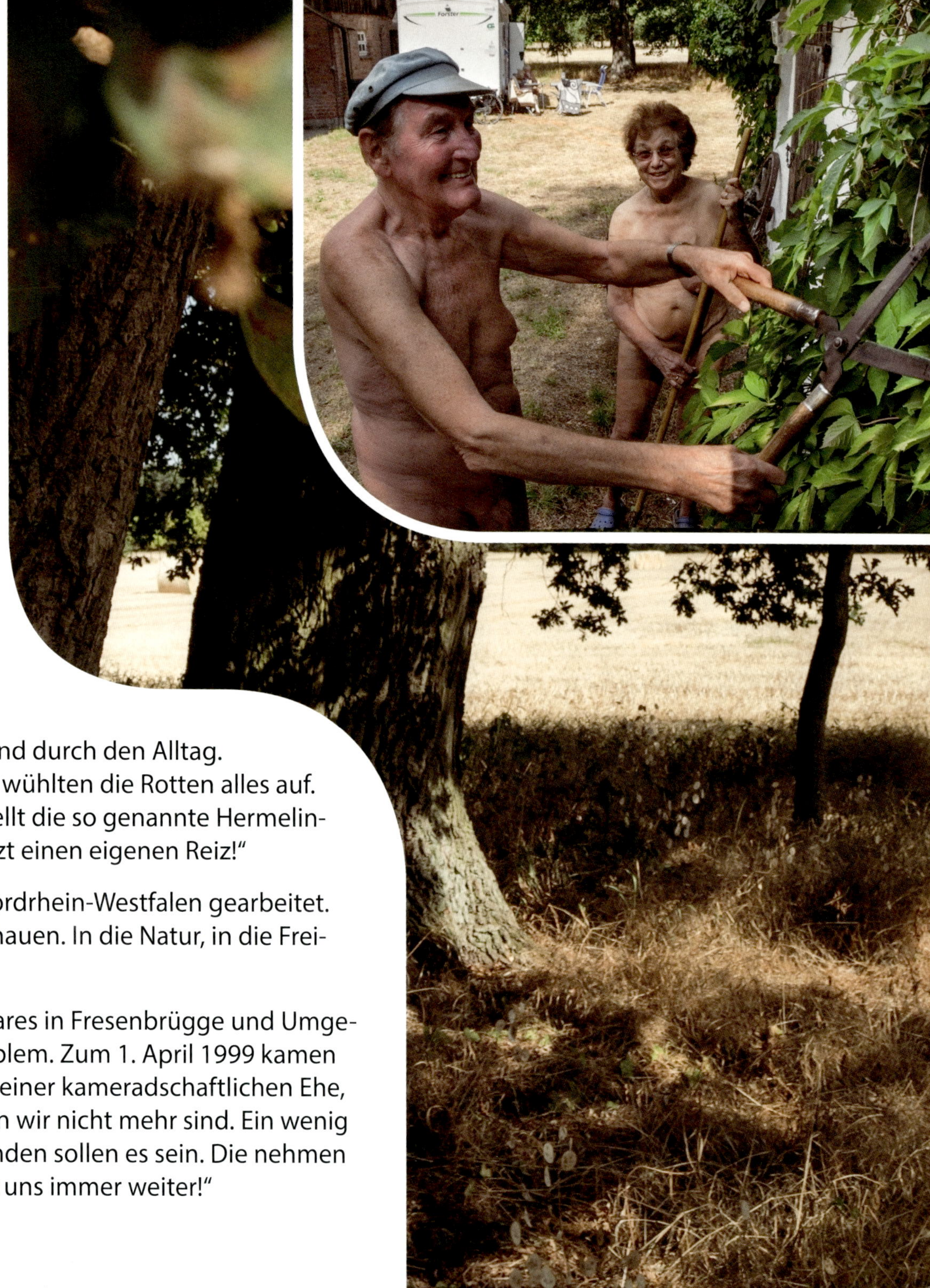

Störche, Füchse und Frösche begleiten durch die Jahreszeiten und durch den Alltag. Wildschweine sind weniger geworden. Vor einigen Jahren noch wühlten die Rotten alles auf. „Marder und Hermeline sehen wir hier oft. Etwas Besonderes stellt die so genannte Hermelinhochzeit dar, wenn die Tiere sich paaren. Das Gequietsche besitzt einen eigenen Reiz!"

Als Förster hatte Friedhelm Röttgerding von 1955 bis 1997 in Nordrhein-Westfalen gearbeitet. Doch dort war alles zugebaut. „1998 entschlossen wir uns abzuhauen. In die Natur, in die Freiheit!" „Eine richtige Entscheidung", wie Ehefrau Margret betont.

Von Anfang an wurde die naturistische Lebensweise des Ehepaares in Fresenbrügge und Umgebung voll akzeptiert. „Die Mecklenburger haben damit kein Problem. Zum 1. April 1999 kamen wir hier an und lebten erst einmal zwei Jahre im Bauwagen. Bei einer kameradschaftlichen Ehe, wie bei uns, da läuft das. Wir denken auch schon an später, wenn wir nicht mehr sind. Ein wenig von uns bleibt hier, wir wünschen uns eine Baumbestattung. Linden sollen es sein. Die nehmen dann unsere Moleküle auf", berichtet Friedhelm. „So geht es mit uns immer weiter!"

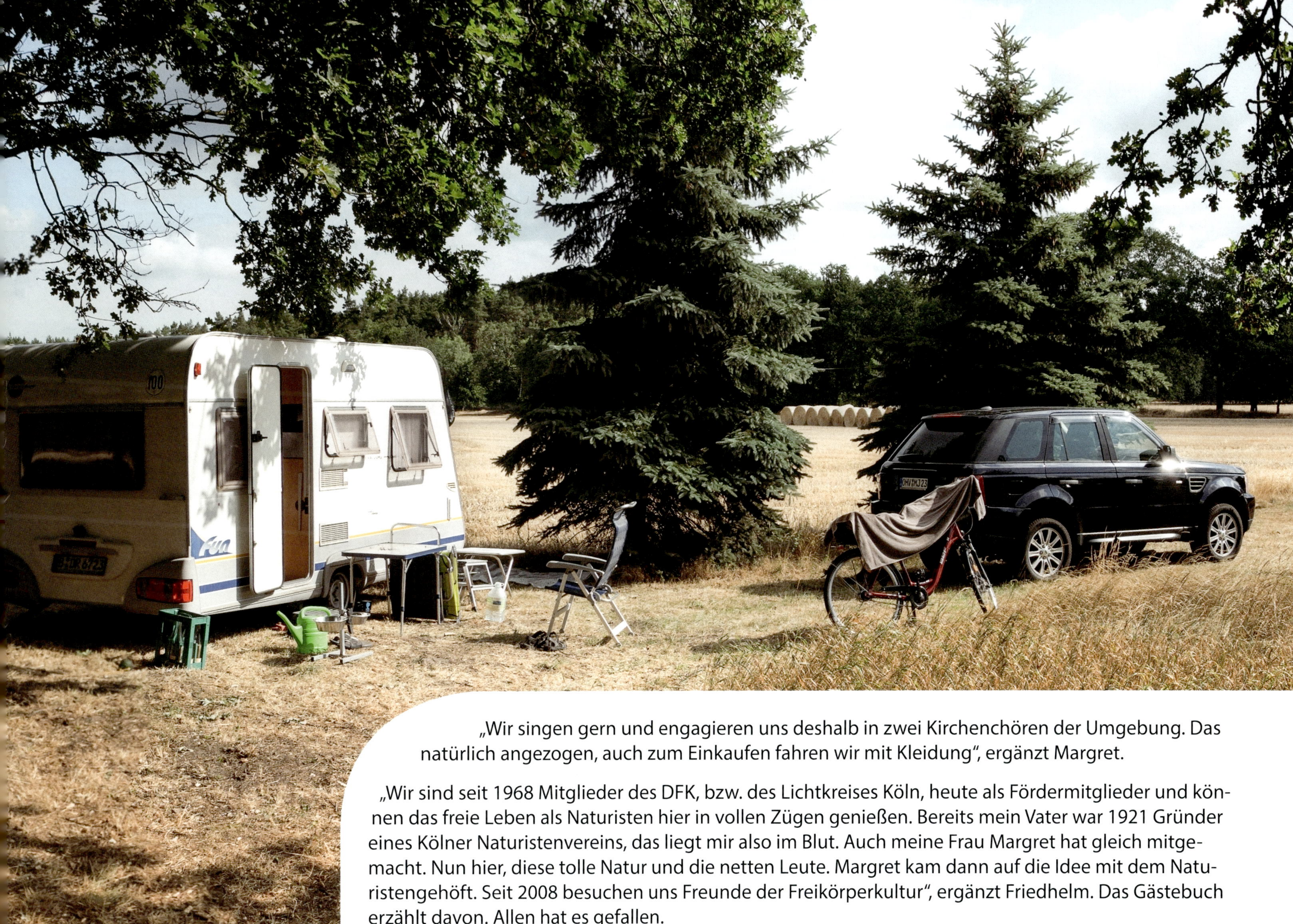

„Wir singen gern und engagieren uns deshalb in zwei Kirchenchören der Umgebung. Das natürlich angezogen, auch zum Einkaufen fahren wir mit Kleidung", ergänzt Margret.

„Wir sind seit 1968 Mitglieder des DFK, bzw. des Lichtkreises Köln, heute als Fördermitglieder und können das freie Leben als Naturisten hier in vollen Zügen genießen. Bereits mein Vater war 1921 Gründer eines Kölner Naturistenvereins, das liegt mir also im Blut. Auch meine Frau Margret hat gleich mitgemacht. Nun hier, diese tolle Natur und die netten Leute. Margret kam dann auf die Idee mit dem Naturistengehöft. Seit 2008 besuchen uns Freunde der Freikörperkultur", ergänzt Friedhelm. Das Gästebuch erzählt davon. Allen hat es gefallen.

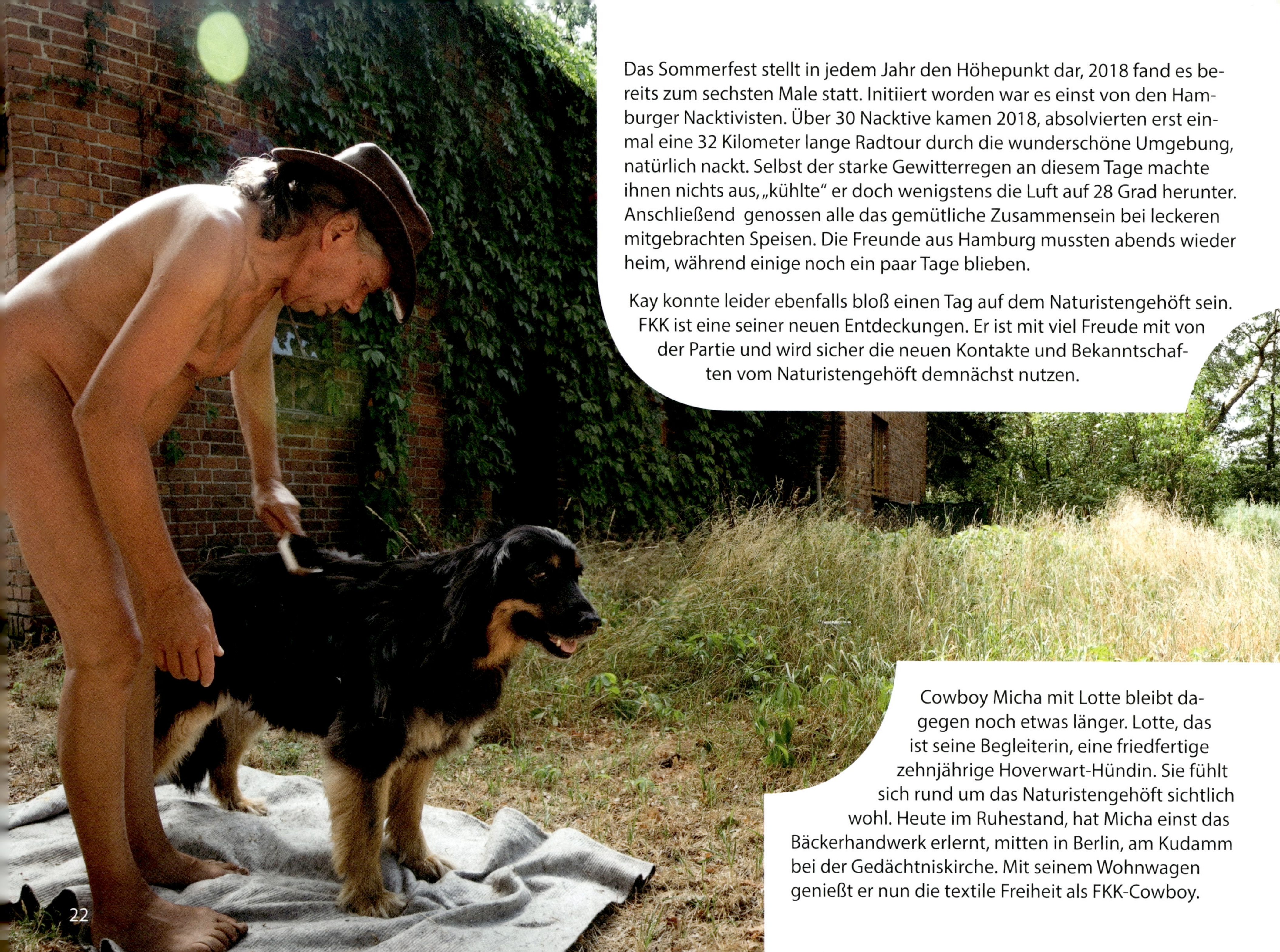

Das Sommerfest stellt in jedem Jahr den Höhepunkt dar, 2018 fand es bereits zum sechsten Male statt. Initiiert worden war es einst von den Hamburger Nacktivisten. Über 30 Nacktive kamen 2018, absolvierten erst einmal eine 32 Kilometer lange Radtour durch die wunderschöne Umgebung, natürlich nackt. Selbst der starke Gewitterregen an diesem Tage machte ihnen nichts aus, „kühlte" er doch wenigstens die Luft auf 28 Grad herunter. Anschließend genossen alle das gemütliche Zusammensein bei leckeren mitgebrachten Speisen. Die Freunde aus Hamburg mussten abends wieder heim, während einige noch ein paar Tage blieben.

Kay konnte leider ebenfalls bloß einen Tag auf dem Naturistengehöft sein. FKK ist eine seiner neuen Entdeckungen. Er ist mit viel Freude mit von der Partie und wird sicher die neuen Kontakte und Bekanntschaften vom Naturistengehöft demnächst nutzen.

Cowboy Micha mit Lotte bleibt dagegen noch etwas länger. Lotte, das ist seine Begleiterin, eine friedfertige zehnjährige Hoverwart-Hündin. Sie fühlt sich rund um das Naturistengehöft sichtlich wohl. Heute im Ruhestand, hat Micha einst das Bäckerhandwerk erlernt, mitten in Berlin, am Kudamm bei der Gedächtniskirche. Mit seinem Wohnwagen genießt er nun die textile Freiheit als FKK-Cowboy.

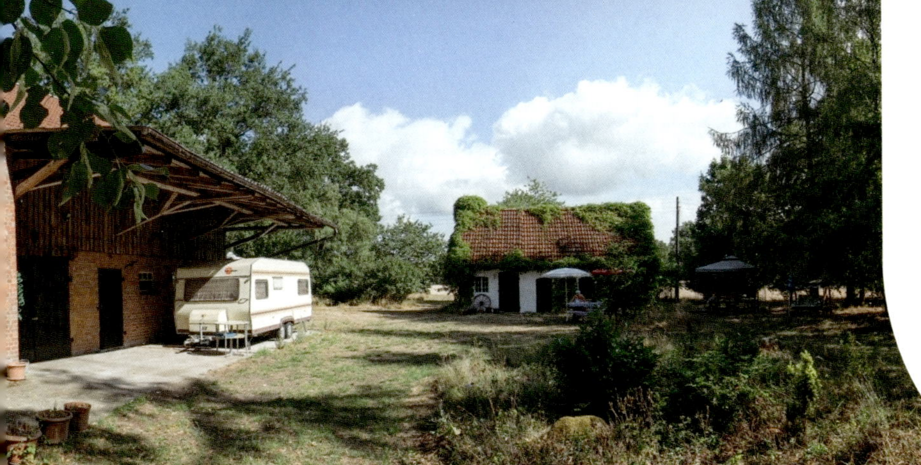

Auf den zum Gehöft gehörenden Wiesenflächen können die Wohnwagen, Wohnmobile und Zelte auf etwa 0,6 ha stehen. Die Toilettenentsorgung erfolgt am fünf Kilometer entfernten Hafen in Grabow. Dort befindet sich ein Wohnmobil-Stellplatz mit Duschhaus. Das Naturistengehöft versorgt seine Gäste natürlich kostenlos mit Trinkwasser aus eigenem Brunnen. Das ganze Gebiet um Neu Fresenbrügge eignet sich hervorragend zum Wandern, Radfahren, Reiten und Baden, alles kann nackt geschehen. In der Elde und der Elde-Müritz-Wasserstraße, die parallel zueinander verlaufen und etwa 400 m vom Naturistengehöft entfernt fließen, kann man baden, Boot fahren und angeln.

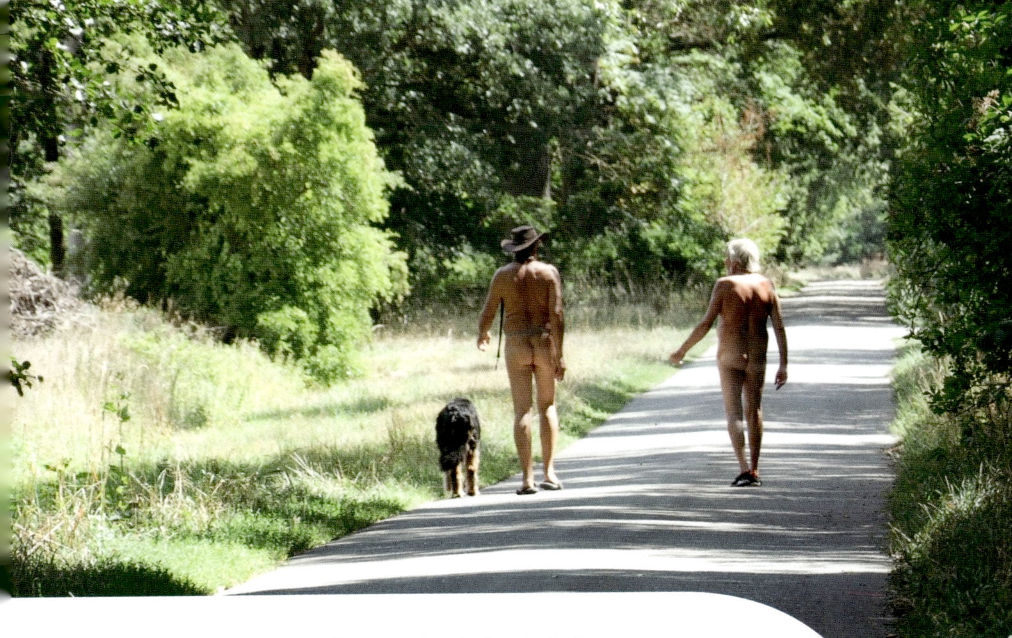

Auch Dieter beendete sein Arbeitsleben als Programmierer, allerdings hätte er sich seinen Ruhestand einmal ganz anders vorgestellt – Gemeinsam mit seiner Frau, die er leider zu früh verlor. Nun reist er mit dem Wohnmobil, macht viele naturistische Aktionen mit und gehört ganz fest zur Szene. Die Winter verbringt er ganz gern in südlichen Gefilden. Vom Naturistengehöft startet Dieter zum Mee(h)r erleben an den Rosenfelder Strand.

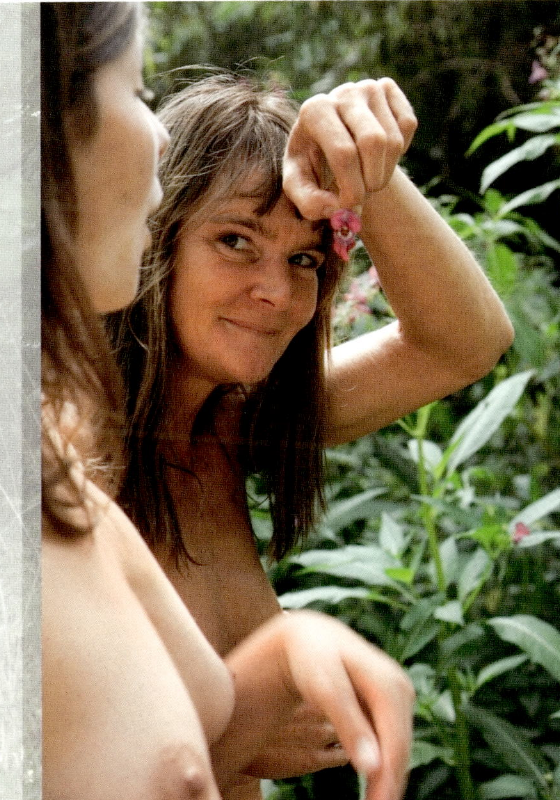

So, zum Mee(h)r erleben wollen wir auch hin. Anke sammelt erst mal ein paar Blüten, aber dann geht´s los! Immer Richtung Ostsee.

Das "Mee(h)r erleben" am Rosenfelder Strand, oftmals unter südlicher Sonne, zieht alljährlich viele Gäste aus nah und fern an die Ostsee. Mit Familienfaktor, viel Breitensport und absolutem Wiederholungswert.

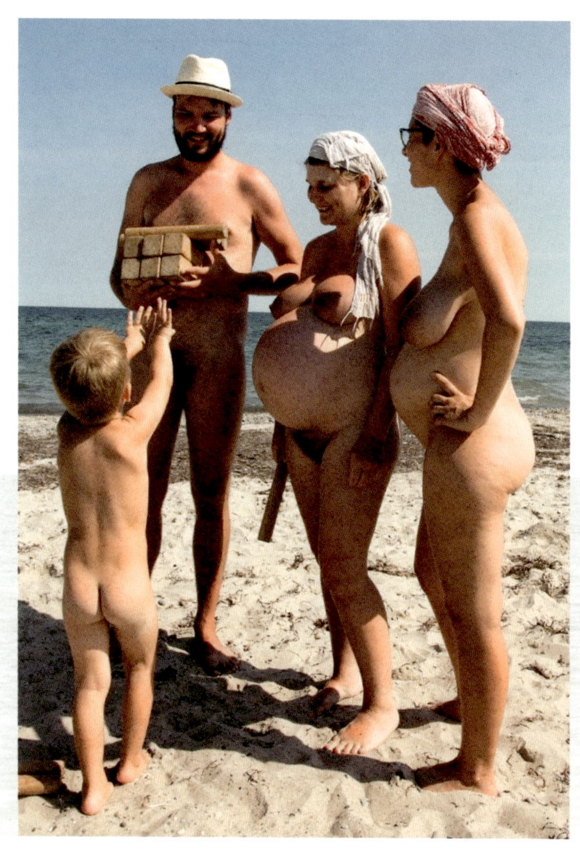

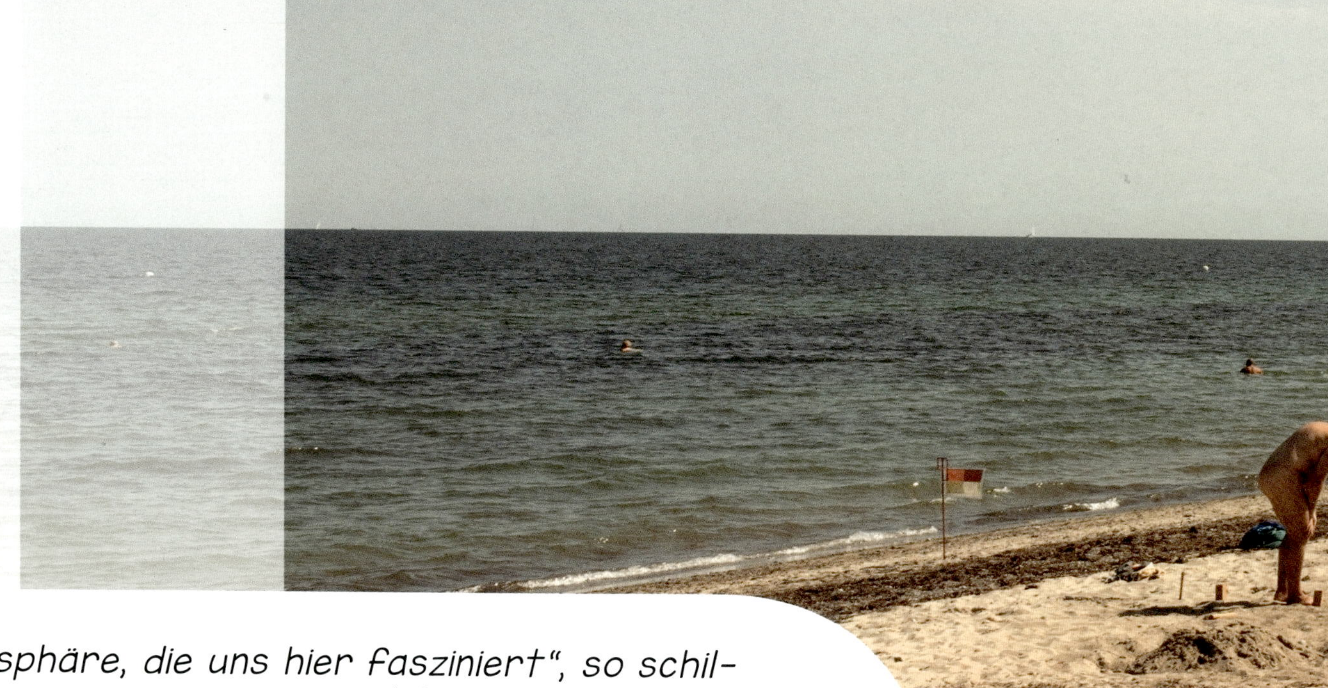

„Es ist einfach die familiäre Atmosphäre, die uns hier fasziniert", so schildert Veronika aus Potsdam ihren Eindruck vom 11. Mee(h)r erleben 2018 rund um den FKK-Campingplatz Rosenfelder Strand an der Ostsee bei Grube. Das Lachen der drei Kleinen, Sven, Erik und Janina, bestätigt Mamas Aussage. Auch Papas Lächeln unterstreicht noch einmal alles ganz deutlich. „Wir fühlen uns hier einfach gut!"

ABWECHSLUNG SPORT
FAMILIE KONTAKTE

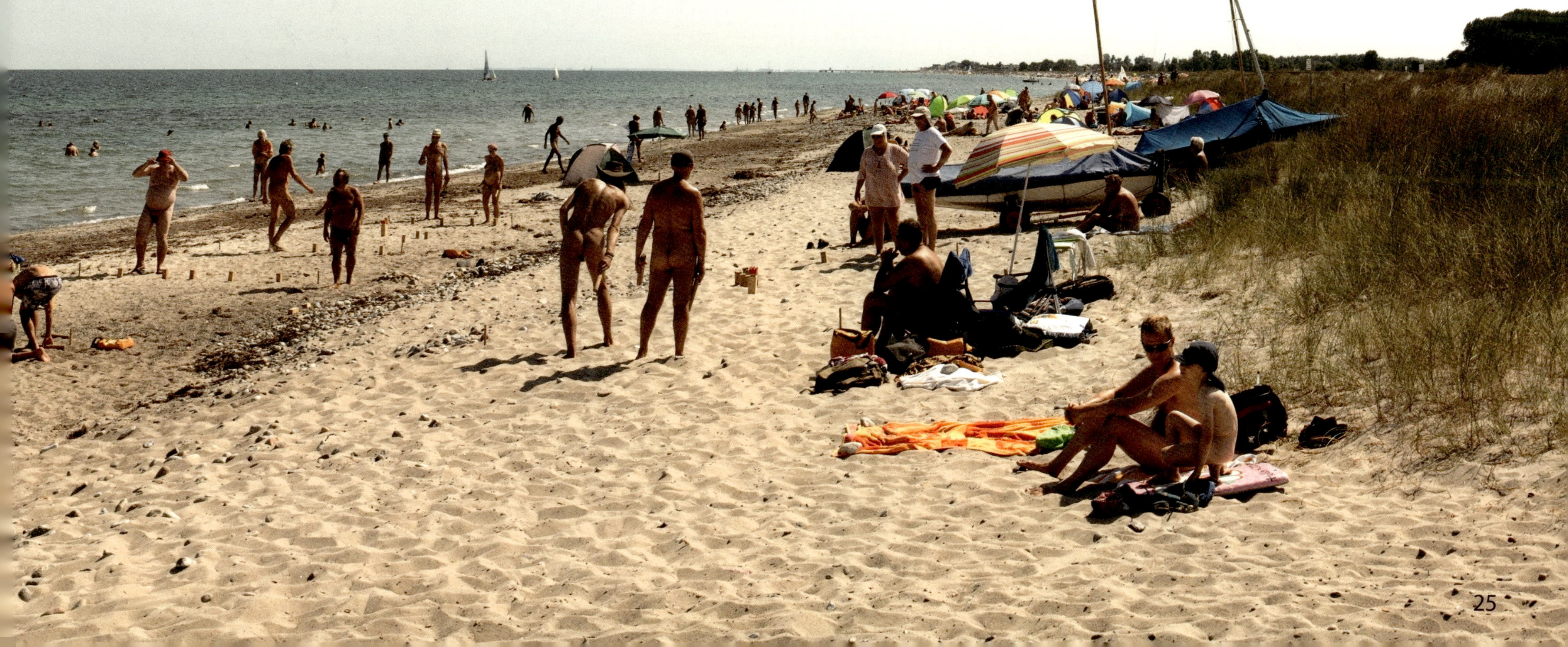

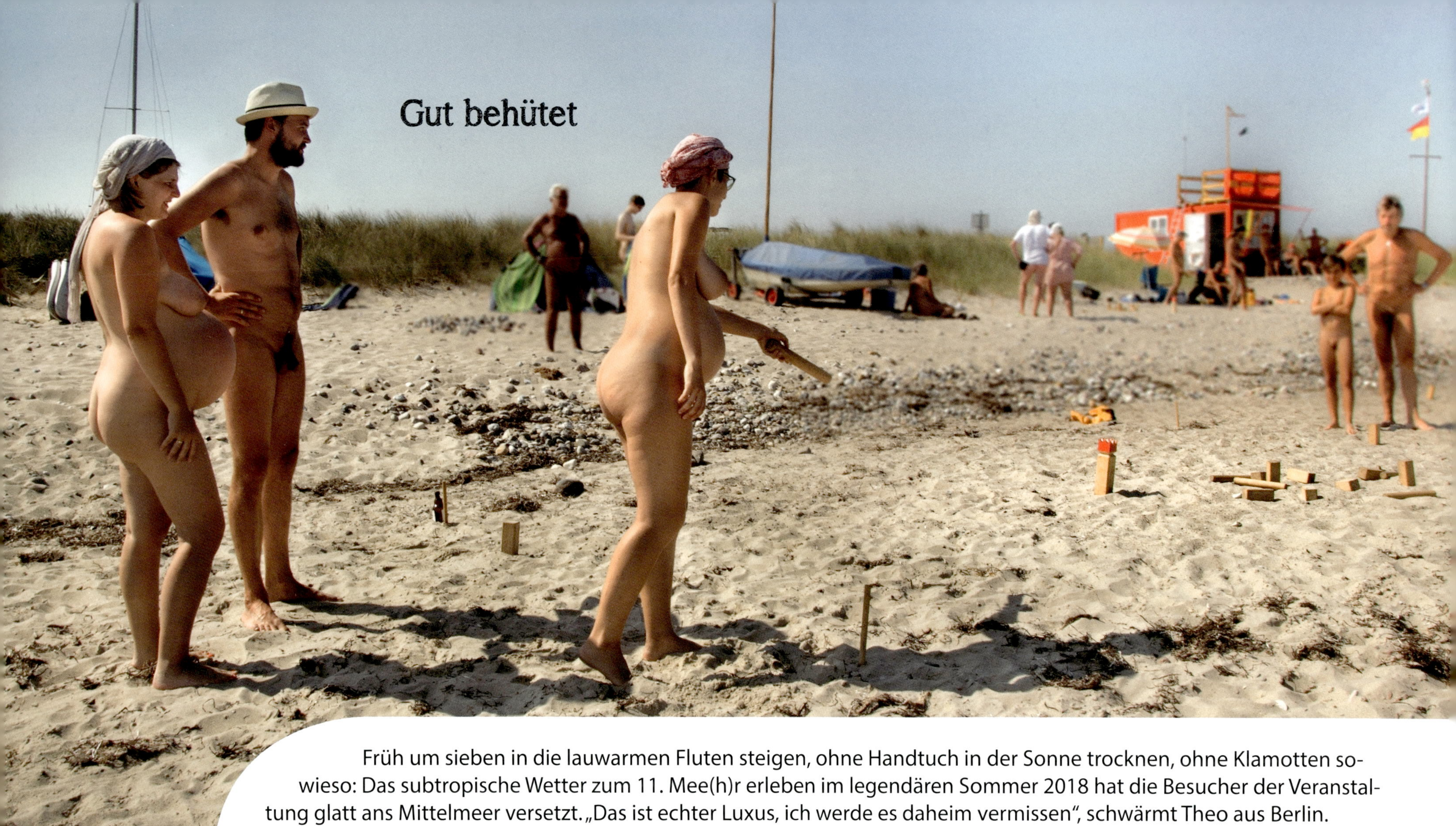

Gut behütet

Früh um sieben in die lauwarmen Fluten steigen, ohne Handtuch in der Sonne trocknen, ohne Klamotten sowieso: Das subtropische Wetter zum 11. Mee(h)r erleben im legendären Sommer 2018 hat die Besucher der Veranstaltung glatt ans Mittelmeer versetzt. „Das ist echter Luxus, ich werde es daheim vermissen", schwärmt Theo aus Berlin.

Bereits am Mittag ist am Stützpunkt der DLRG zu lesen: Wasser 23 Grad, Luft 24 Grad? Kann das stimmen? Allen scheint es viel wärmer. Tatsächlich: Ankommende aus Hessen und Thüringen berichten, bei ihnen wäre die Gluthitze noch viel stärker. Dann ist das hier in Wirklichkeit wohl eine echte Erfrischung…

Hüte in vielen Varianten sind nicht zu übersehen. Ja Hüte! Selbst leidenschaftlichste FKK`ler kommen ob der stechenden Sonne nicht darum herum, sich vor der drückenden Himmelskugel zu schützen. Stefans Kommentar: „Ohne Hut fühle ich mich nackt." Die Lacher hat der junge Papa schnell auf seiner Seite.

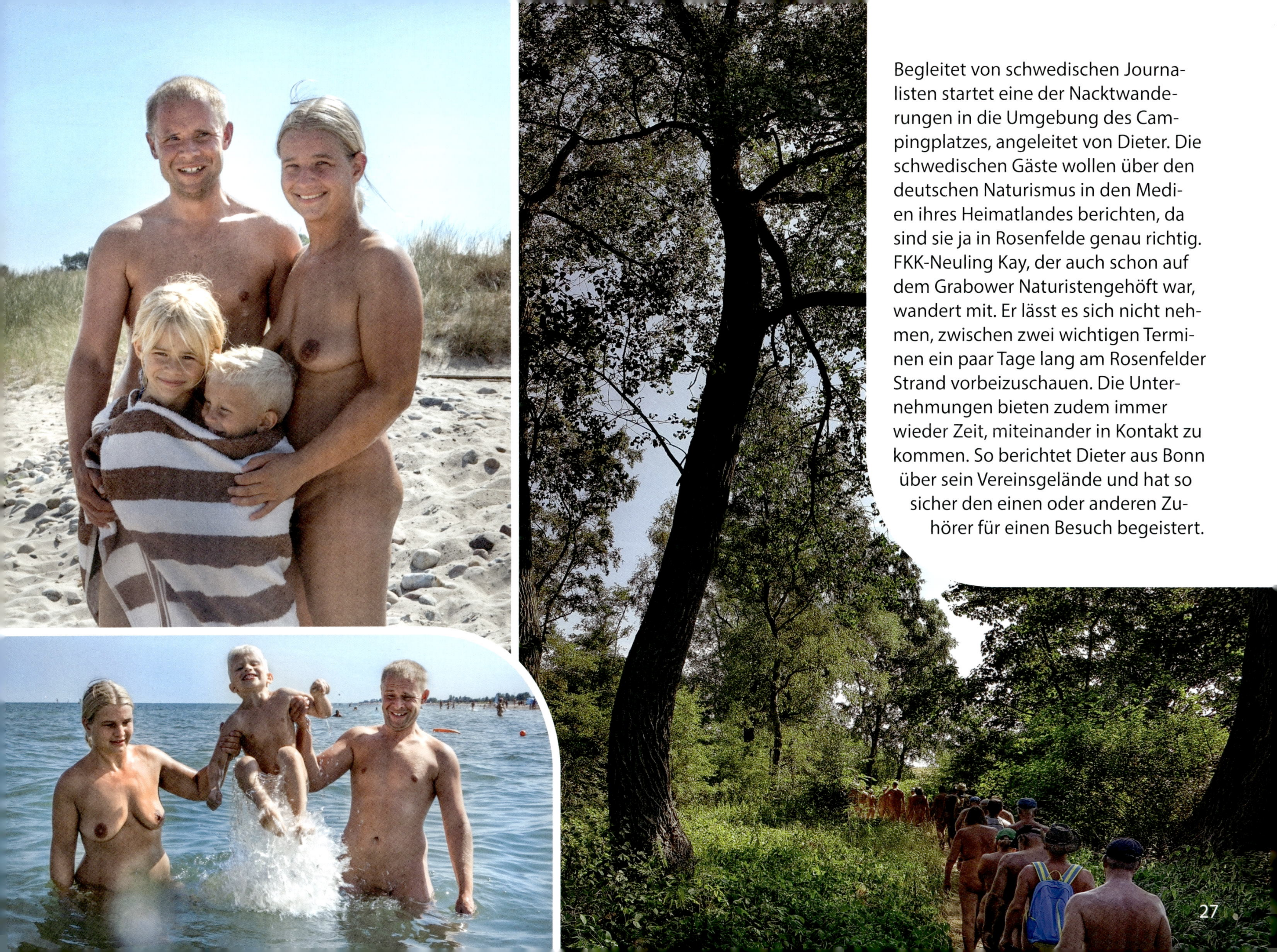

Begleitet von schwedischen Journalisten startet eine der Nacktwanderungen in die Umgebung des Campingplatzes, angeleitet von Dieter. Die schwedischen Gäste wollen über den deutschen Naturismus in den Medien ihres Heimatlandes berichten, da sind sie ja in Rosenfelde genau richtig. FKK-Neuling Kay, der auch schon auf dem Grabower Naturistengehöft war, wandert mit. Er lässt es sich nicht nehmen, zwischen zwei wichtigen Terminen ein paar Tage lang am Rosenfelder Strand vorbeizuschauen. Die Unternehmungen bieten zudem immer wieder Zeit, miteinander in Kontakt zu kommen. So berichtet Dieter aus Bonn über sein Vereinsgelände und hat so sicher den einen oder anderen Zuhörer für einen Besuch begeistert.

Bestens beschirmt

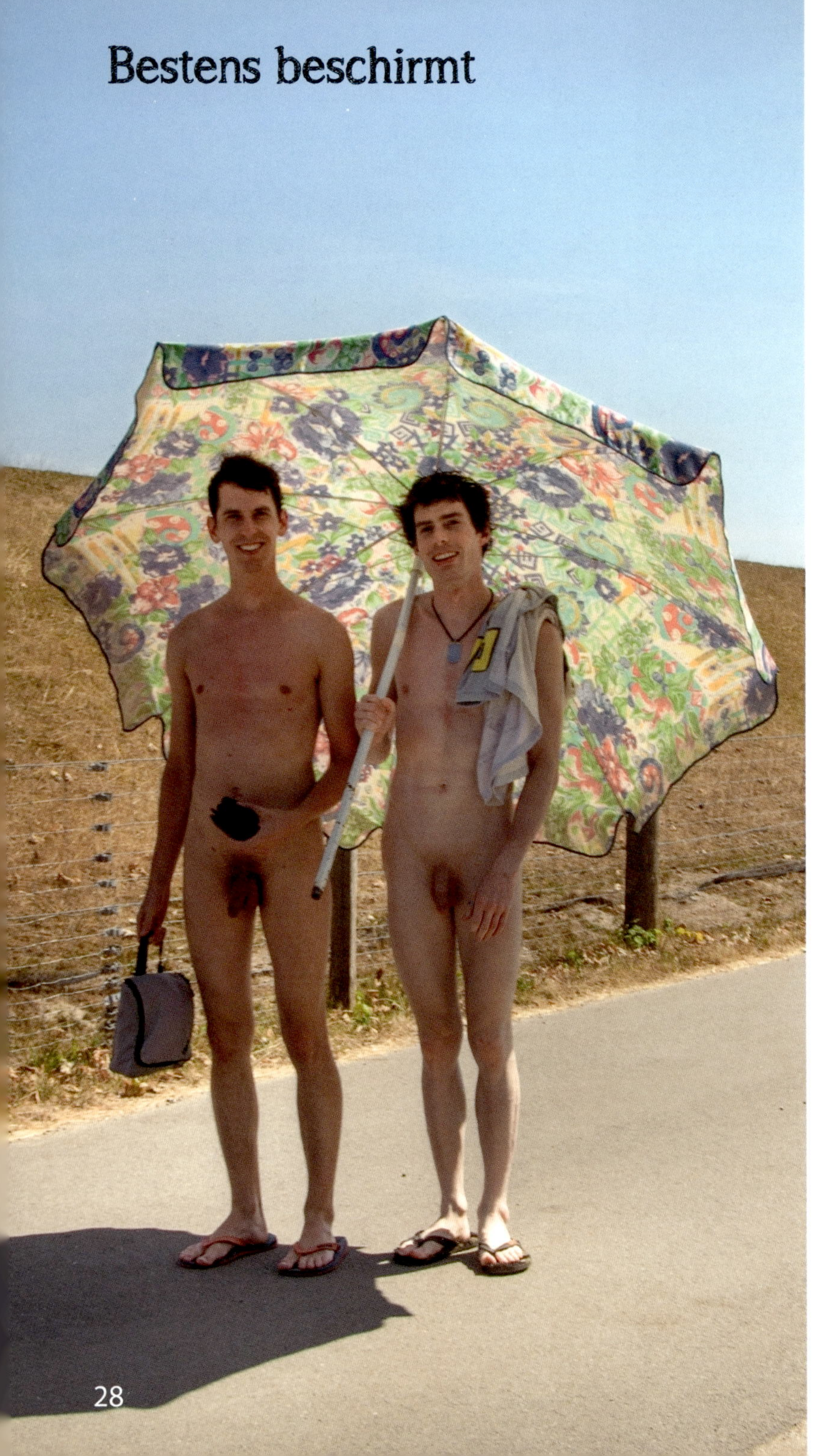

Ein riesengroßer heller Sonnenschirm bewegt sich in diesen Tagen über den Deich. Nein, das ist keine Fata Morgana, wie vielleicht wegen der täglichen Hitze vermutet werden könnte. Es sind Alex und Daniel aus Karlsruhe, die mit ihrem Schirm gerade vom Strand kommen. Bloß keinen Sonnenbrand in diesen Tagen riskieren, denn die Seesonne mit dem leichten Wind brennt wohl doppelt so stark wie im Binnenland.

„Der Rosenfelder Strand hat schon was. Die Hasen auf dem Campingplatz, die überall herumflitzen, die Schafe auf dem Deich und die Rinder auf den Wiesen. Tolle Eindrücke“, schwärmt Daniel. „Unseren ersten FKK-Urlaub haben wir in Frankreich verbracht, aber da müssen wir ja bei diesem Wetter gar nicht hin!“

„Bei mir war die Zündung zum FKK in der Dusche in der WG. Wieso sollte ich mir da noch mal Shorts für den klitzekleinen Weg ins Zimmer anziehen? Bringt doch nichts. Bin dann einfach so ins Zimmer geflitzt und hab später noch mal den Umweg über die Küche genommen, um was zu holen“, berichtet Daniel weiter. In der WG wurde das dann irgendwie normal und es war Alltag.

Alex kam durch Daniel zum FKK. Beide sind in technischen Fächern versiert, Alex in Computerlinguistik, Daniel in Elektrotechnik. Daheim in Karlsruhe nutzen sie die Therme, Saunen, Seen und liebäugeln mit einem Eintritt in den dortigen FKK-Verein. Doch nun heißt es erst einmal Mee(h)r erleben. „Meine Eltern haben mit meiner FKK-Affinität schon ein kleines Problem“, rekapituliert Daniel. „Wenn ich dort bin, sonne ich mich gern nackt im Garten und hänge auch so die Wäsche auf. Davon sind sie nicht begeistert.“ Aber trotzdem lässt Daniel nicht davon und findet auch immer wieder einen Weg, andere für die Freikörperkultur zu begeistern. Mit Erfolg.

„Meinen Geburtstag habe ich nie groß gefeiert. Na, da dachte ich mir, machst du zum 30. mal was. Eine Pyjamaparty. Da hatten sich manche schon komisch.“ Das nächste war eine Unterwäscheparty und dann kam die FKK-Party mit 18 Leuten. „Also, mit kleinen Schritten zum Erfolg. Wir kamen von der Sauna und zum besseren Kennenlernen haben wir uns per Bodypainting unsere Namen aufgemalt. Sogar zum Rauchen ging es dann nackig raus.“

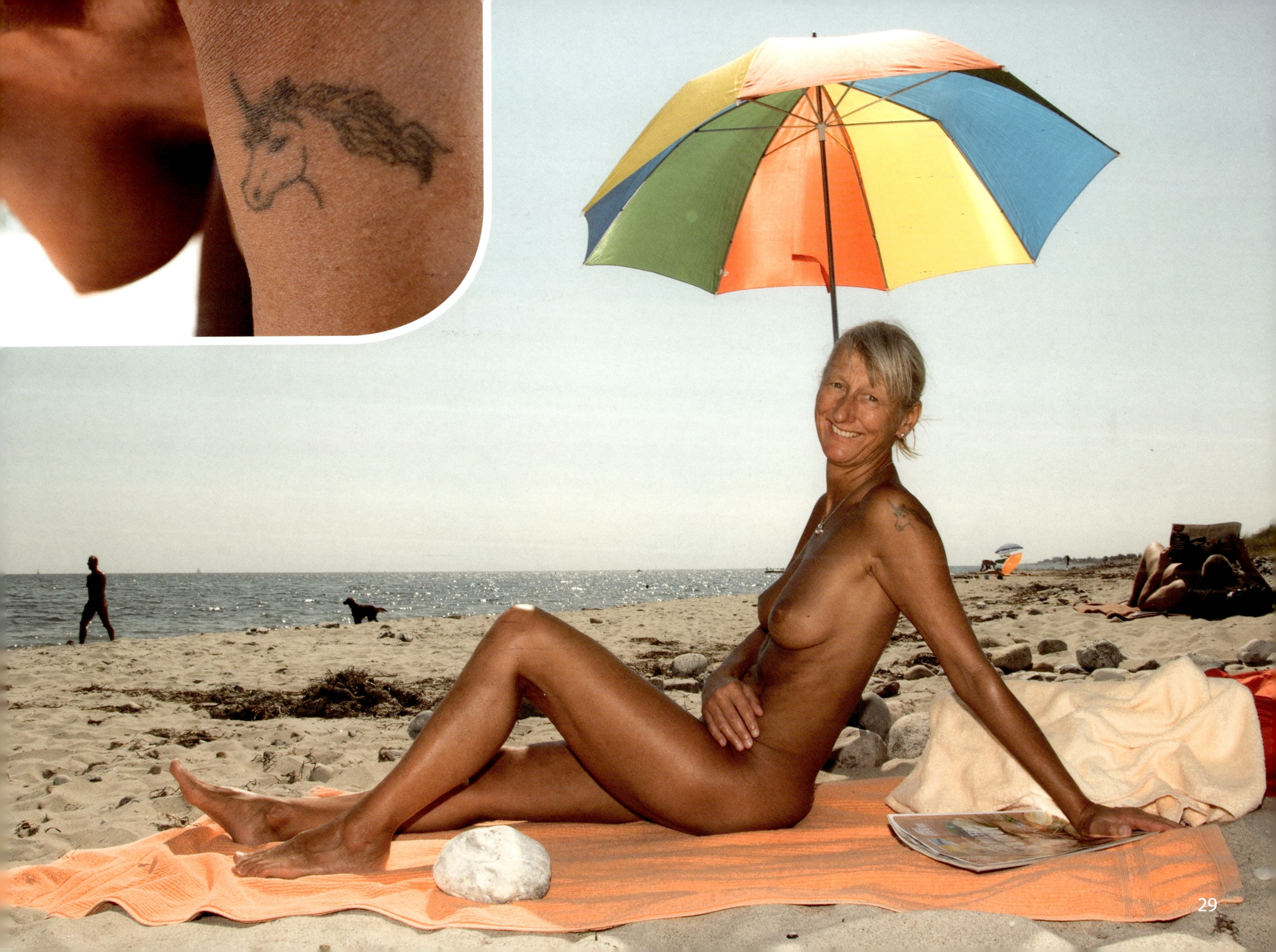

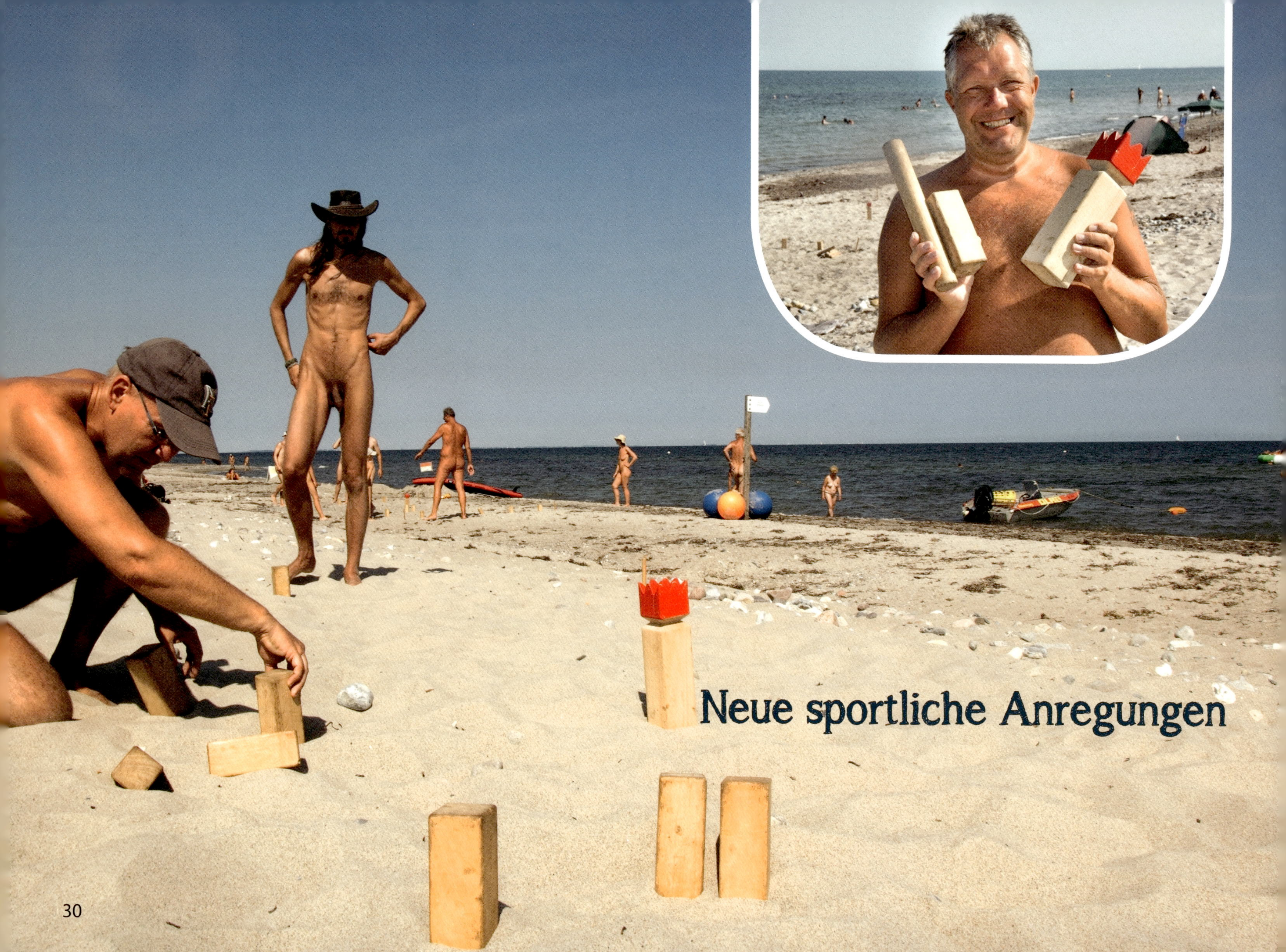

Neue sportliche Anregungen

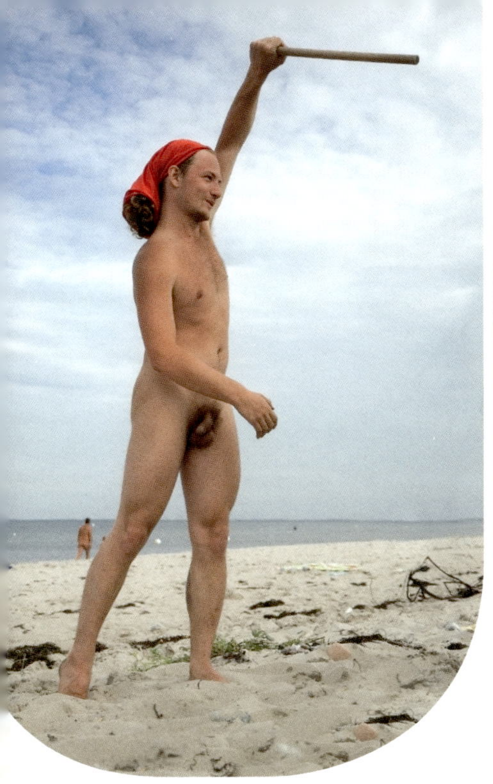

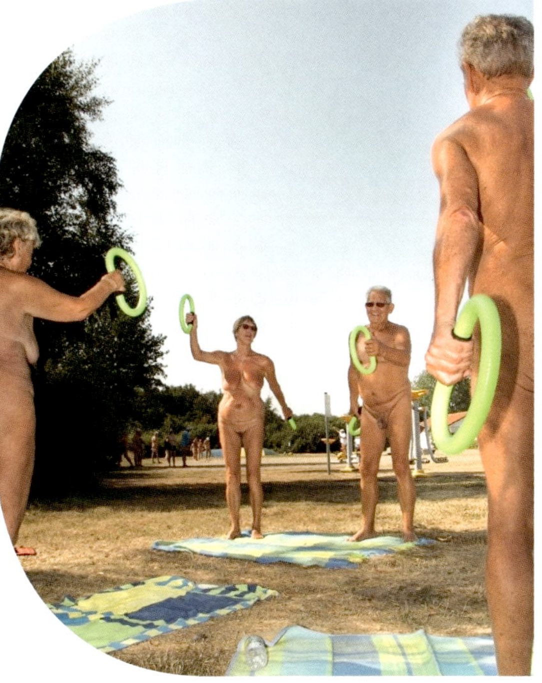

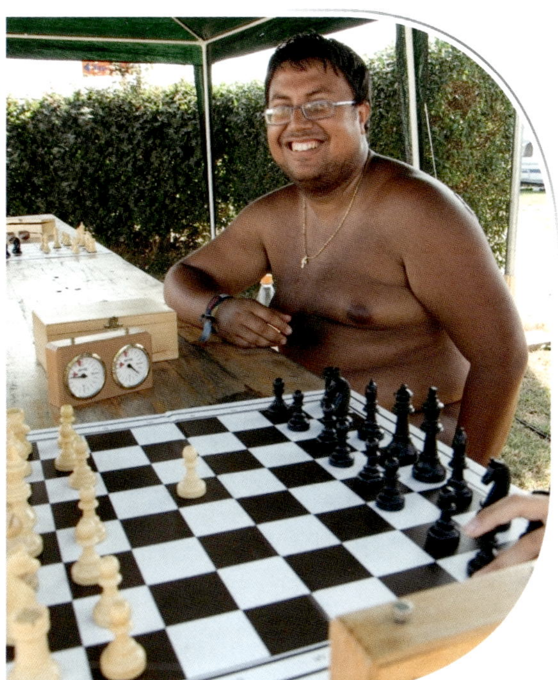

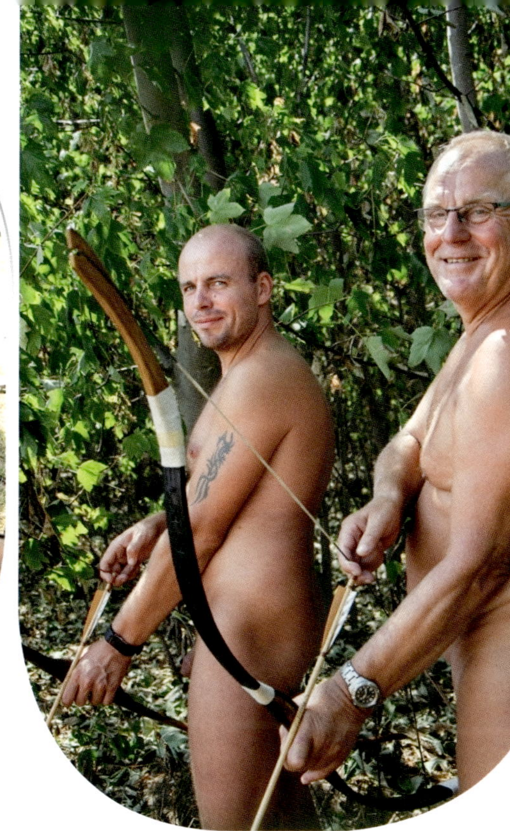

Eine Veranstaltung, bei der der Deutsche Verband für Freikörperkultur e.V. (DFK) mitmischt, wäre nicht vollständig ohne die entsprechenden Angebote im Breitensport für alle Interessenten. Denn gerade hier liegt eines der Hauptanliegen des Verbandes. Heiko und Wolfgang, die sonst mit ihren Bogen fast jedes Wochenende auf Mittelaltermärkten zu finden sind, lehren die Kunst des Pfeileschießens interessierten Kindern. Erwachsene probieren schon mal Reiter- oder Langbogen mit ganz anderer Muskelleistung aus, um ins Gelbe zu treffen. „Richtig spannen, sonst gibt es blaue Flecke“, dieser Hinweis ist kaum zu überhören.

Smovey, vorgestellt von Rolf aus Itzehoe, war den Aktiven bis jetzt völlig unbekannt. Die grünen Ringe gehören zu einer neuen Sportart, die den ganzen Körper fordert. Das bestätigten Uwe, Elke und Bärbel lauthals. Muskulatur und Fettverbrennung werden aktiviert, Herz und Kreislauf gefördert, das Immunsystem erhält neue Kräfte.

Riesiger Betrieb auch beim Schach.
„Ich mache jetzt einen Zug mit dem Bauern“,
so kündigt der kleine Peter seine nächste Taktik an. Ein wohlwollendes Nicken von Trainer Siegfried bestätigt den Schützling. Siegfried freut sich über den Erfolg beim Schach, möchte aber unbedingt noch mehr Interessenten in die Kunst des Königsspiels einweihen und trainieren. „Mein Angebot richtet sich nicht nur an Anfänger, sondern auch an Fortgeschrittene. Wer noch kein Schach kann, der wird es hier in den paar Tagen durchaus erlernen können“, so versichert Siegfried.

Eine etwas andere Art von Schach bringt Marco aus Hamburg mit. Das Kubb, das Wikingerschach ist heiß begehrt. Es symbolisiert eine Schlacht, in der zwei verfeindete Gruppen für ihren König kämpfen. „In drei Tagen fanden sich über 100 Interessenten. Das war ein Impuls. Im nächsten Jahr wieder!“, so freut sich Marco.

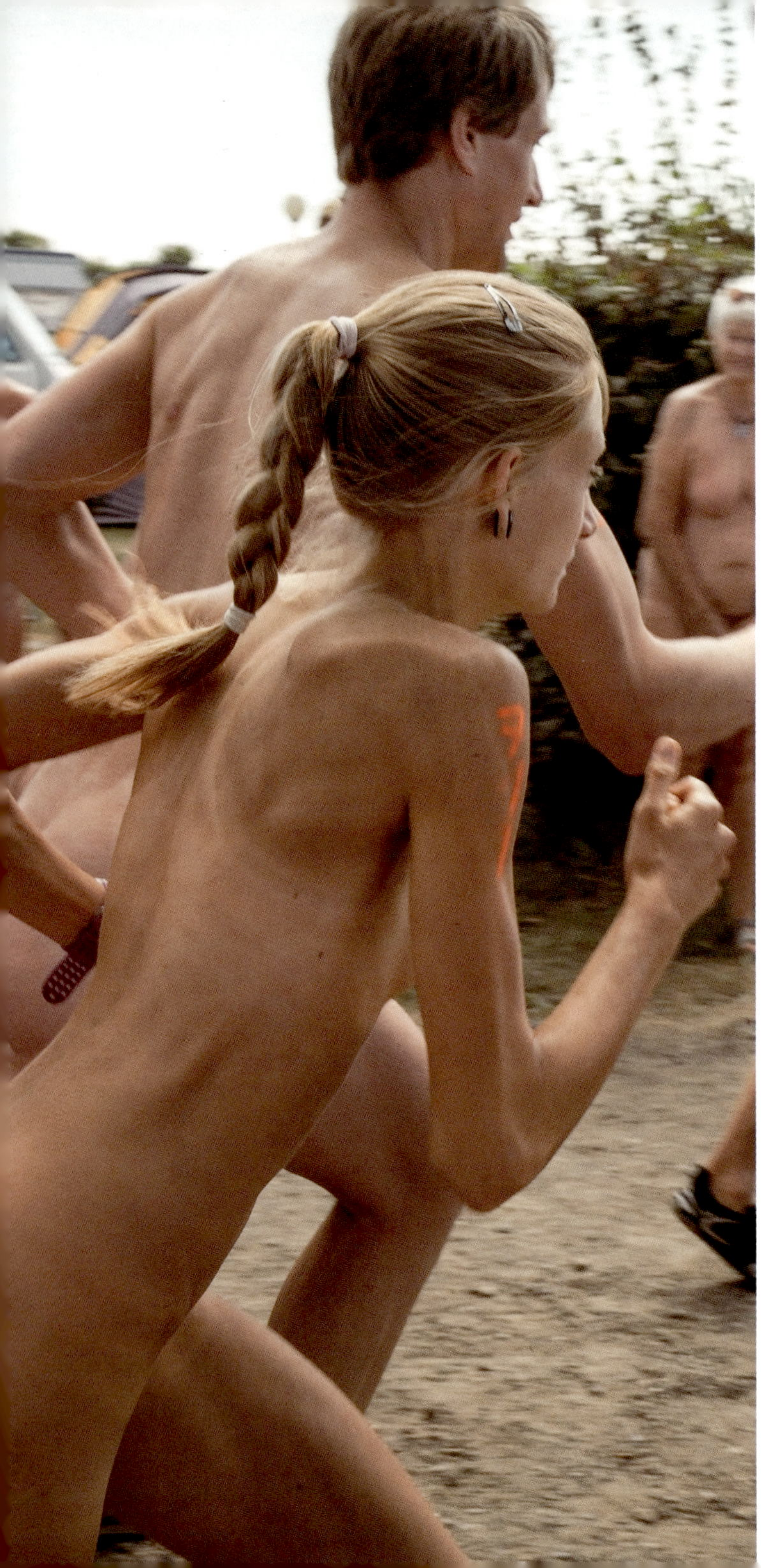

Naturistenlauf:

auf die Plätze, fertig los!

„Klara, gib alles!", so ist aus den Zuschauerreihen zu vernehmen. Die Kinder werden ganz besonders angefeuert, die unter 9-Jährigen starten zuerst und geben ihr Bestes. „Oh, das war eine Superleistung!". Nach dem Zieleinlauf umarmen so manche Mami und so mancher Papi ihre kleinen Sportler. Von den Großeltern gibt es Lob und Anerkennung. Irgendwann werden es dann in ein paar Jahren die 5000 oder 10000 Meter. Apropos Erwachsenläufe: Es gab tatsächlich einige Sportbegeisterte, welche beide Laufdistanzen in den vorderen Reihen meisterten! Und das bei diesen Bedingungen, Sonnenschein und tropische Hitze! Generell nagte die Witterung ziemlich an der Ausdauer der Läufer, was aber nur allzu verständlich und natürlich war. So gaben viele erst in der zweiten Runde richtig Gas. „Der Planet meint es diesmal einfach zu gut", so war bei den Zuschauern zu vernehmen. Die Laufhelfer motivierten zum Durchhalten und Weitermachen, aufmunternde Worte schafften kleine Wunder. Getränke am Wegesrand brachten spürbare Kräfte.

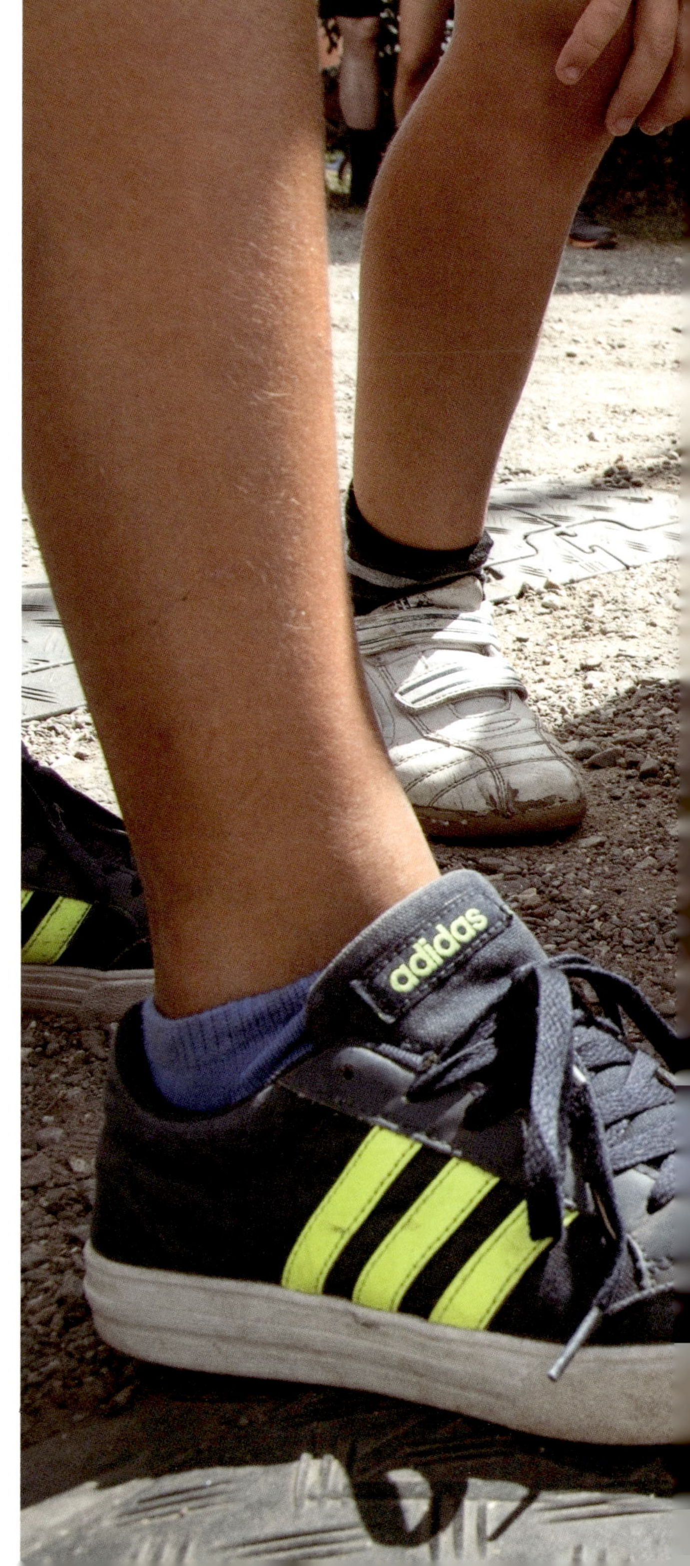

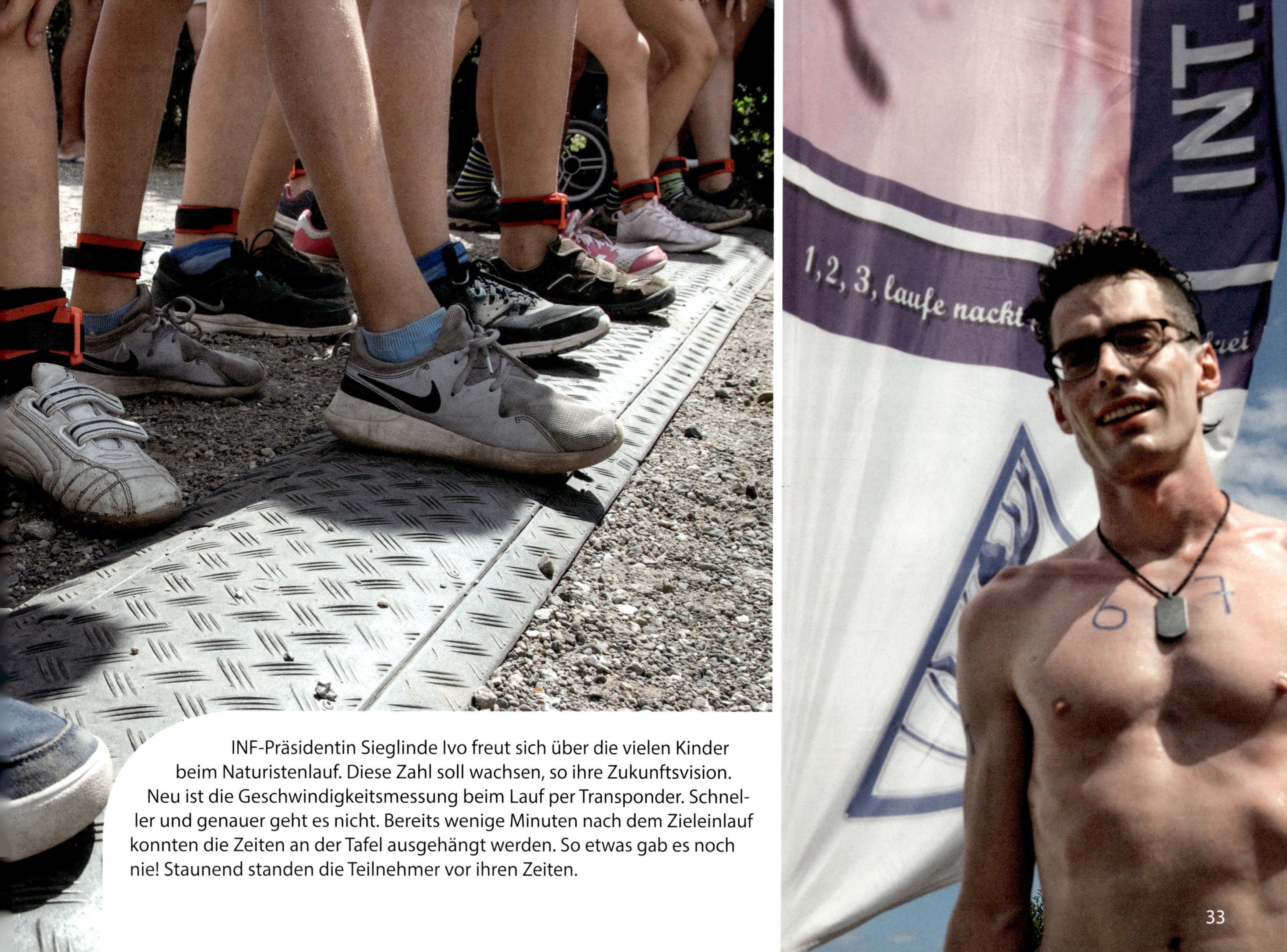

INF-Präsidentin Sieglinde Ivo freut sich über die vielen Kinder beim Naturistenlauf. Diese Zahl soll wachsen, so ihre Zukunftsvision. Neu ist die Geschwindigkeitsmessung beim Lauf per Transponder. Schneller und genauer geht es nicht. Bereits wenige Minuten nach dem Zieleinlauf konnten die Zeiten an der Tafel ausgehängt werden. So etwas gab es noch nie! Staunend standen die Teilnehmer vor ihren Zeiten.

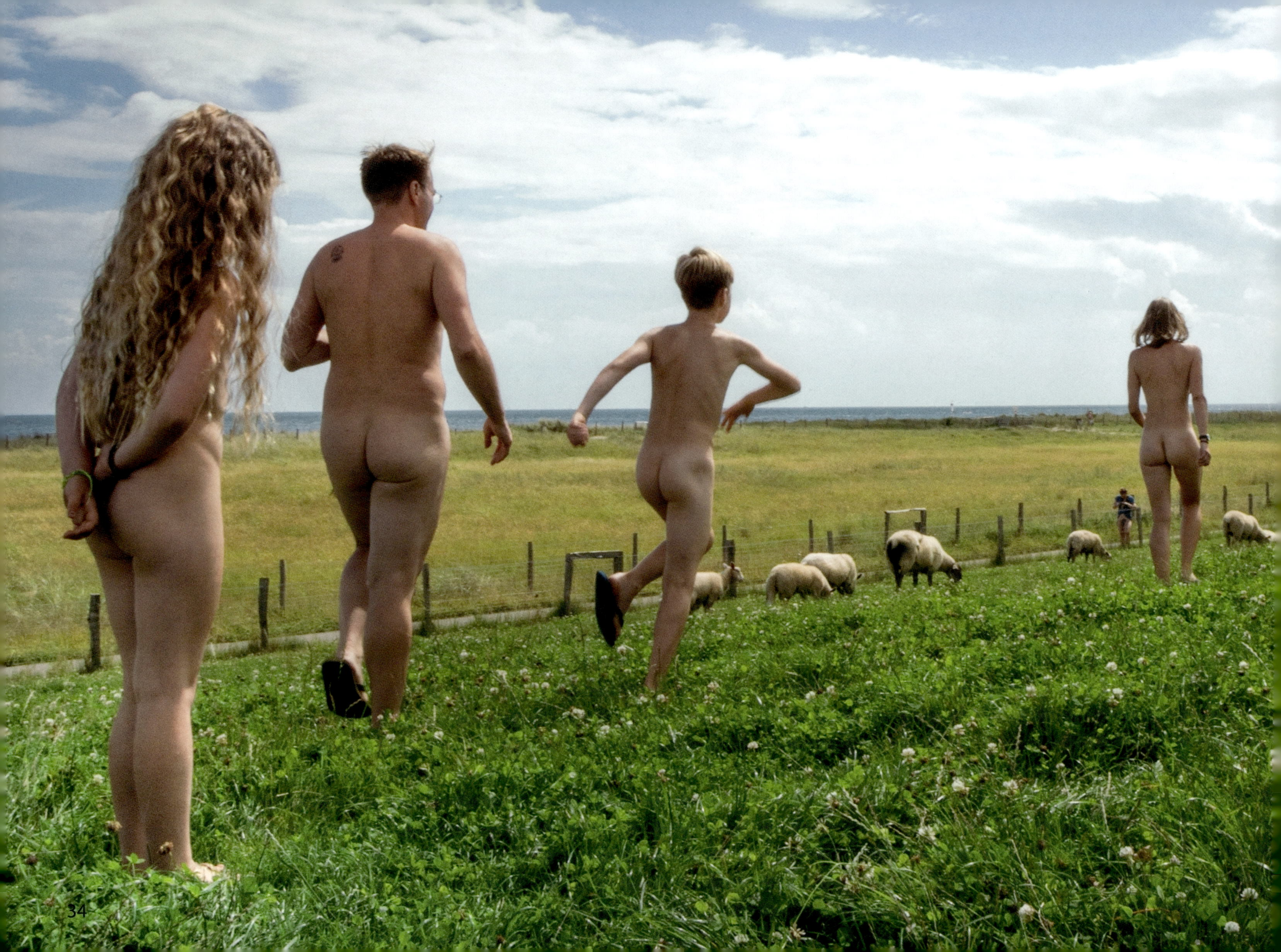

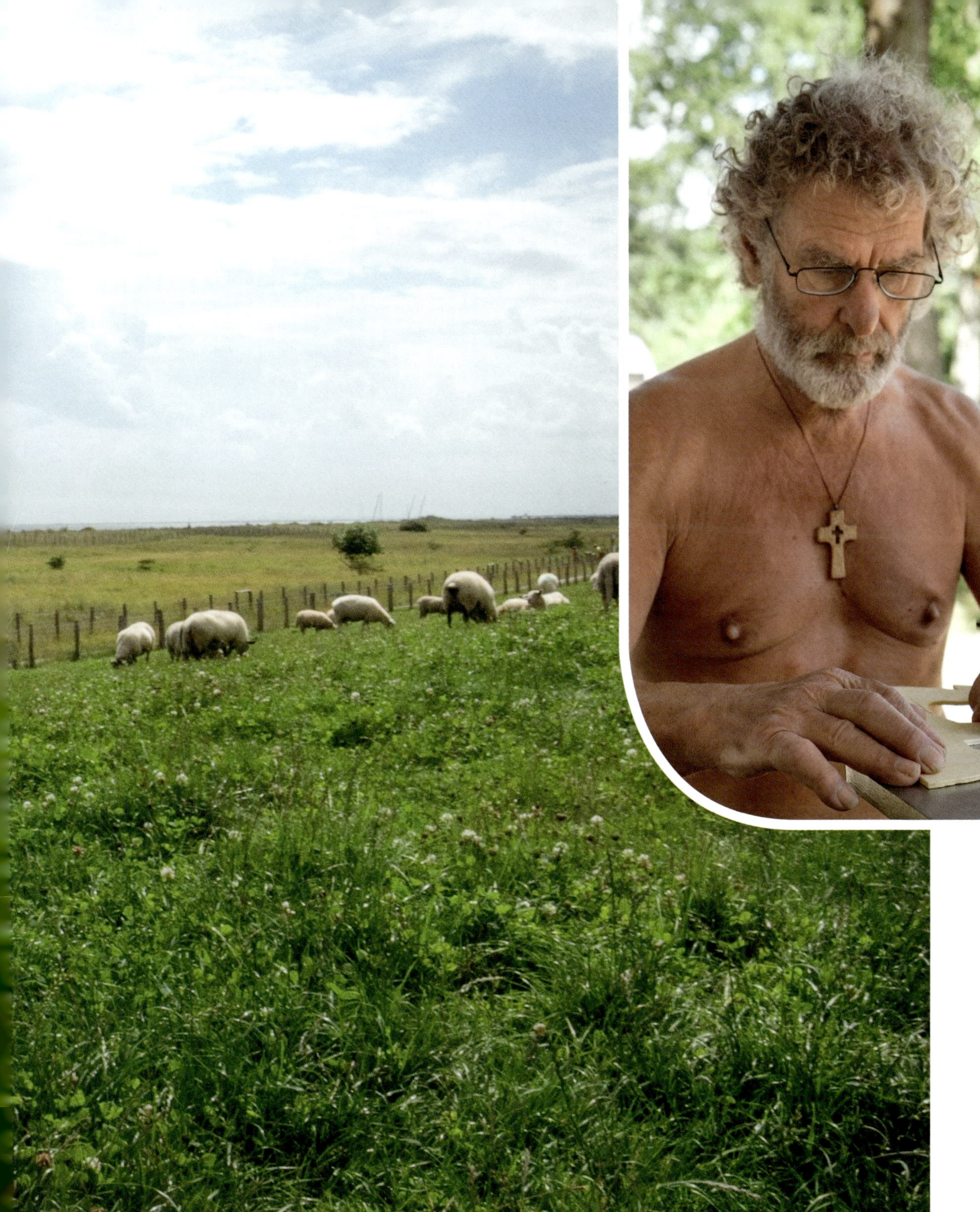

Für das Handwerk begeistern

Harald hat als Gast auf dem Gelände einen Stand aufgebaut, an dem sich der Nachwuchs in praktischen Arbeiten betätigen kann. Basteln mit Sinn und Verstand. Für viele ist er ein guter Bekannter, Gespräche entstehen schnell. Auf vielen Vereinsfesten oder Märkten gehört er mit seinen Angeboten als Stammgast einfach dazu, beim Mee(h)r erleben am Rosenfelder Strand mögen die kleinen Bastelfreunde gar nicht auf ihn verzichten. Bereits seit über 30 Jahren begeistert er in diesem Metier Große und Kleine. „Heute wird viel zu wenig praktisch gearbeitet. Das merken ja die Handwerksbetriebe, händeringend werden Lehrlinge gesucht und dann müssen diese erst einmal die einfachsten Handgriffe erlernen“, erzählt Harald. Ganz besonders gern wird an seinem Stand die Kopiersäge benutzt, mit deren Hilfe sich sehr filigrane und kurvenreiche Formen Sägen lassen. So entstehen auf unkomplizierte Art und Weise die schönsten Holzarbeiten. Schon vom Zuschauen wird ein Funken Interesse an der Arbeit mit den eigenen Händen geweckt, der glüht und vielleicht entflammen kann.

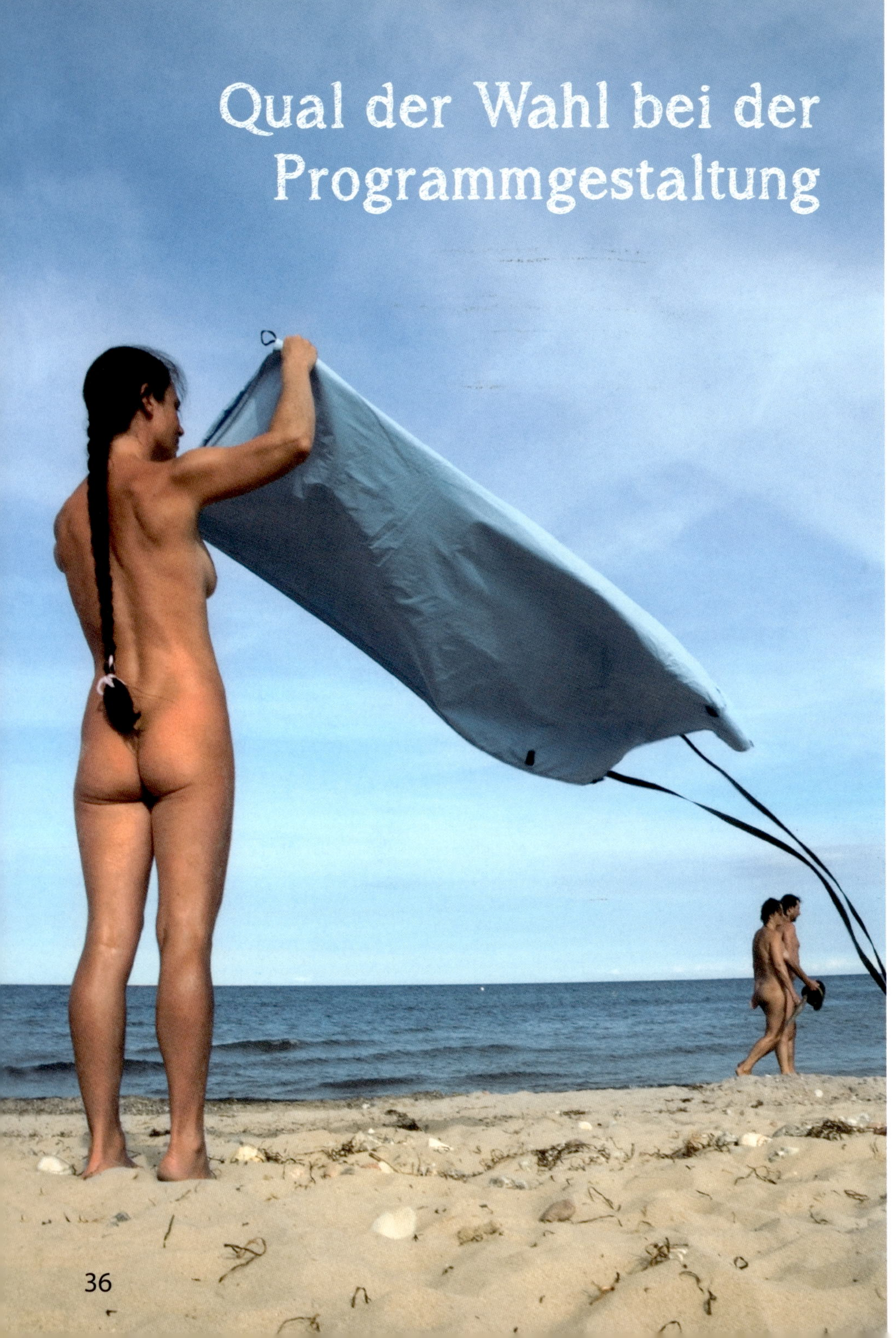

Qual der Wahl bei der Programmgestaltung

Langeweile kommt weder für die Gestalter noch für die Gäste am Rosenfelder Strand auf. Allabendlich lädt eine Mottoparty zur Kurzweil ein, z.B. am Dienstag zur Deutschen Schlagerparade mit einem Liveauftritt von Dieter mit Songs aus vergangenen Tagen; zur großen Schaumparty am Donnerstag und zur Überraschungs-Party am Freitag mit Liveband. DJ jeden Abend ist CaBo. Siegerehrungen der Turniere erfolgen immer im Abendprogramm, wo es auch jeden Tag Schlemmer-Angebote, Gutes vom Grill und andere Köstlichkeiten gibt.

Bis zum nächsten Sommer!

Den Kindern wurde es zum Mee(h)r erleben, wie schon seit Jahren Tradition, gar nicht langweilig. Dazu leistete nicht nur das große Spielfest auf der Wiese an der Wasserrutsche seinen Beitrag. Viele Helfer kümmerten sich um ein umfangreiches Programm, unter anderem mit Airbrush-Tattoo, Dosenwerfen und -schießen, Kettenkarussell und Elektro-Quads, Zuckerwatte und Popcorn. Das Kinderprogramm bot abends eine Kinderdisco mit den Animateuren. Die ganze Woche bereiteten alle emsig die „Show der kleinen Stars" vor. Das geschah in der Zirkusschule und forderte und förderte alle Sinne und die Bewegung. Sportlich, artistisch und im Team, wie es beim Breitensport üblich ist.

Birgit Jokisch von der Geschäftsstelle des DFK zog stellvertretend für alle Akteure ein positives Resümee des 11. Mee(h)r erleben. „Viele Helfer haben diese Veranstaltung, die das Motto ‚Teilnehmer für Teilnehmer' hat, wieder zu einem großen Erfolg werden lassen." Dank gilt allen Mitstreitern und natürlich den Urlaubern und Gästen des Campingplatzes für die tolle Zeit und das harmonische Miteinander.

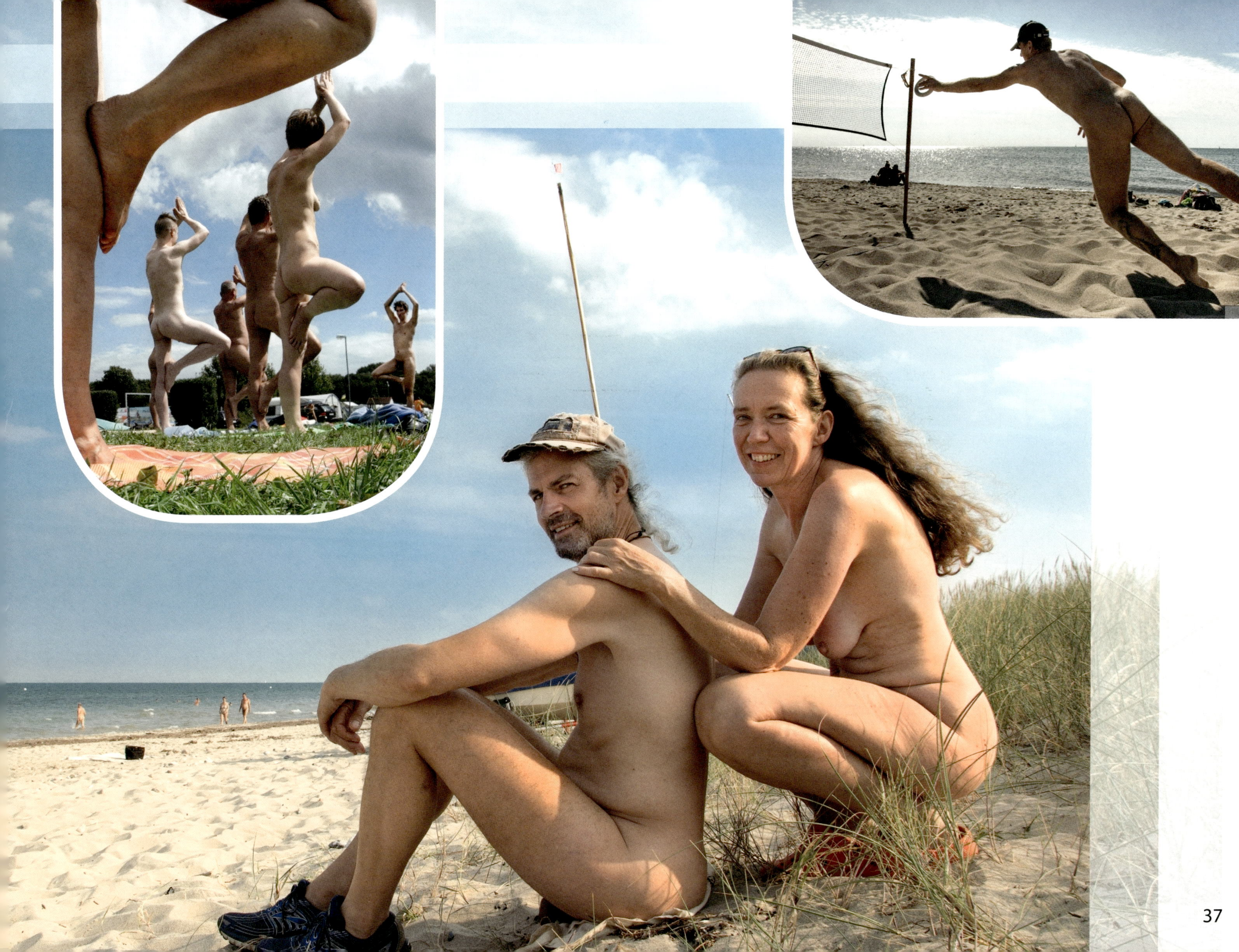

Ein tierisches Vergnügen

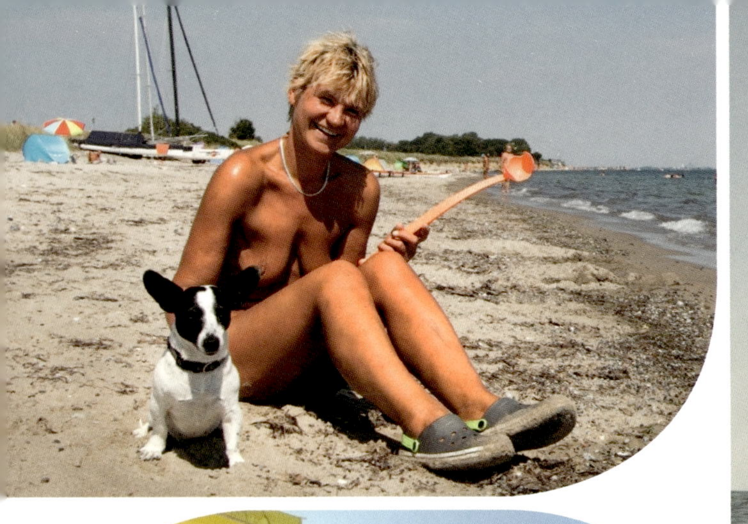

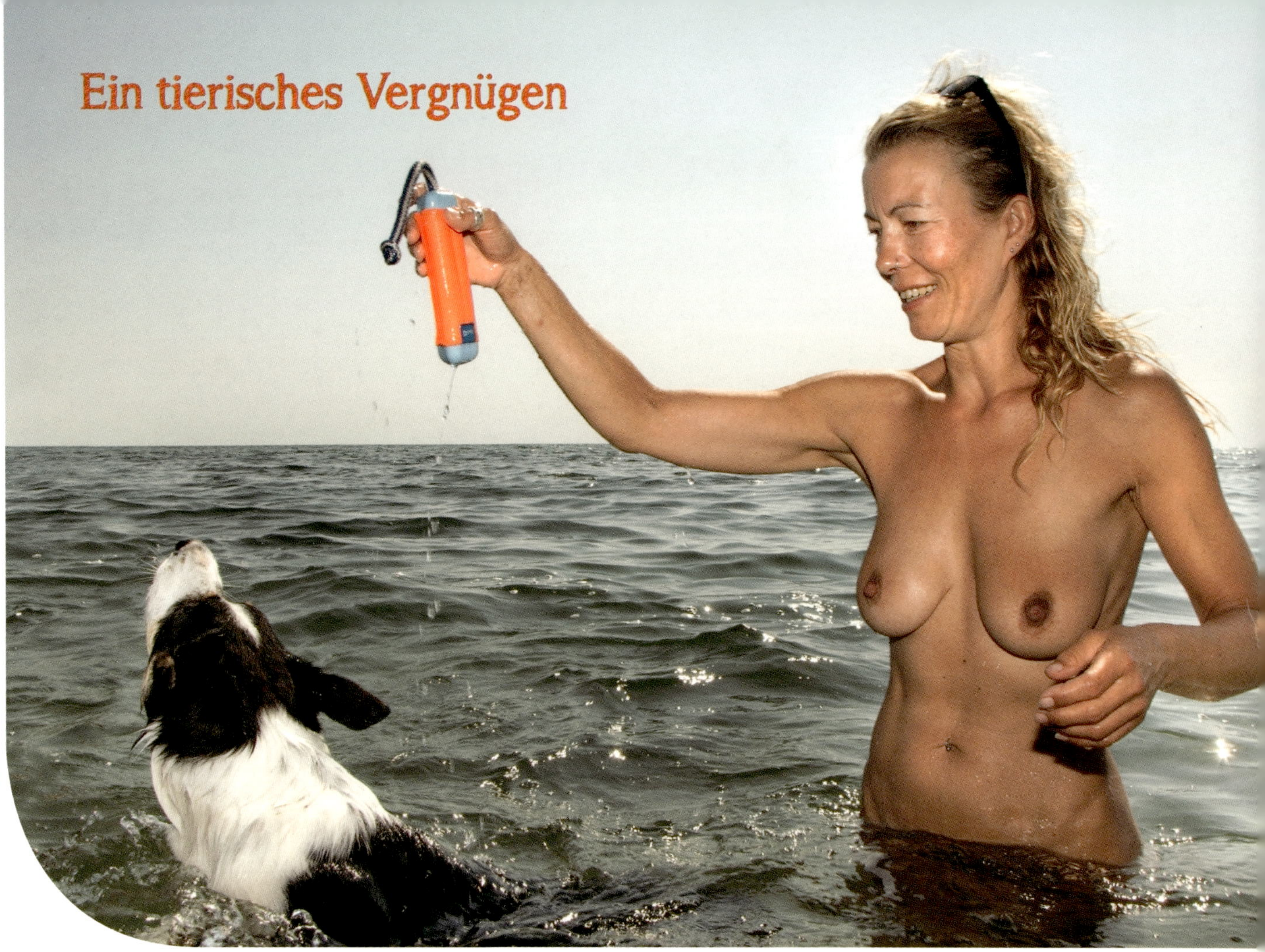

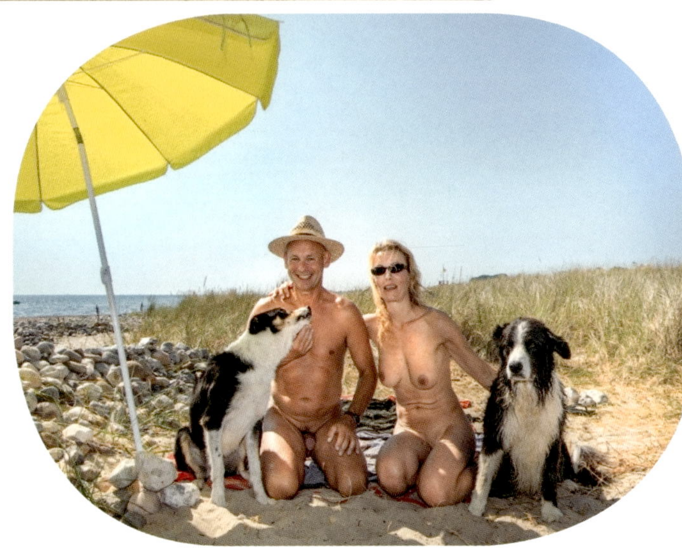

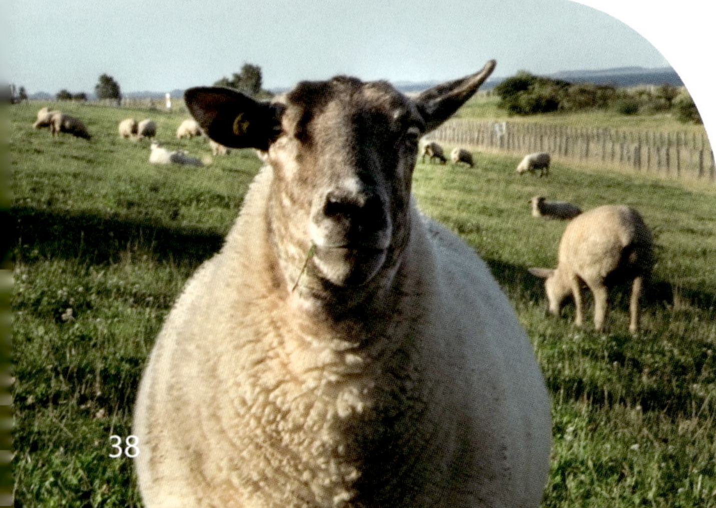

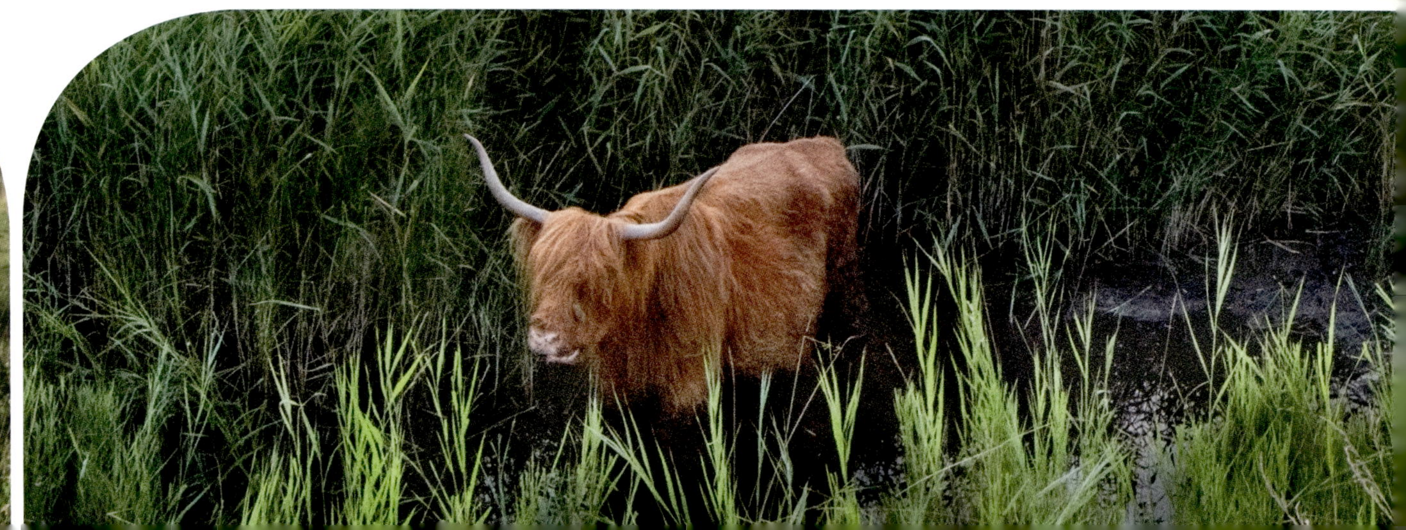

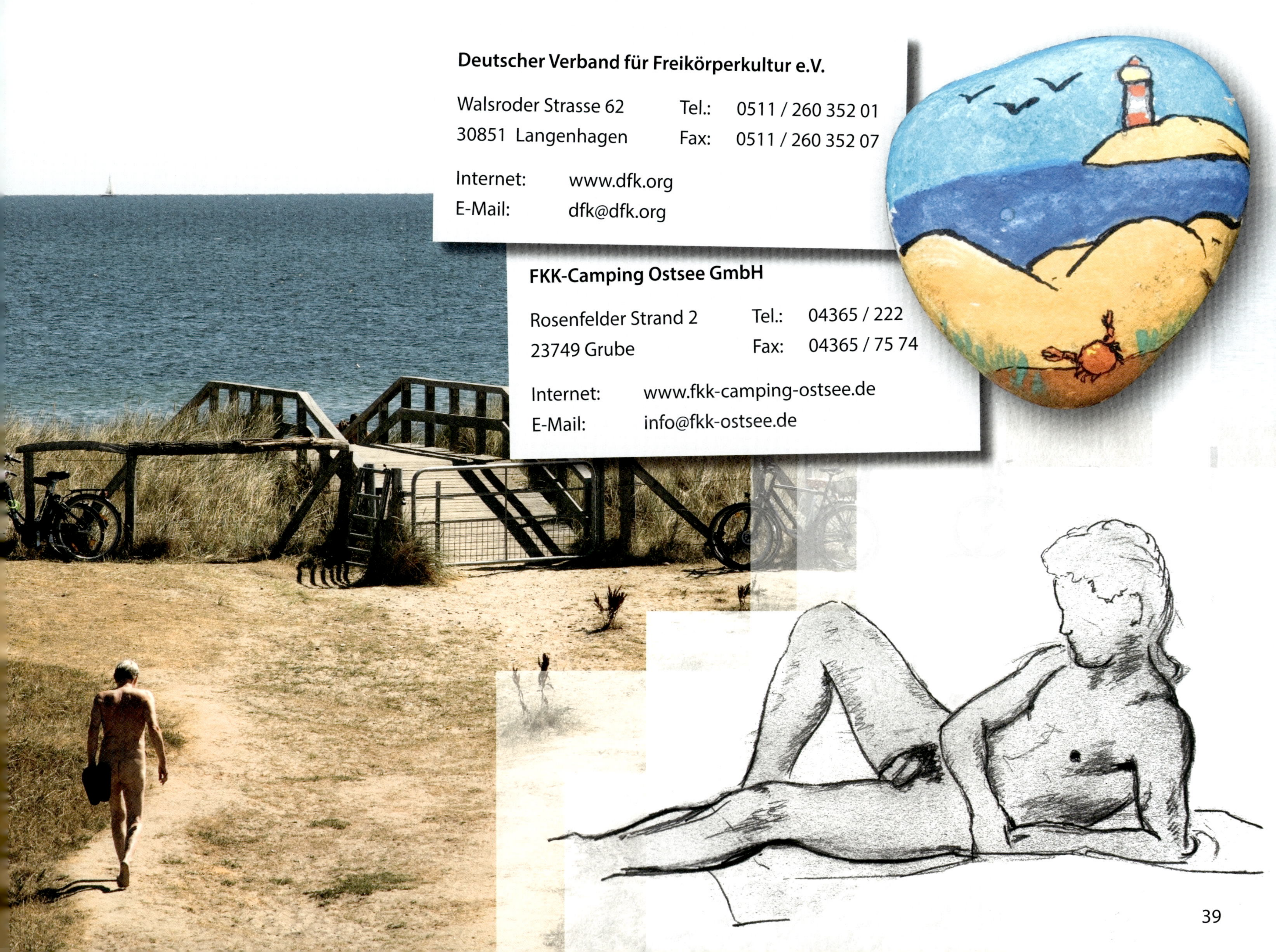
Deutscher Verband für Freikörperkultur e.V.
Walsroder Strasse 62
30851 Langenhagen
Tel.: 0511 / 260 352 01
Fax: 0511 / 260 352 07
Internet: www.dfk.org
E-Mail: dfk@dfk.org
FKK-Camping Ostsee GmbH
Rosenfelder Strand 2
23749 Grube
Tel.: 04365 / 222
Fax: 04365 / 75 74
Internet: www.fkk-camping-ostsee.de
E-Mail: info@fkk-ostsee.de

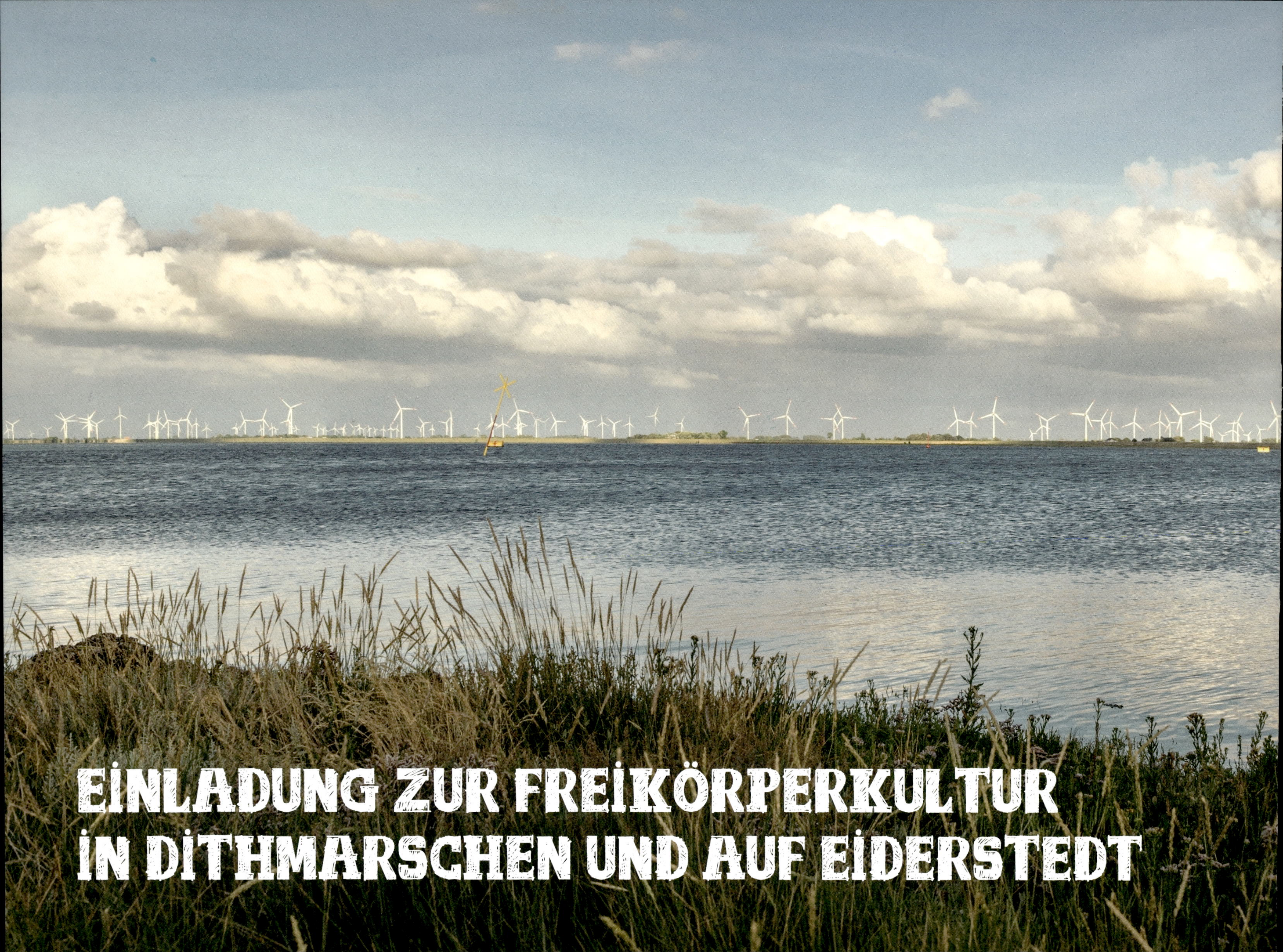
EINLADUNG ZUR FREIKÖRPERKULTUR
IN DITHMARSCHEN UND AUF EIDERSTEDT

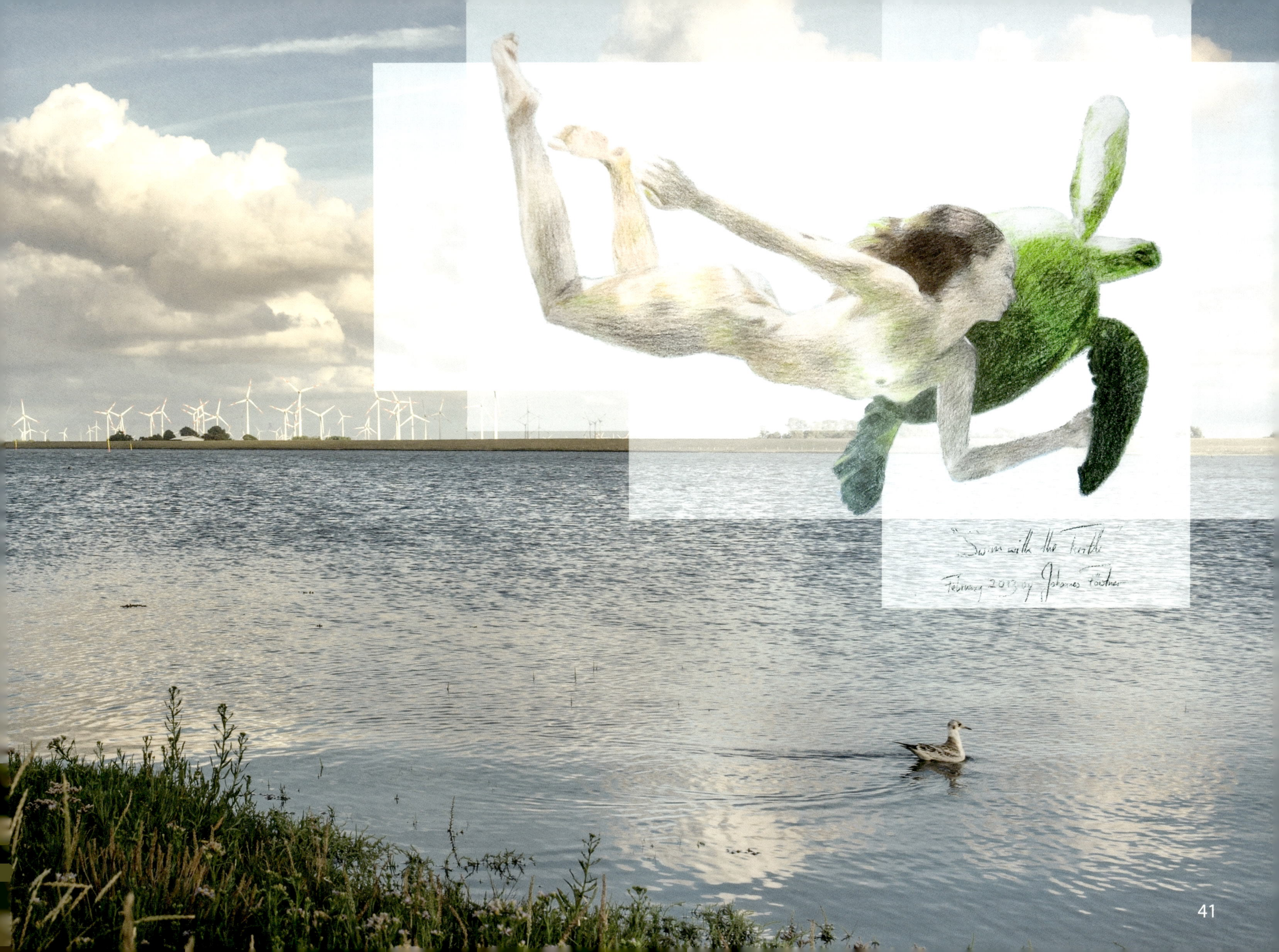
"Swim with the Turtle"
February 2013 by Johannes Förtner

FREUNDLICHE GASTGEBER FREUEN SICH AUF FKK-GÄSTE

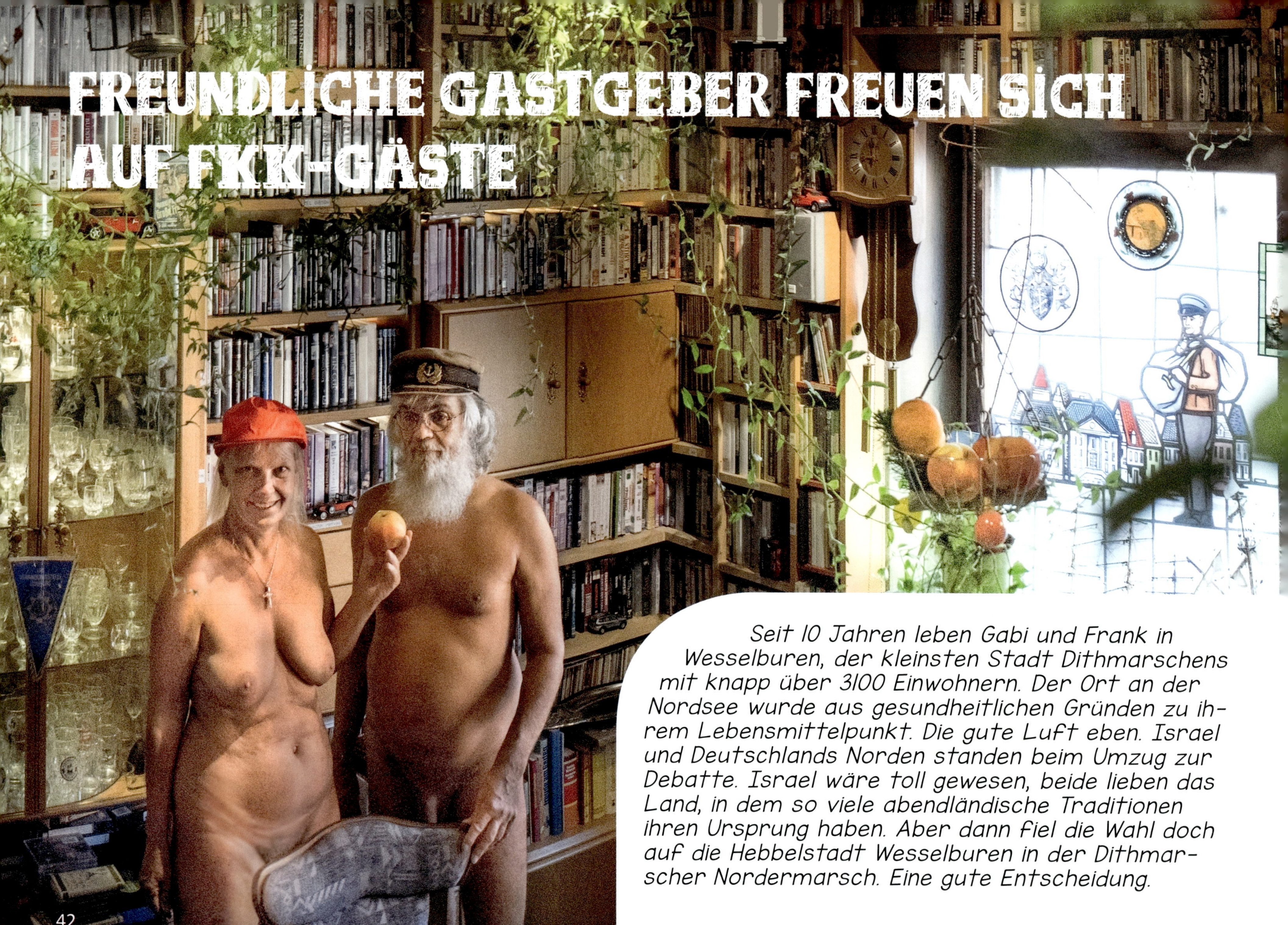

Seit 10 Jahren leben Gabi und Frank in Wesselburen, der kleinsten Stadt Dithmarschens mit knapp über 3100 Einwohnern. Der Ort an der Nordsee wurde aus gesundheitlichen Gründen zu ihrem Lebensmittelpunkt. Die gute Luft eben. Israel und Deutschlands Norden standen beim Umzug zur Debatte. Israel wäre toll gewesen, beide lieben das Land, in dem so viele abendländische Traditionen ihren Ursprung haben. Aber dann fiel die Wahl doch auf die Hebbelstadt Wesselburen in der Dithmarscher Nordermarsch. Eine gute Entscheidung.

Engagiert, bekannt und voller Pläne

Sie sind im Ort bekannt und auf vielen Ebenen ehrenamtlich engagiert, in lebhaften Worten können sie z.B. vom Lutherjahr 2017 mit seinen vielen Veranstaltungen in der Region berichten. Das Telefon klingelt: Eben bekommt Gabi noch den Anruf eines Pastors, es wird noch etwas für den nächsten Gottesdienst besprochen. „Ich mache in einer Lobpreisband unserer evangelischen Gemeinde mit..." Indes klingelt es schon wieder unten an der Haustür, Werner, ein Senior im achten Lebensjahrzehnt, möchte sich ein Buch ausborgen und bringt das durchgelesene Exemplar zurück. Bei Gabi und Frank ist das kein Problem, denn sie besitzen ein Haus voller Bücher und schnell hat man den richtigen Schmöker für die nächste Woche gefunden. Auch für einen kleinen Klönsnack über Dies und Das ist Zeit. Übrigens geht Frank mit seinem Rauschebart sofort als Einheimischer durch, vielleicht auch deshalb, weil er die Aussprache der Gegend ziemlich gut beherrscht. Viele denken, er wäre ein alter Kapitän und bekommen dazu passend gleich die richtige Geschichte, schließlich war er lange bei der Bundeswehr.

Naturismus als Familientradition

Man fühlt sich wohl bei den Beiden, hier in dem alten Haus im Ortszentrum. In dem sie sich auch, wenn es Wärme und Gäste erlauben, oft nackt aufhalten. Denn das stellt für die zwei die natürlichste Sache der Welt dar. „Die naturistische Lebenseinstellung ist für uns kein Hobby oder keine Freizeitbeschäftigung, sondern eine gesunde Lebenseinstellung", bestätigt Frank. Gabi nickt dazu. Frank stammt aus einer preußischen

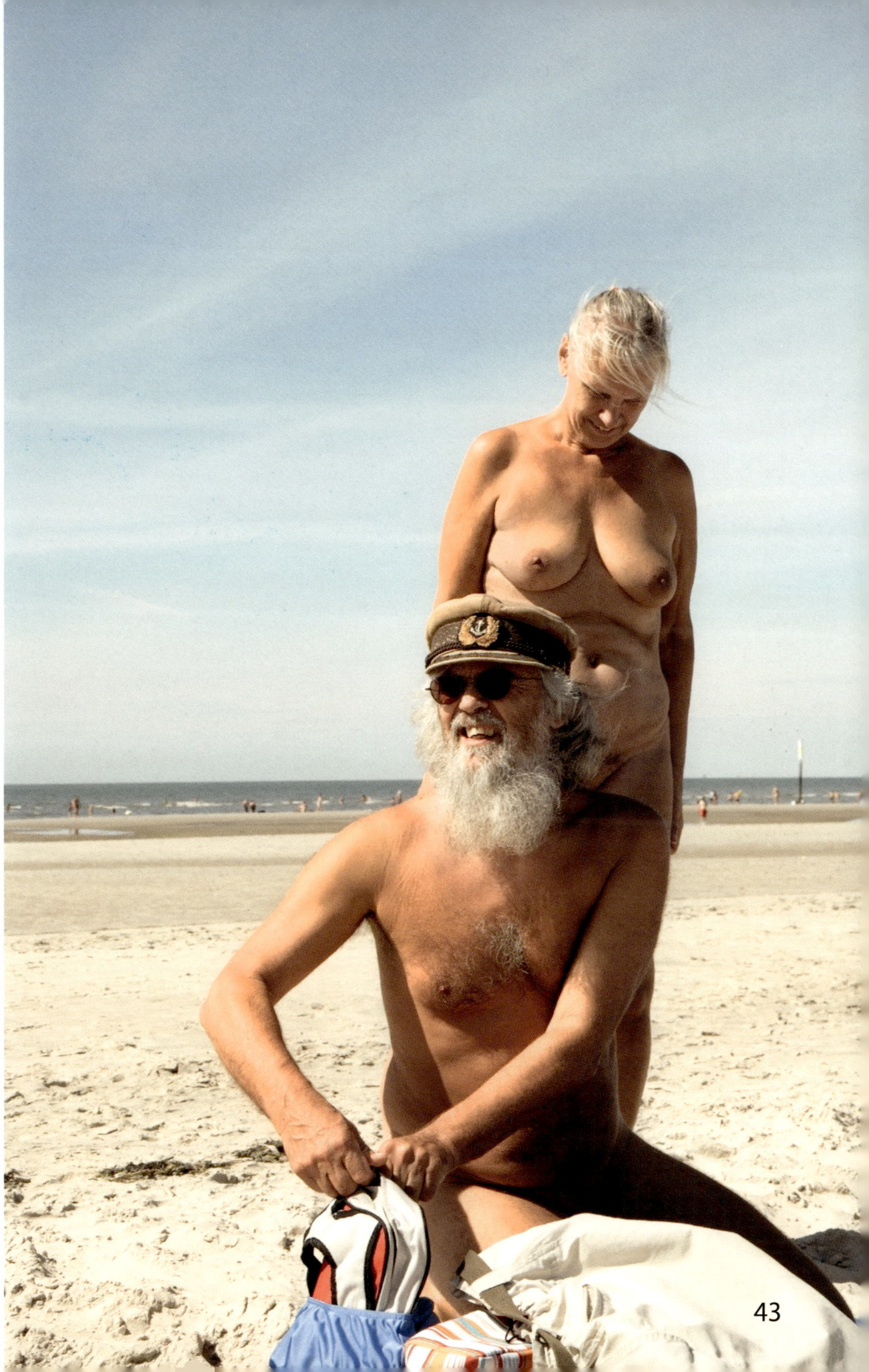

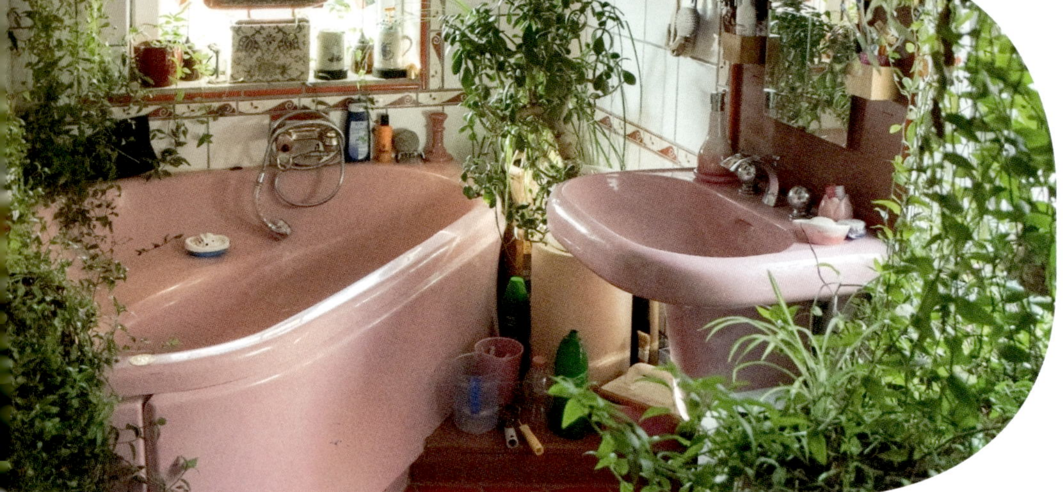

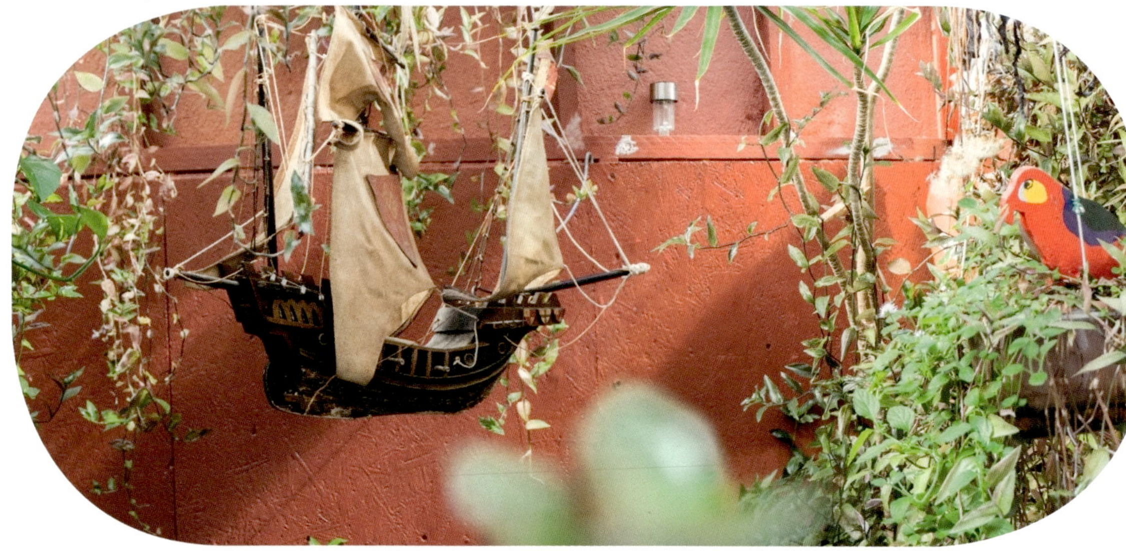

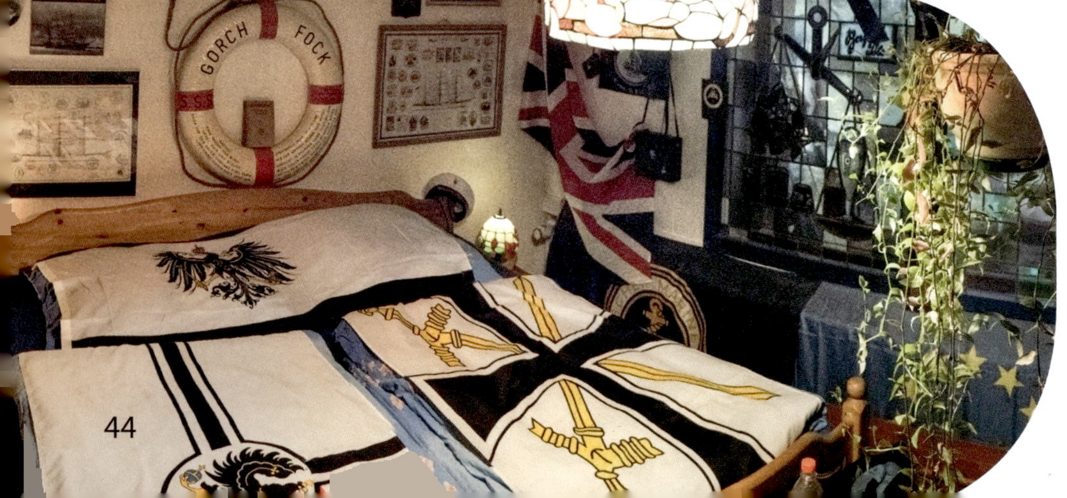

Grafenfamilie. Seine Vorfahrenlinie ist lang und dank der Stammbaumdokumentation weiß er, dass zu seinen Vorfahren neben Deutschen auch Skandinavier und Balten, Russen, Polen sowie Niederländer gehörten. Eine sehr gebildete Jüdin aus wohlhabendem Bürgertum in Danzig begründete vor langer Zeit die Liebe zu Büchern in der Familie und allem, was mit Kultur zu tun hat. Schon seine Großmutter stellte für frühe naturistische Aktivitäten in den 20er-Jahren des letzten Jahrhunderts Platz auf einem Gutsgelände in Ostpreußen zur Verfügung. Körper ist halt Kult und gehört unbedingt zur Tradition. Für Frank und seine Gabi bis heute. Nur so viel: Auf adlige Anreden und so etwas wird keinerlei Wert gelegt. Bei den beiden fühlt sich jeder sofort, als würde man sich schon ewig kennen. Einfach die netten Nachbarn, die einem schon als Kind mal aus der Patsche geholfen haben und bei denen man auch morgens um drei Hilfe bekommt.

Gastfreundlich und weltbewandert

Im Heim in Wesselburen ist FKK natürlich kein Tabu. „Wir möchten dazu Gleichgesinnte von der Westküste kennenlernen, wir haben gerne Gäste um uns. Die Sonnenterrasse auf der 3. Etage ist nahezu uneinsehbar grün eingerankt und lädt dazu ein, auch hier nahtlos braun zu werden. Mit herrlichem Blick auf die große Kirche im russischen Stil und ein parkähnliches Gelände. Ein von großem Bambus und 10 Meter langen Rankpflanzen abgeschirmter Grillplatz mit Naturteich im Garten unten soll demnächst entstehen.

Die Kajüte für den Besuch bietet sich zum Wohlfühlen an. Überall finden sich grüne Refugien, Pflanzen hängen von der Decke – der Raum geht in ein Gewächshaus über. Modelle von Handelskoggen, Bilder von Schiffen, Vorfahren, Puppen in alten Uniformen und viele maritime Gegenstände auf drei Etagen vermitteln Meerflair.

SCHIFF GORCH FOCK
Gabi & Frank
25764 Wesselburen
E-Mail: naturismus-im-norden-ist@cool.ms

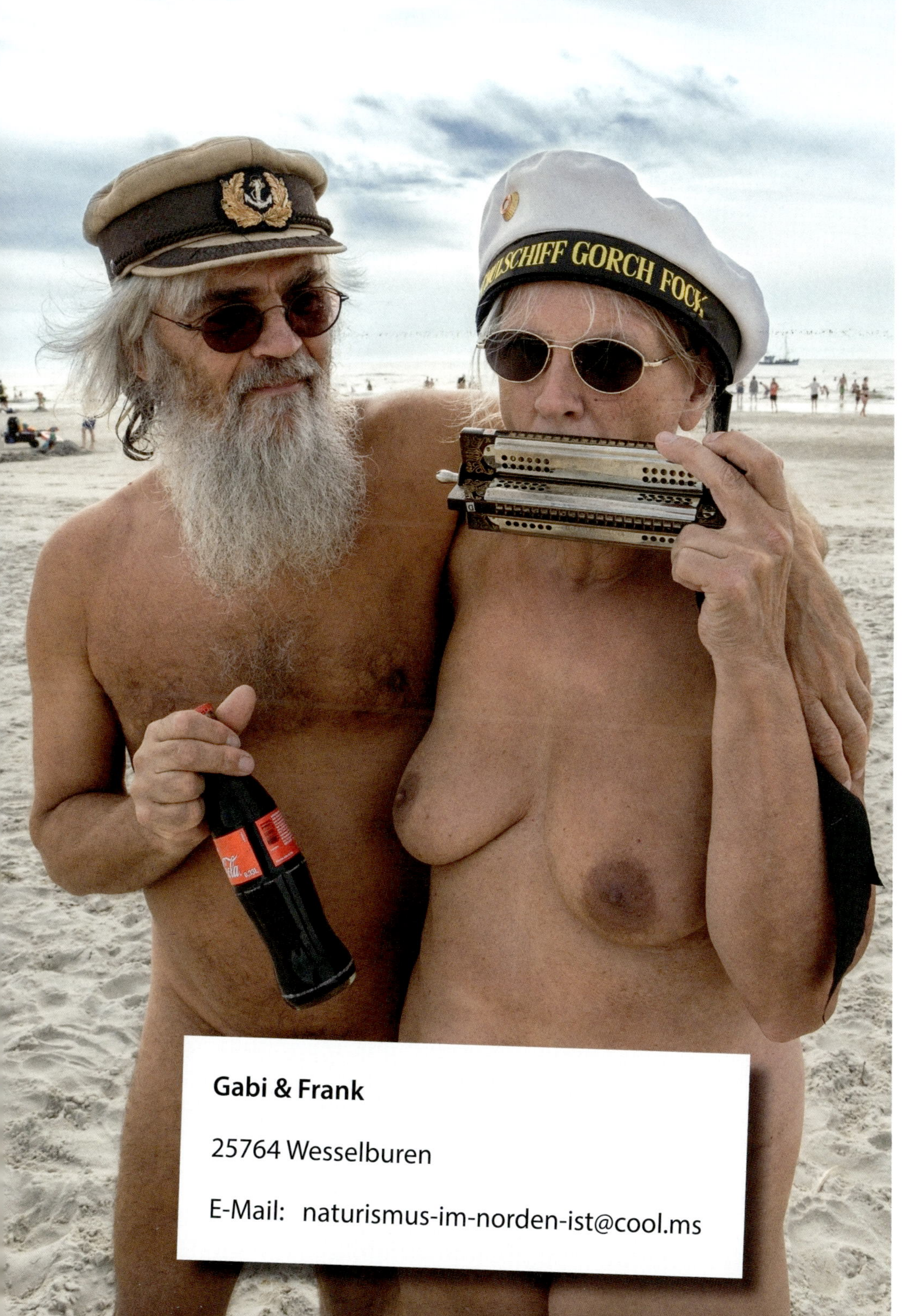

Gabi und Frank zeigen auch gern die Sehenswürdigkeiten der Umgebung, z.B. das Eidersperrwerk, die Haubarge auf Eiderstedt, St. Peter-Ording; sie kennen die Restaurants, in denen es den besten Fisch gibt. Und wenn´s mal spät wird, darf man im Gorch-Fock-Zimmer übernachten und kann ausgeruht seine Heim- oder Weiterreise antreten.

Immer unterwegs

So nun ist aber genug „gesnackt". Gabi und Frank müssen noch in den bekannten Nachbarort Büsum fahren, dahin bringen sie Sachen für den Bücherbasar der Kirchgemeinde. Dort gibt es übrigens noch einen kleinen FKK-Strand im Ortsteil Stinteck, für den sie gerne werben wollen. Gabi und Frank können sicher ihren nächsten Gästen gut erklären, warum. Örtliche Tourismusagenturen haben durchaus Interesse an FKK, weil das noch mehr Menschen in den schönen Norden lockt. Allerdings muss darum stetig gekämpft werden, wie Frank bestätigt.

„Jeder FKK-Feriengast, der an die Nordsee kommt, kann helfen, der Schließung von Stränden entgegen zu wirken. Auch deshalb laden wir herzlich ein, mitzumachen! Es geht uns auch darum, eine persönliche Anlaufstelle für FKK-Freunde oder DFK-Mitglieder an der Westküste Schleswig-Holsteins zu bieten. Gern möchten wir uns mit anderen FKK-Freunden treffen, um gemeinsame Aktivitäten zu planen. Wir können da wirksam sein, wo FKK wieder einen großen Stellenwert bekommen soll."

Gästezimmer verfügen über WLAN, Computer, 4K-TV, Blue-Ray usw. Die hauseigene Bibliothek verfügt über 20.000 Medien, z.B. Filme, Bücher und Videos, Tonträger. Eine gewerbliche Vermietung findet nicht statt, private Besuche sind nach Absprache gegen Unkosten möglich.

Traumhafte Stunden in St. Peter Ording: FKK im Nationalpark

Das Erleben der Gezeiten im Sand von St. Peter Ording bleibt unauslöschlich im Gedächtnis: Das Wasser steigt mehrere Meter an und an diesem Nachmittag können es die Strandgäste selbst eindrucksvoll erfahren. Der Pegel erhöht sich übermannshoch, Bauten am Strand stehen deshalb auf hohen Stelzen. Im größten Nationalpark zwischen dem Nordkap und Sizilien wirken die Urkräfte von Mutter Natur unübersehbar. Gäste hinterlassen lediglich ihre Fußspuren, die im Wechsel der Gezeiten unauffällig in der Ewigkeit verschwinden.

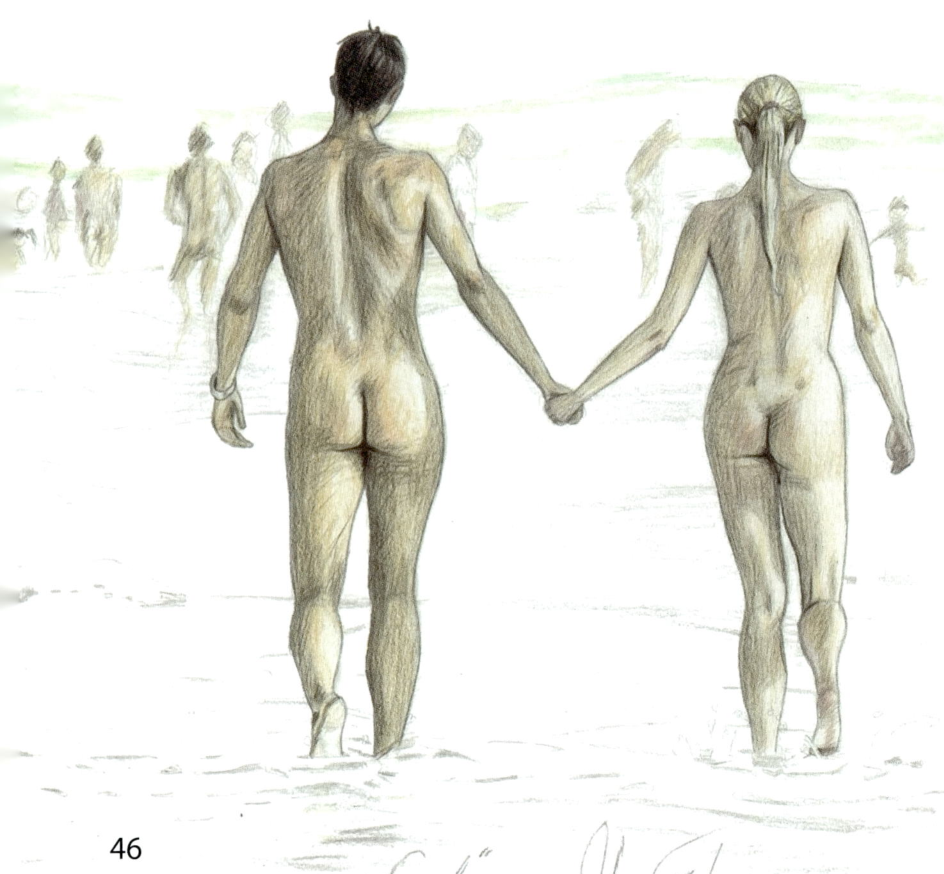

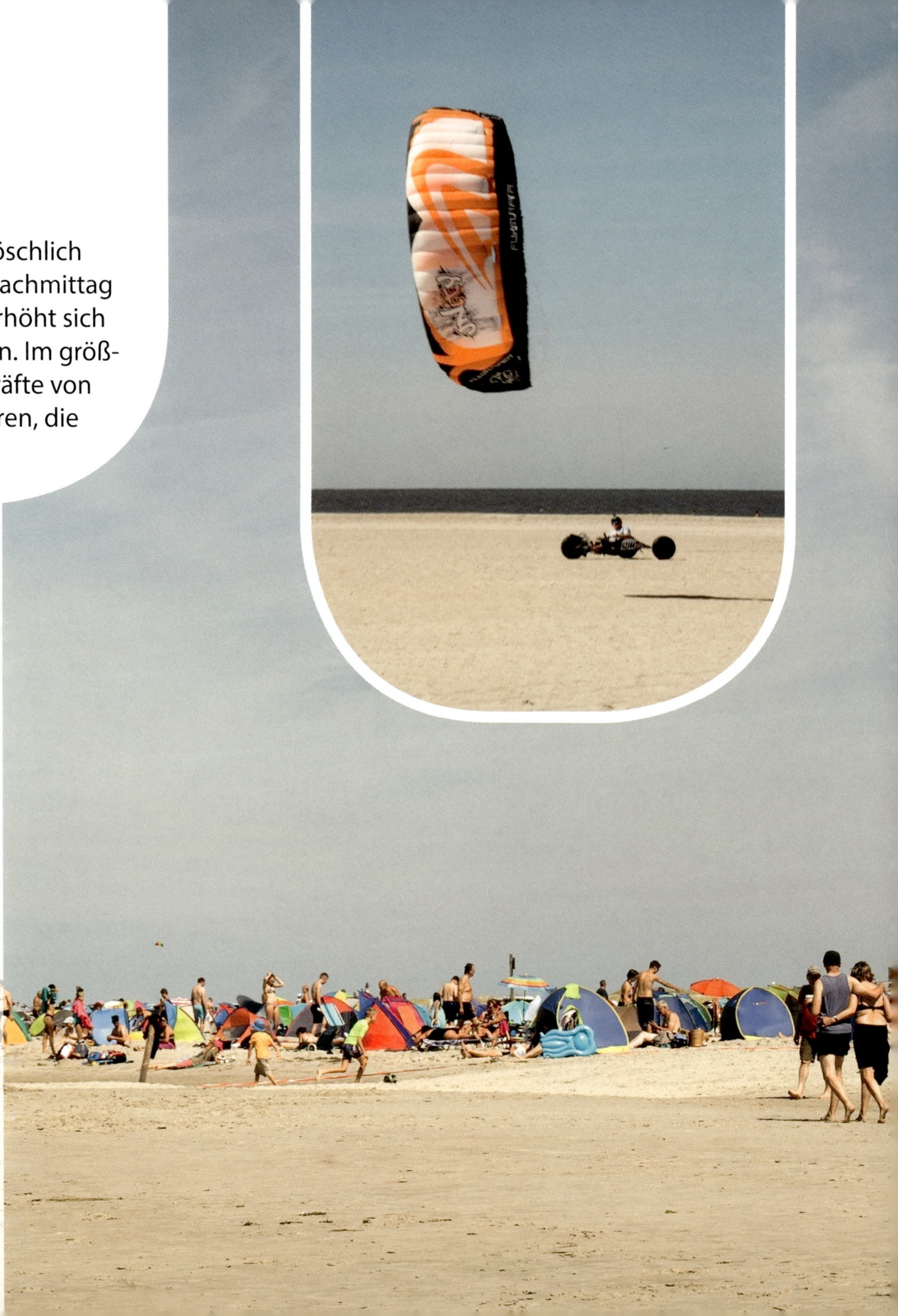

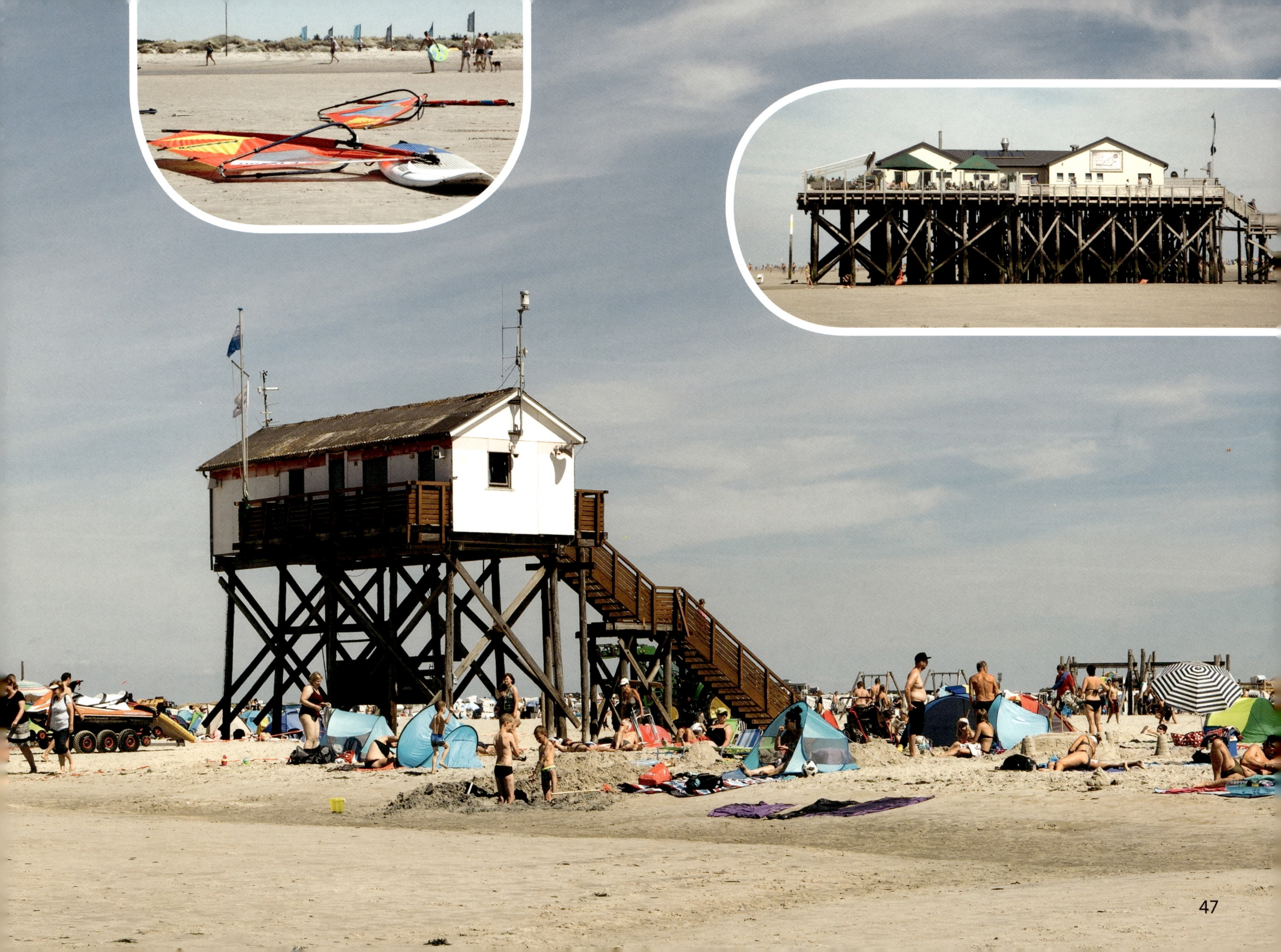

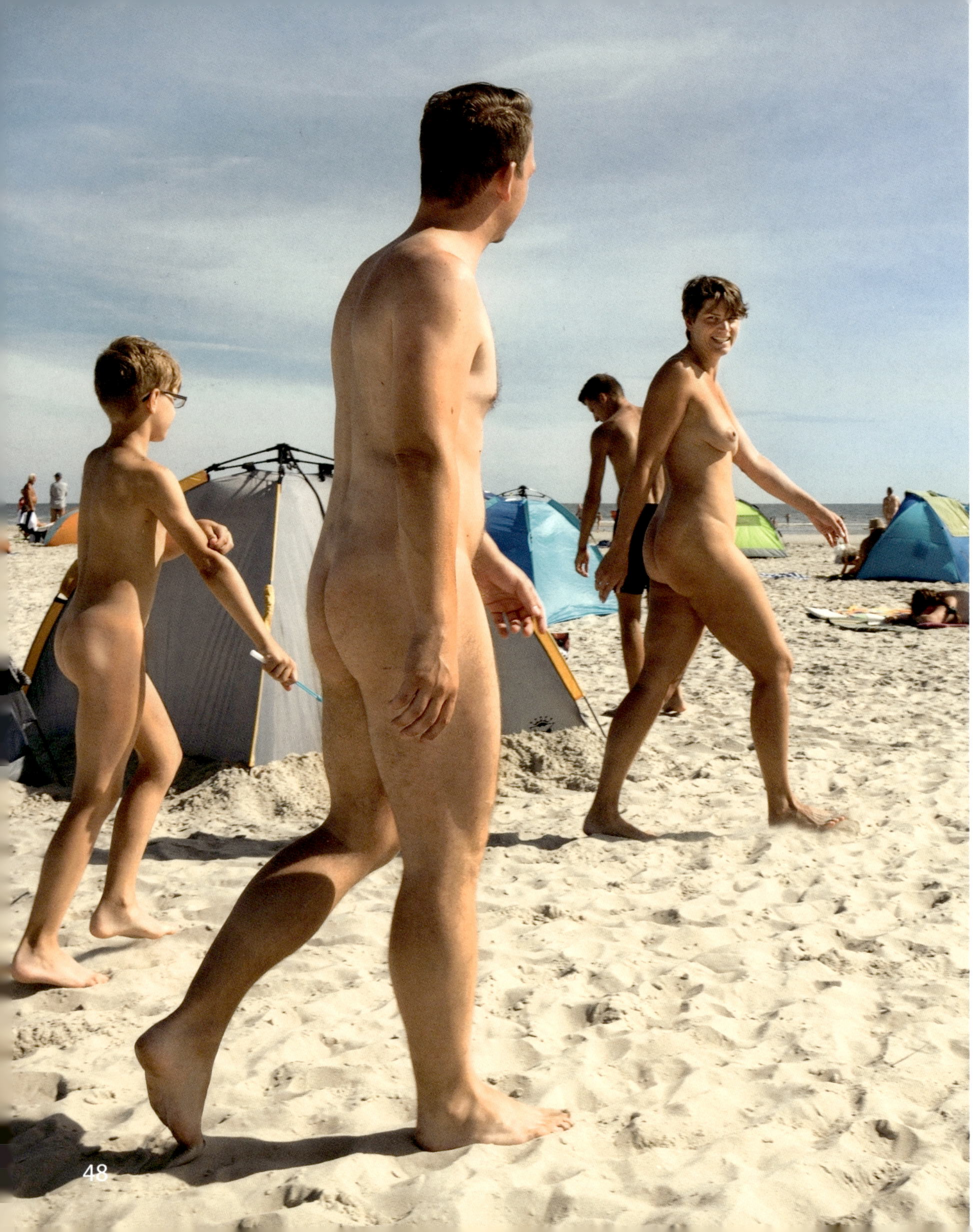

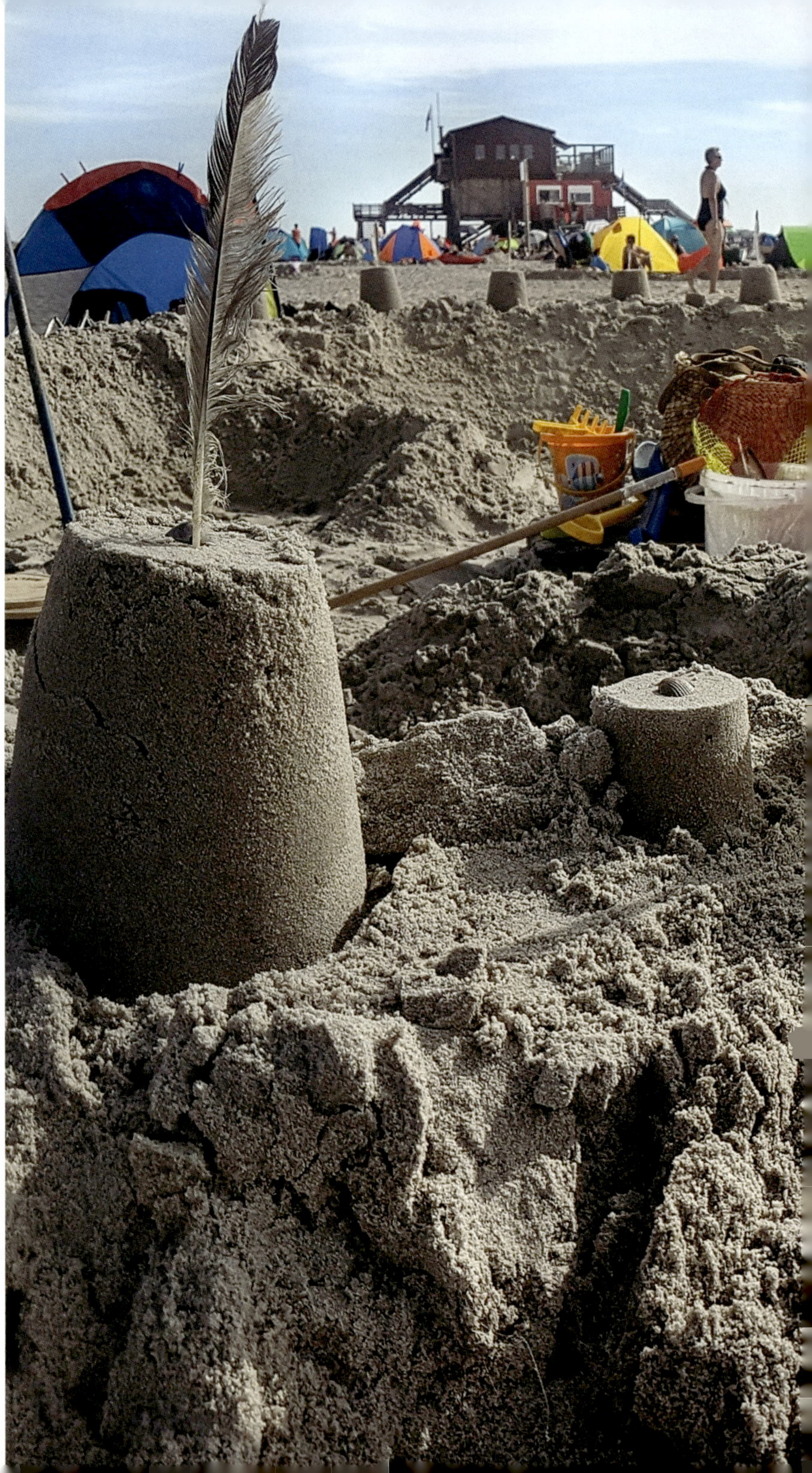

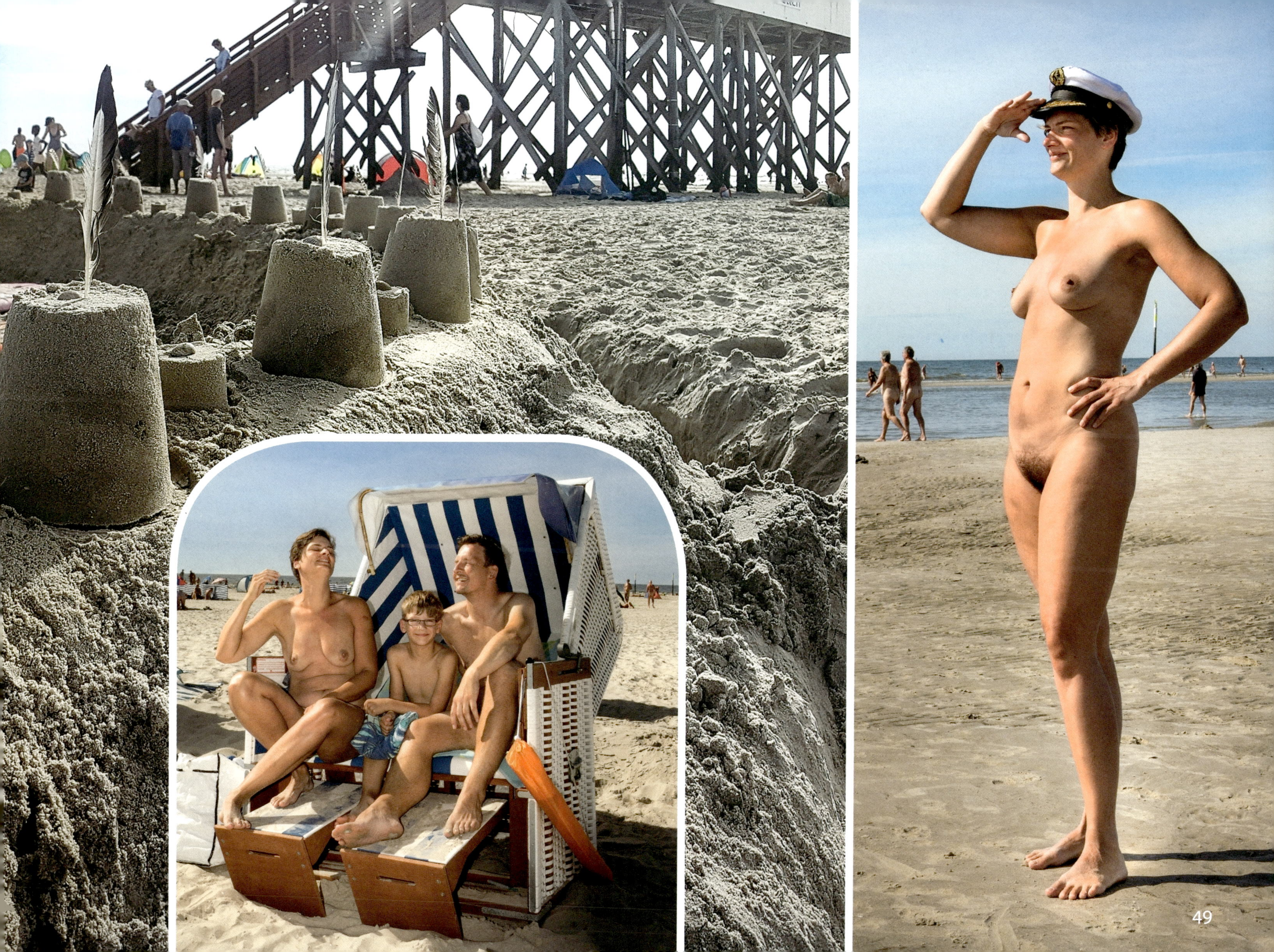

Ganz anders als der FKK-Strand in St. Peter Ording auf Eiderstedt zeigt sich das FKK-Areal in Westerdeichstrich nahe Büsum. Unweit der Touristinformation im Ortsteil Stinteck finden Freunde der Freikörperkultur am Grünstrand einen Platz für entspannte Stunden. Der FKK-Bereich bietet die Möglichkeit, im Wattenmeer zu waten und dabei einen Blick auf das berühmte Eidersperrwerk zu werfen.

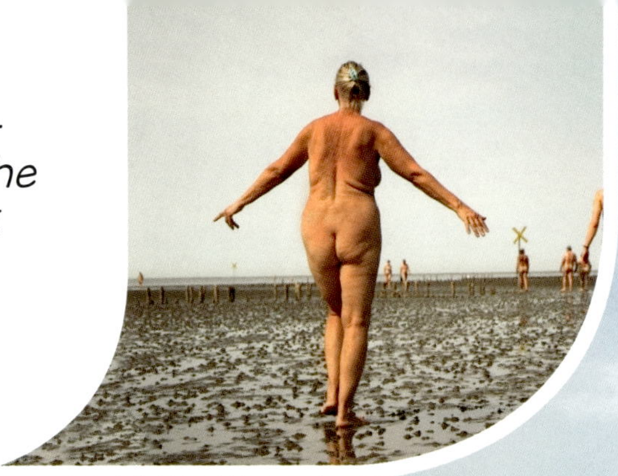

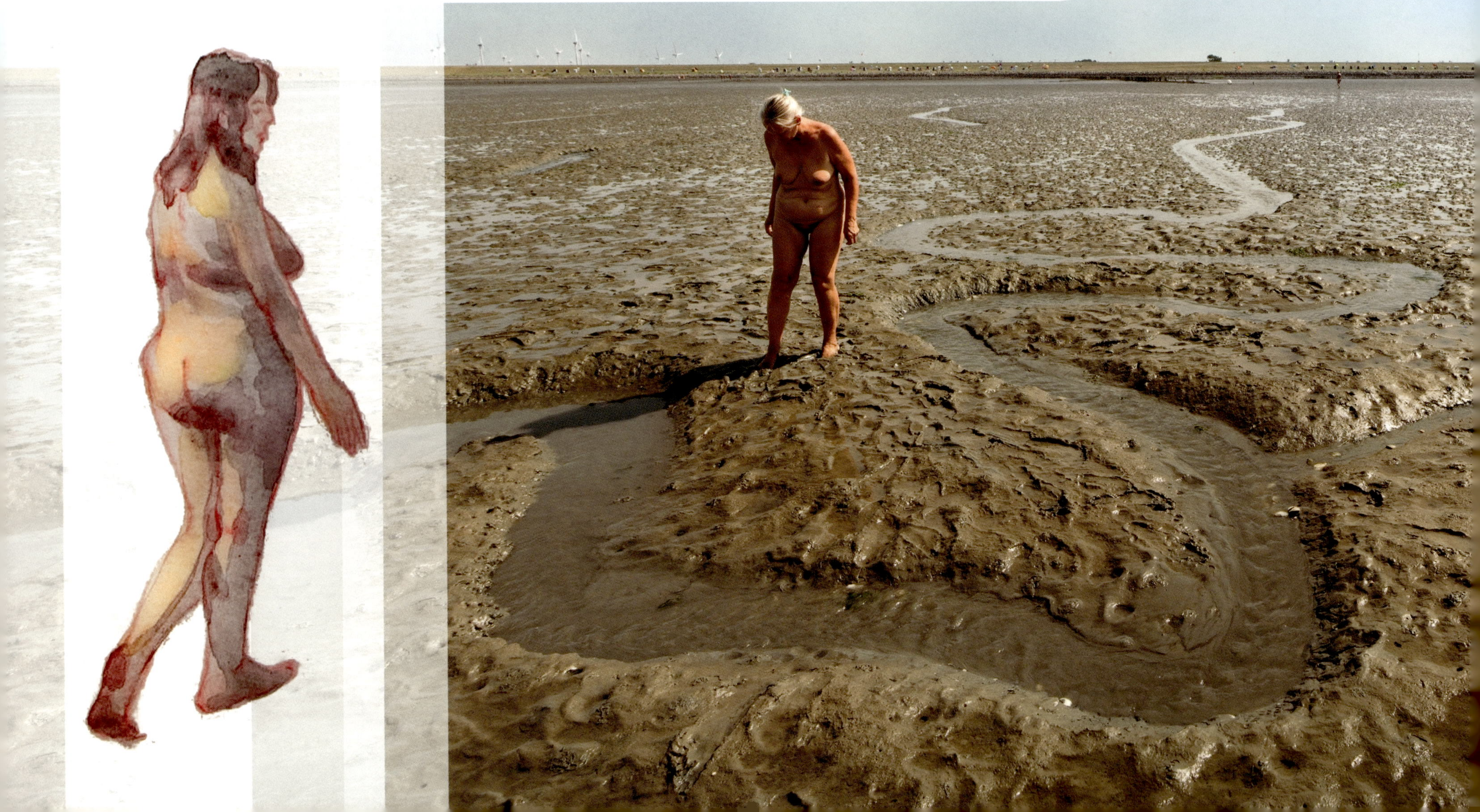

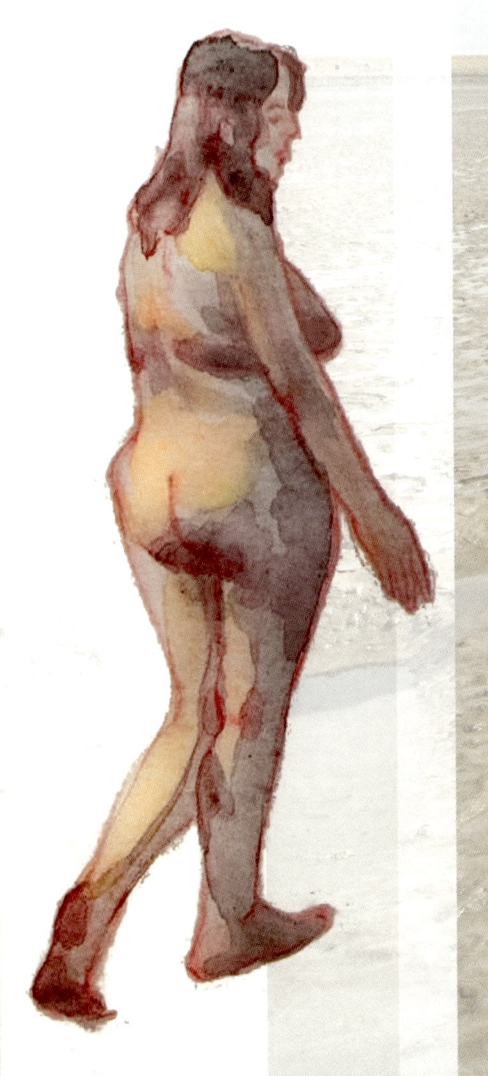

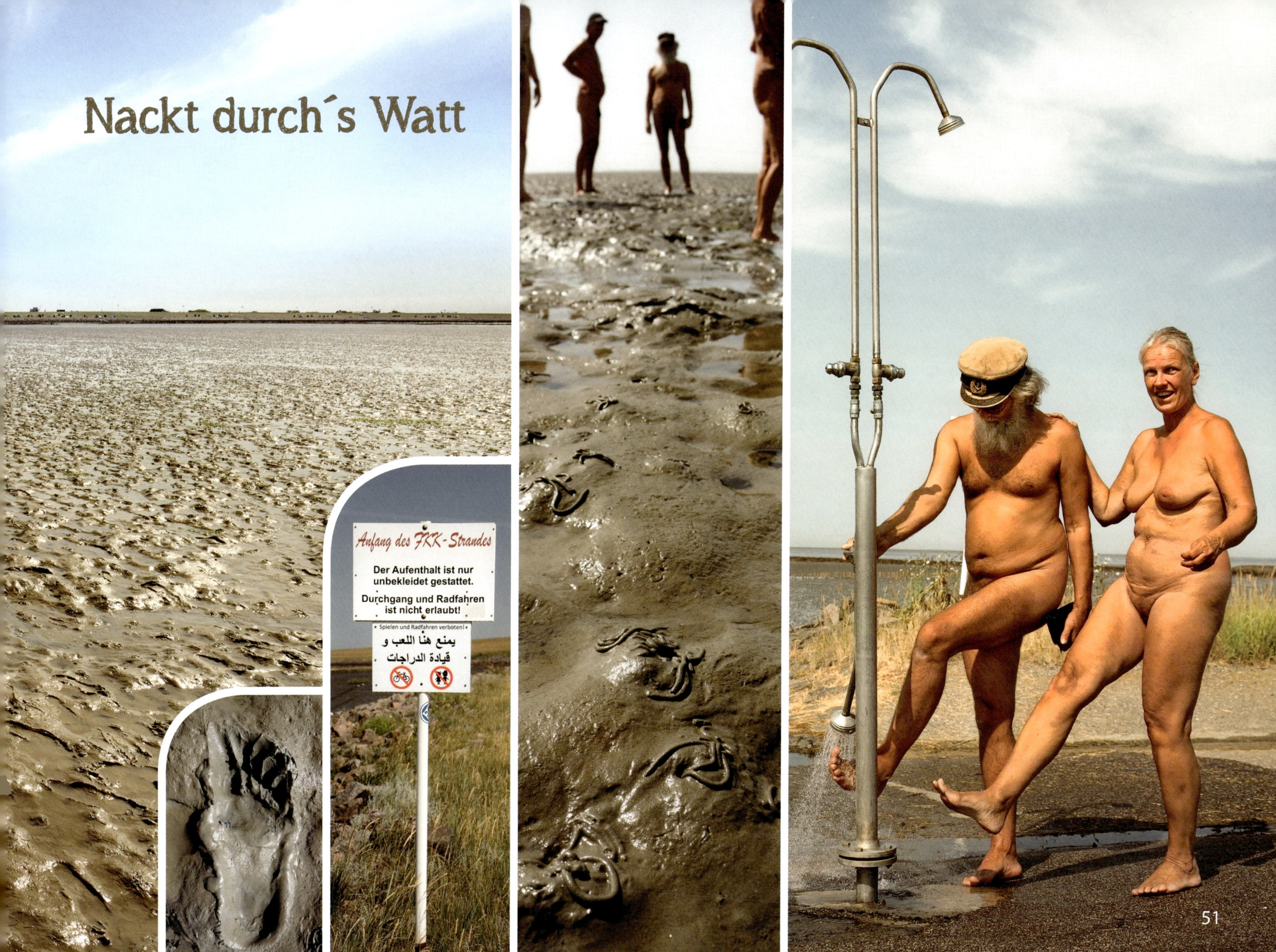
Nackt durch´s Watt
Anfang des FKK-Strandes
Der Aufenthalt ist nur unbekleidet gestattet.
Durchgang und Radfahren ist nicht erlaubt!
Spielen und Radfahren verboten!
يمنع هنا اللعب و
قيادة الدراجات

Hannoveraner blicken auf über sieben Vereinsjahrzehnte zurück und gehen erfolgreich vorwärts

Auf das letzte Augustwochenende des Jahres 2017 hatten die Vereinsfreunde im Naturisten FamilienSport- und NaturCamp Sonnensee BfFL Hannover e.V. schon lange hin gefiebert. Mit einem bunten Programm und den Tagen der offenen Tür boten sie interessante Informationen für Vereinsmitglieder und Besucher. Mittlerweile ist der Sonnensee in aller Munde, dazu trug nicht zuletzt die Ausrichtung eines Naturistenlaufs 2018 bei.

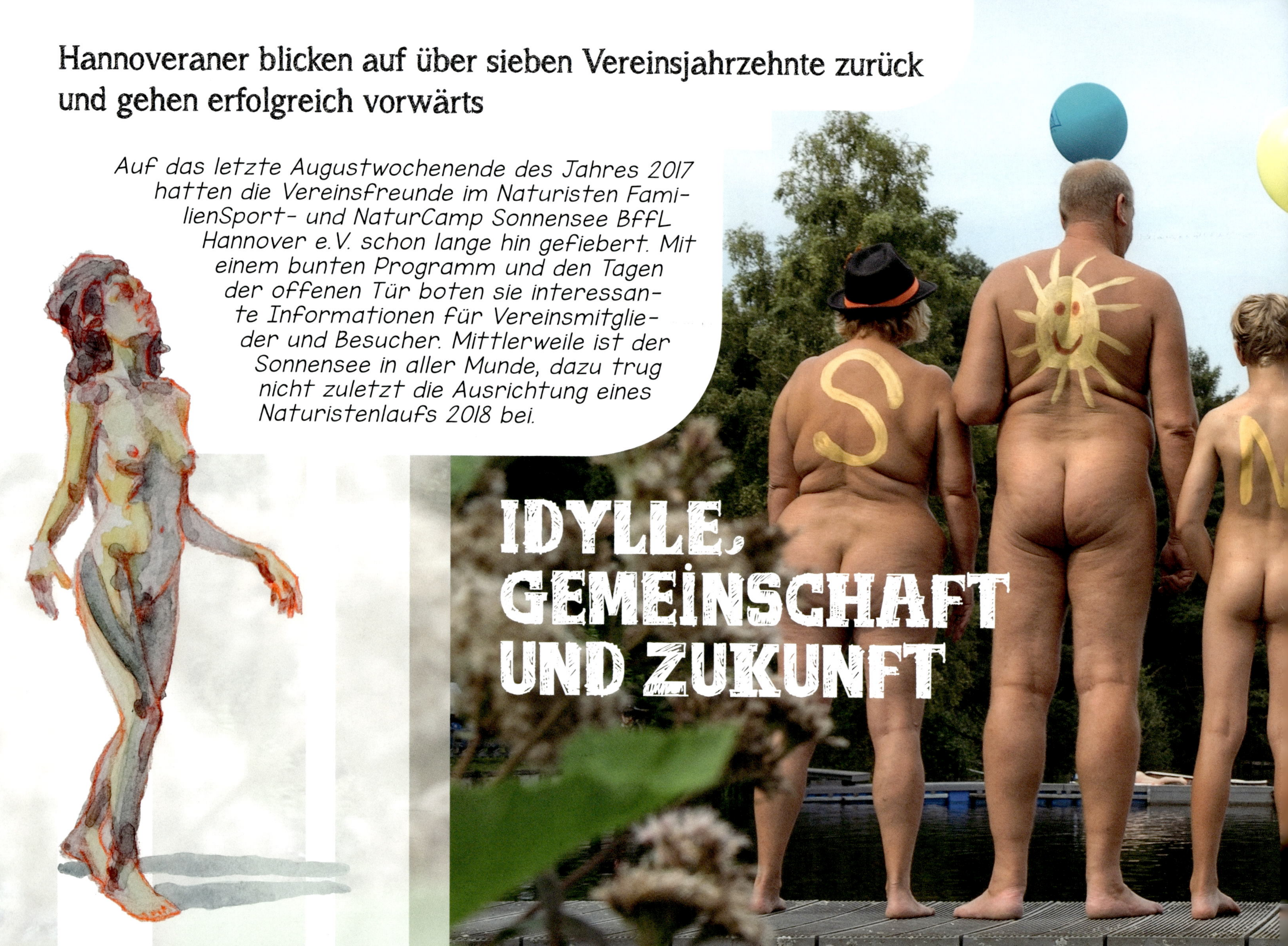

IDYLLE, GEMEINSCHAFT UND ZUKUNFT

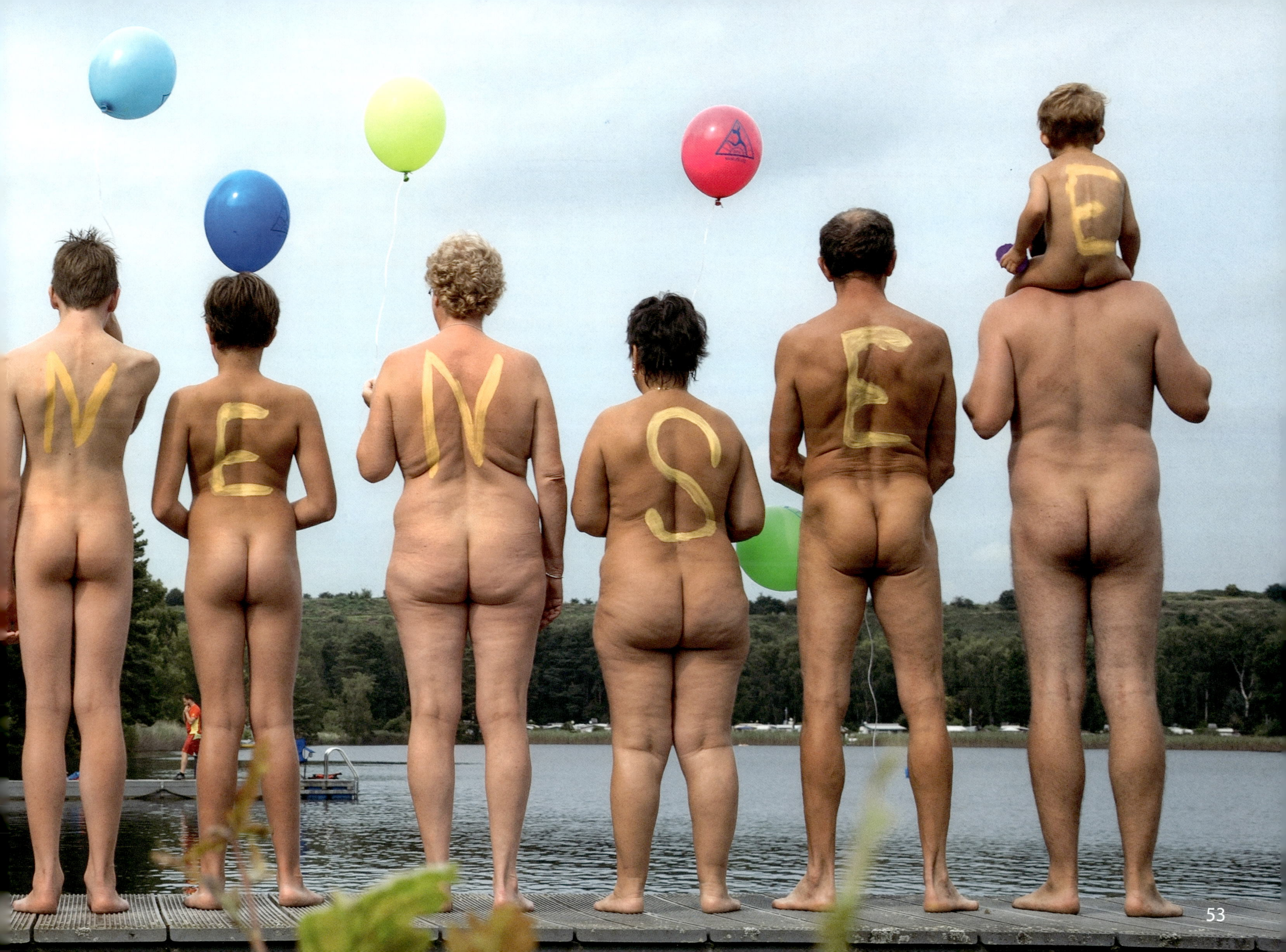
N
E
N
S
E
E

Eintritte, Umweltbewusstsein und Modellcharakter

Die Mitgliederzahlen des BffL steigen. Und das sogar am legendären Festwochenende 2017. Wurde in der internen Festveranstaltung am Freitagabend noch von 104 Neueintritten für das laufende Jahr gesprochen, musste die Zahl am Samstag zum offiziellen Festakt nach oben korrigiert werden. Zwei neue Interessenten waren dazugekommen. So schnell geht es, und das erfreulicherweise schon seit ein paar Jahren. Doch so viel Zuspruch kommt nicht von allein. Der Verein und sein aktiver Vorstand tun einiges. So reduziert man seit Jahren die Verbräuche auf dem Gelände und verringert damit den Ausstoß von Treibhausgasen. Dank der Bemühungen wurde ein CO_2 Fußabdruck des Geländes in der hervorragenden Klimaeffizienzklasse A erreicht. Die klimapositive Betriebsführung wurde zur besten ÖKOPROFIT® Maßnahme 2016 gewählt. Damit wird der BffL in vielen Broschüren, auf Messen und bei Vorträgen vorgestellt. Einige Auszeichnungen in diesem Bereich gab es ebenfalls. Eine bessere Werbung kann es nicht geben. Das ist alles nur ein kleiner Teil der vielfältigen Umweltbemühungen des Vereins, die allein mehrere Seiten füllen würden. Als nach dem Festakt ein Mirabellenhochstämmchen gepflanzt wurde, unterstrich der neue Obstbaum die Vereinstätigkeit noch einmal symbolisch und praktisch.

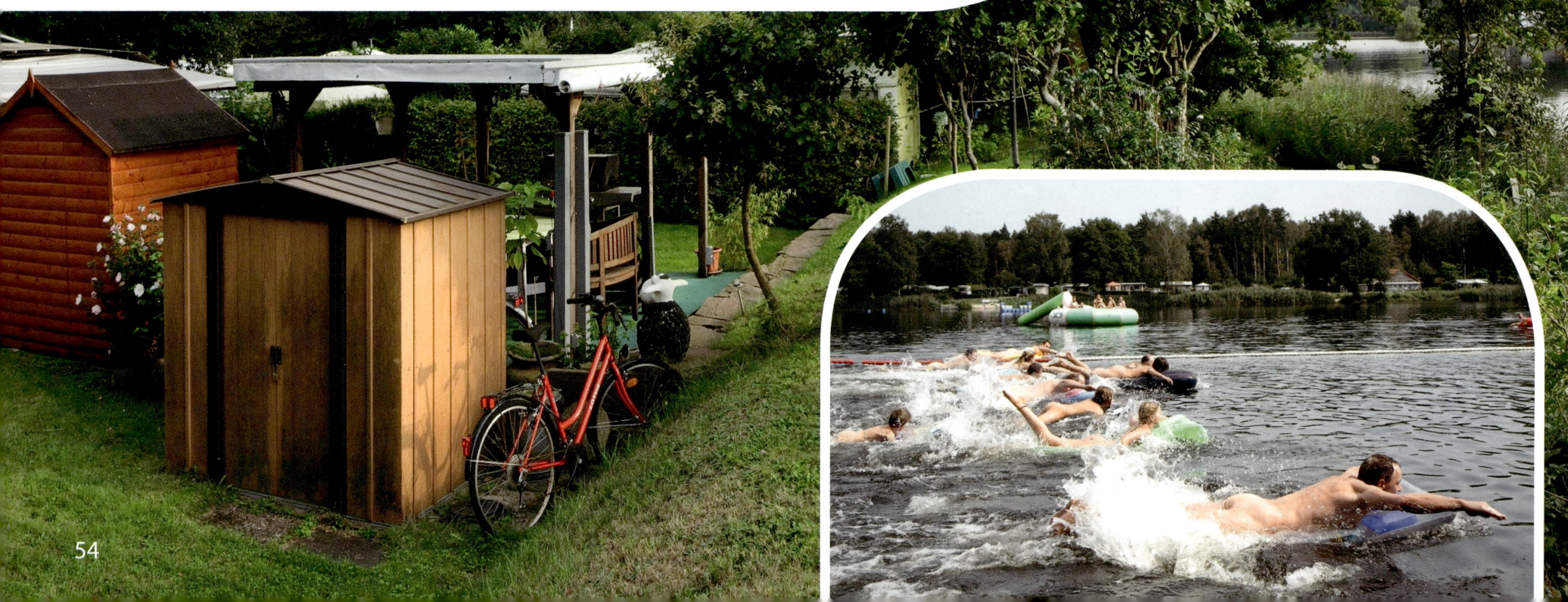

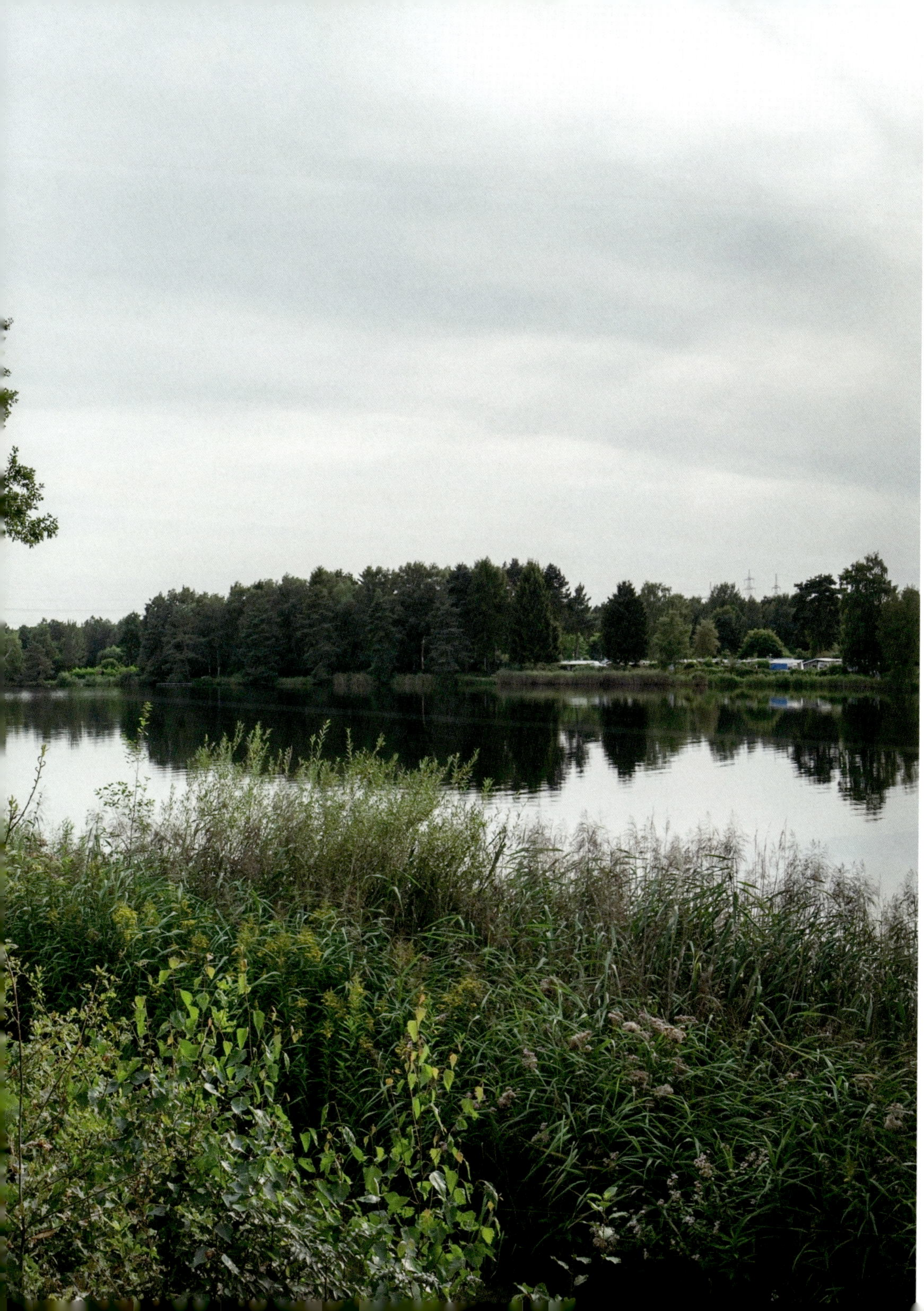

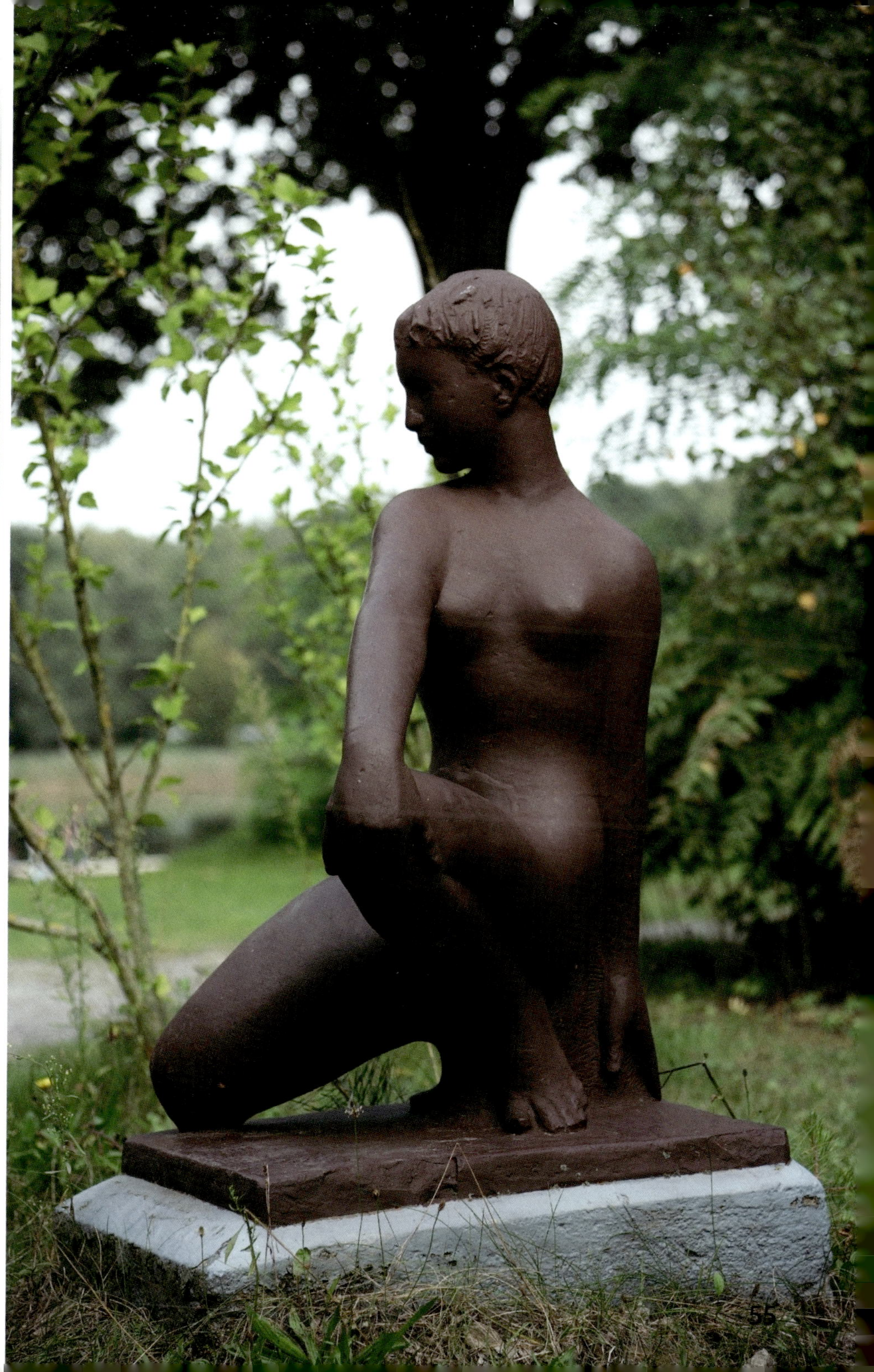

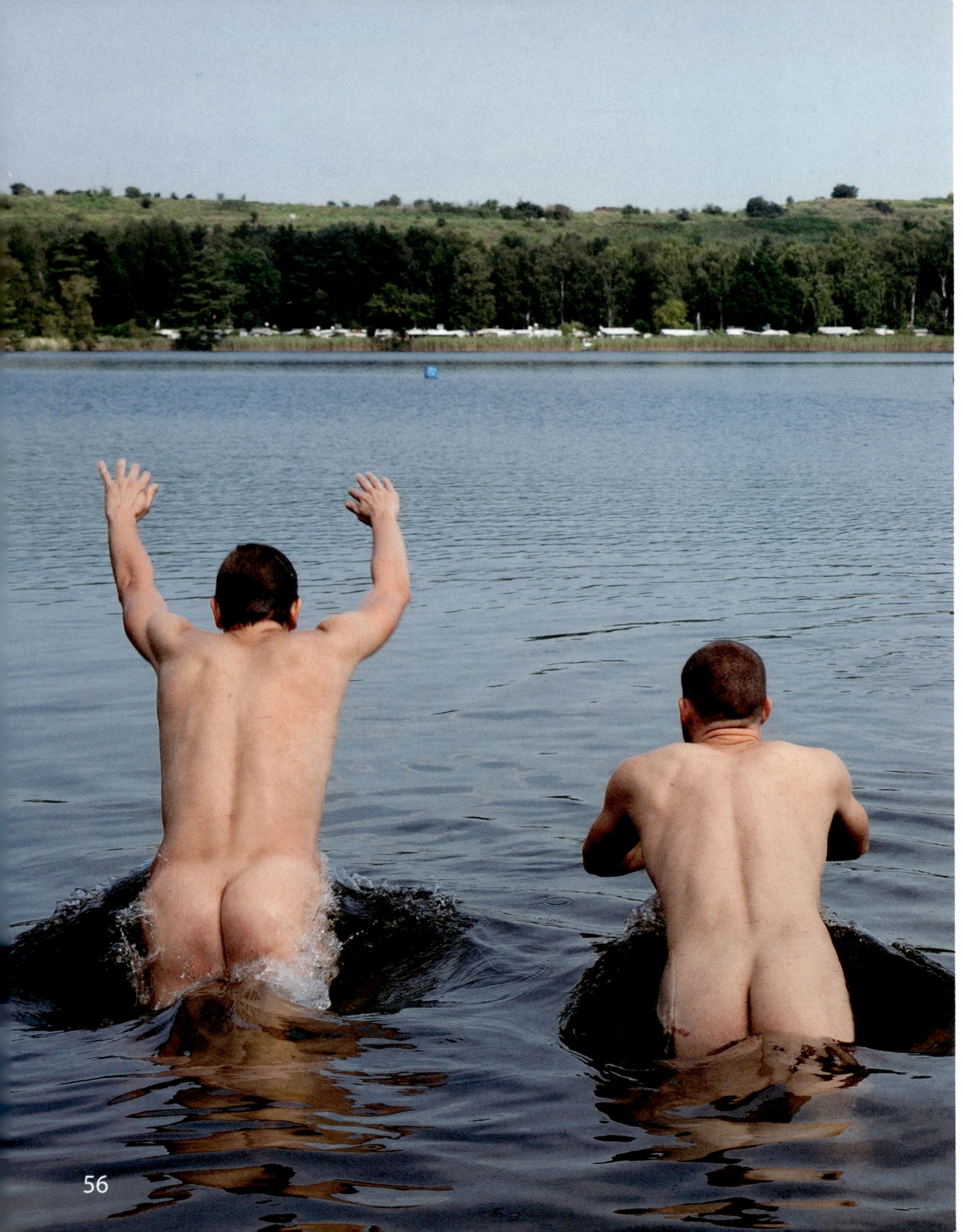

Geborgen bei sympathischen Menschen

Wer von den vielen Angeboten zum Fest nicht genug hatte, konnte sich auf dem weitläufigen Gelände umschauen, eine Schwimmrunde im See absolvieren und dabei mit den Vereinsfreunden des BffL ins Gespräch kommen. So zum Beispiel mit Gisela. „Es gibt nichts Schöneres, als jeden Tag mehrmals eine Runde im See zu schwimmen. Unsere Familie schätzt die Aufenthalte hier. Seit vier Jahrzehnten sind wir jedes Jahr von O bis O hier." Von O bis O? Das bedeutet von Ostern bis Oktober. So lange dehnen manche Freunde des Sonnensees ihre Saison aus. Natürlich geht es auch im Winter zum geliebten Fleckchen Erde. Einige Mutige sollen sich laut eigener Aussage sogar in der kalten Jahreszeit ins Wasser trauen. Die Sauna ruft und der Platz muss in Ordnung gehalten werden.

Der zweite Vereinsvorsitzende Frank betonte, dass er als Kind hier aufwuchs und der BffL ganz fest zu seinem Leben gehört. Für ihn steht der Naturismus als Leben mit und in der Natur im Mittelpunkt der Vereinsbemühungen. „Wo kann man sonst noch in der freien Natur Blindschleichen, Blesshühner, Ringelnattern und Eidechsen beobachten. Das Leben auf unserem Gelände stellt Naturbildung für Kinder und Erwachsene dar, die sie in der Großstadt nicht bekommen." Genau das schätzen die Freunde des Sonnensees: Ihre Idylle liegt noch in Hannover, aber von der Großstadt merkt man kaum etwas. Obwohl die Autobahn auf Tuchfühlung am Gelände vorbeirauscht. Nach der Arbeit kann man auch mal schnell aus der Stadt zum Sonnensee fahren. Der Weg zum Wochenendaufenthalt ist dadurch ebenfalls nicht lang.

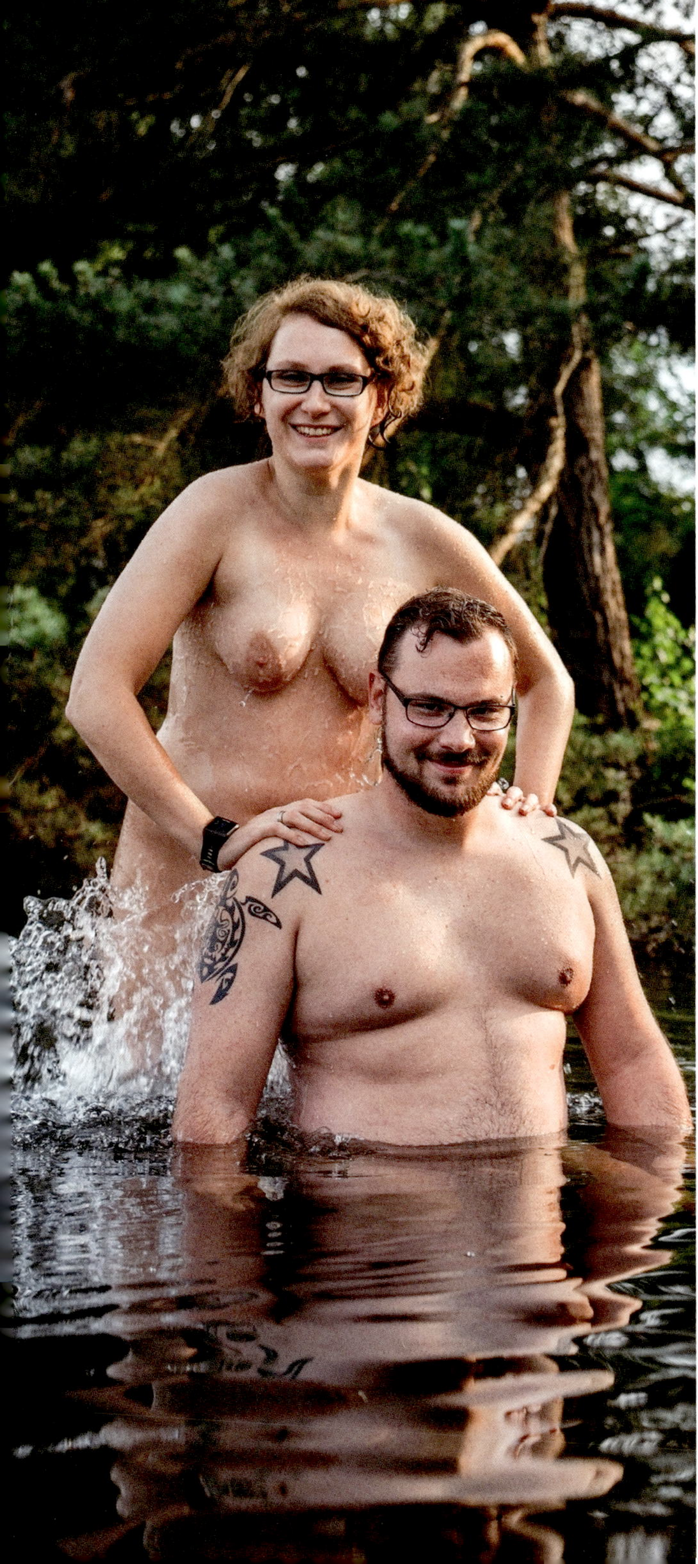

Eine tolle Jugend und vielleicht bald ein eigener Wohnwagen

Am Festwochenende zog es viele Freunde, Förderer und Ehemalige wieder an ihren Sonnensee. So z.B. Maximilian, der sich lebhaft daran erinnerte, wie er in Kinder- und Jugendtagen gemeinsam mit den anderen jungen Leuten des Vereins die Grundlagen des Segeln und Surfens erlernte. Dazu kamen die „Dönekens" – der Unfug, den die Cliquen dann so trieben. Ein mundartlicher Ausdruck und Erinnerungen, die für ein Leben bleiben. Noch heute kommt Maximilian gerne auf den Platz, wo seine Eltern nach wie vor ihre Freizeit verbringen. Als Surfrevier ist ihm der Sonnensee allerdings schon lange zu klein geworden, da zieht es ihn jetzt unter anderem zum Steinhuder Meer.

Eine alte Dame, die aus gesundheitlichen Gründen leider nicht mehr am normalen Vereinsleben teilhaben kann, kam gleich drei Tage zum Fest. Da wurden alte Erinnerungen wach. Vielleicht hat sie sogar noch einen Nachfolger für ihren Wohnwagen gefunden. Arne und Ria, ein junges Paar und seit 1. Juni 2017 im Verein, wurde hellhörig, als sie vom Angebot hörten. Bis jetzt absolvieren sie ihre Aufenthalte am Sonnensee nur im Rahmen von Tagesfahrten. Mit einem tollen Wohnwagen wird das noch viel besser.

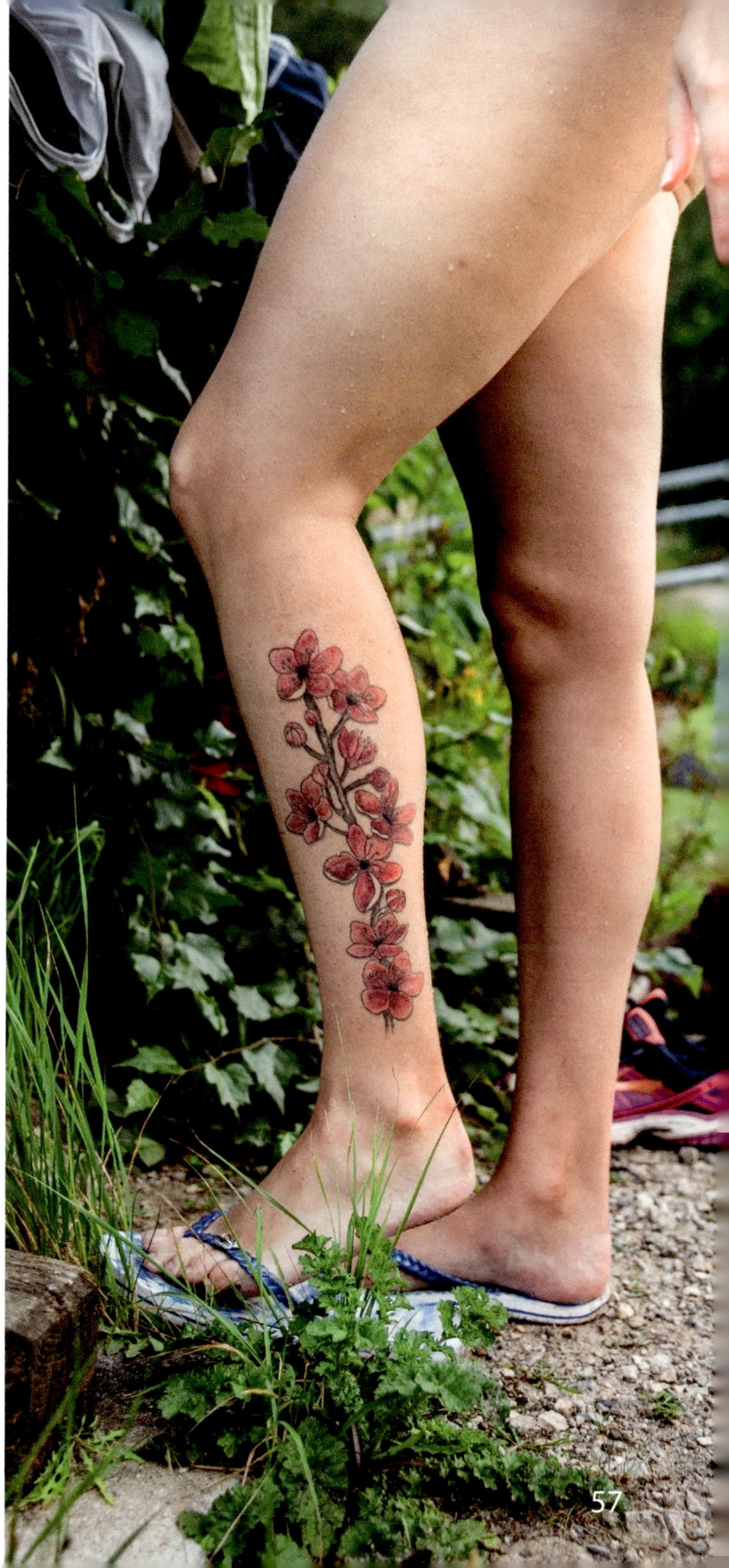

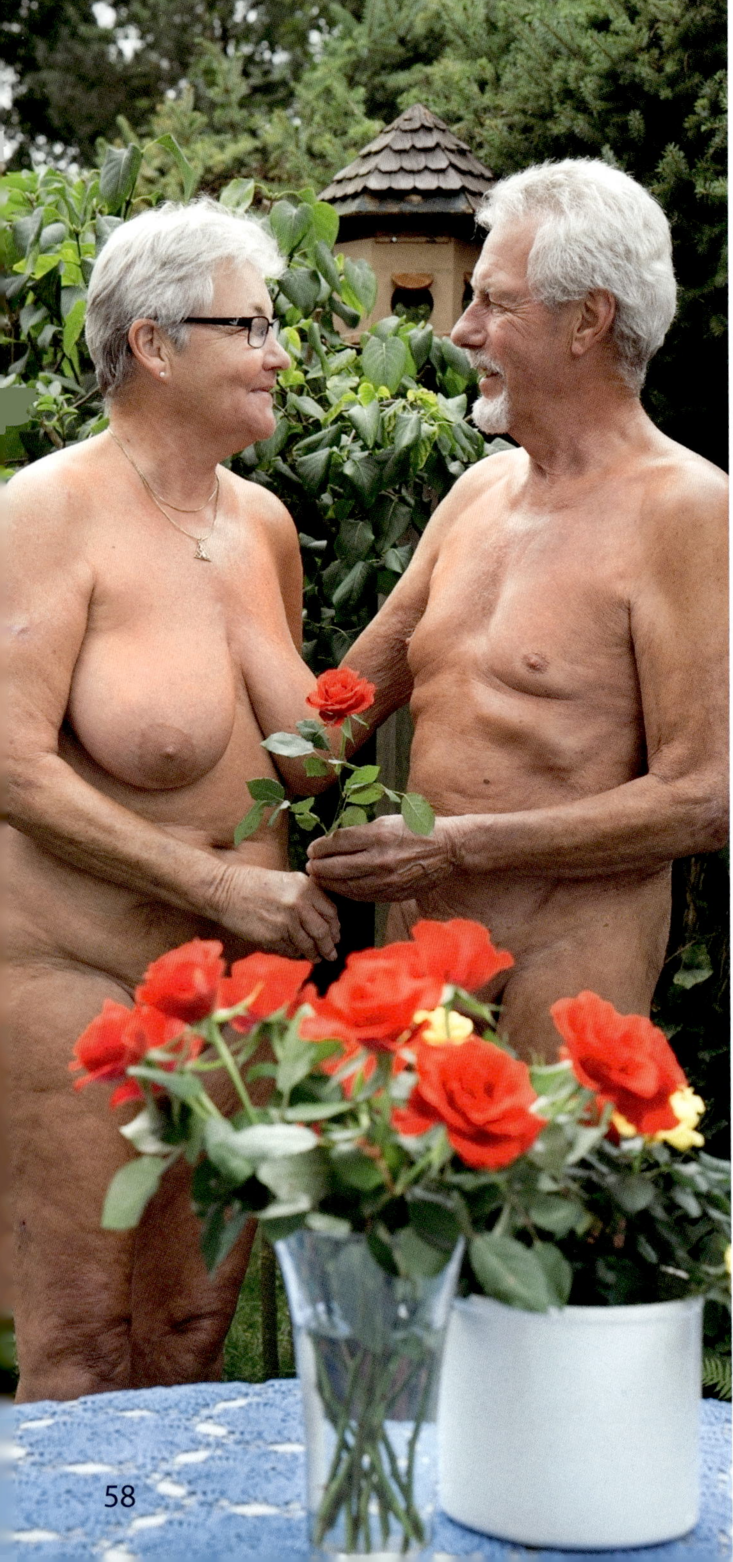

Menschen, Leben und Geschichten

Viele Lebensgeschichten sind mit dem Verein, dem Sonnensee und den Personen verbunden. Ca. 2500 Gäste übernachten pro Jahr hier, Tendenz steigend. Für sie steht der Gästebetreuer Andreas mit Ehefrau Gisela zur Verfügung. „Egal ob aus Dänemark, Norwegen, den Niederlanden und Österreich, unsere Besucher fühlen sich wohl und kommen gerne wieder. Sie nutzen den Sonnensee gerne zu mehrtägigen Aufenthalten, auf dem Weg von Norden in die Urlaubsgebiete des Südens. Da haben wir im Laufe der Jahre viele Freunde gewonnen, unter anderem Franz und Angelika aus Kärnten oder Erik und Ri aus Dänemark." Die bringen schon mal den einen oder anderen dänischen Schnaps zum Anstoßen mit, für den gemütlichen Abend. Gisela und Andreas sind bereits seit vielen Jahrzehnten im Verein und von O bis O immer hier. Im Sommer geht es lediglich zum Blumengießen ins auf Tuchfühlung liegende Daheim. „Wenn Ostern erst einmal angebadet wird, egal bei welchem Wetter oder bei welchen Temperaturen, hält uns nichts mehr im komfortablen Einfamilienhaus. Die Sonnenseezeit beginnt, und das genießen wir ganz besonders seit unserem Pensionseintritt. Das hier ist so eine eigene, natürliche und kameradschaftliche Welt. Grade so wie ein Kokon des guten Lebens."

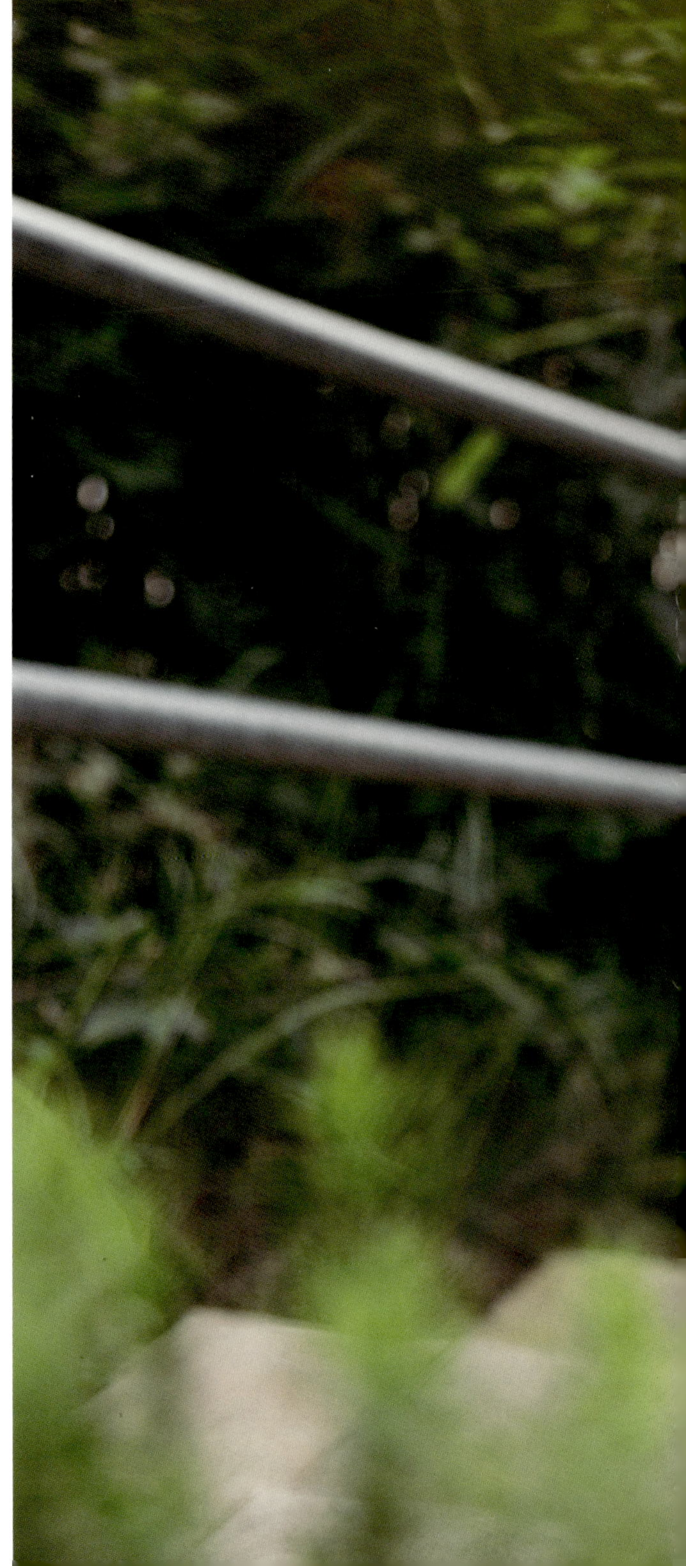

Gastlichkeit zu jeder Zeit

Ein Mittelpunkt des riesigen Sonnenseegeländes ist das Vereinsheim. Es bietet den Mitgliedern nicht allein einen modernen Saunabereich, hier befinden sich die Geschäftsstelle und die Sportumkleiden. Zu jeder Jahreszeit hat die gutbürgerliche Gastronomie mit einer leckeren Küche und ausgezeichnetem Service ihre Fans. Ebenfalls ist reichlich Platz für Feiern aller Art, der gern von Vereinsmitgliedern und Gästen in Anspruch genommen wird. Auf der riesigen Terrasse kann im Sommer nach dem Spaziergang sonnengebadet werden, dazu mundet ein kühles Getränk aus der gut aufgestellten Getränkekarte.

Sonnenseespiele entwickeln sich zum Besuchermagnet

Nach dem erfolgreichen Internationalen Naturistenlauf um den Sonnensee im Mai 2018 gehen die Events weiter. Neu sind der Sonnenseespiele-Naturistenlauf und das Bogenschießen im September. Steigender Besucherzahlen erfreut sich zudem das Neujahrs-Nacktschwimmen am 1. Januar.

Es gibt viel mehr Interessantes über den BffL Hannover, den Sonnensee und die vielseitigen und freundlichen Vereinsmitglieder und ihre Gäste zu erfahren. Immer kommt Neues dazu. Es lohnt sich, nach Hannover zu reisen und einige Tage am Sonnensee zu verbringen, die unvergesslich bleiben.

Naturisten FamilienSport- und NaturCamp Sonnensee BffL Hannover e.V.

Waldstraße 99
30629 Hannover

Tel.: 0511 / 594 08 95
Fax: 0511 / 594 08 97

Internet: www.bffl-hannover.de
E-Mail: info@sonnensee-hannover.de

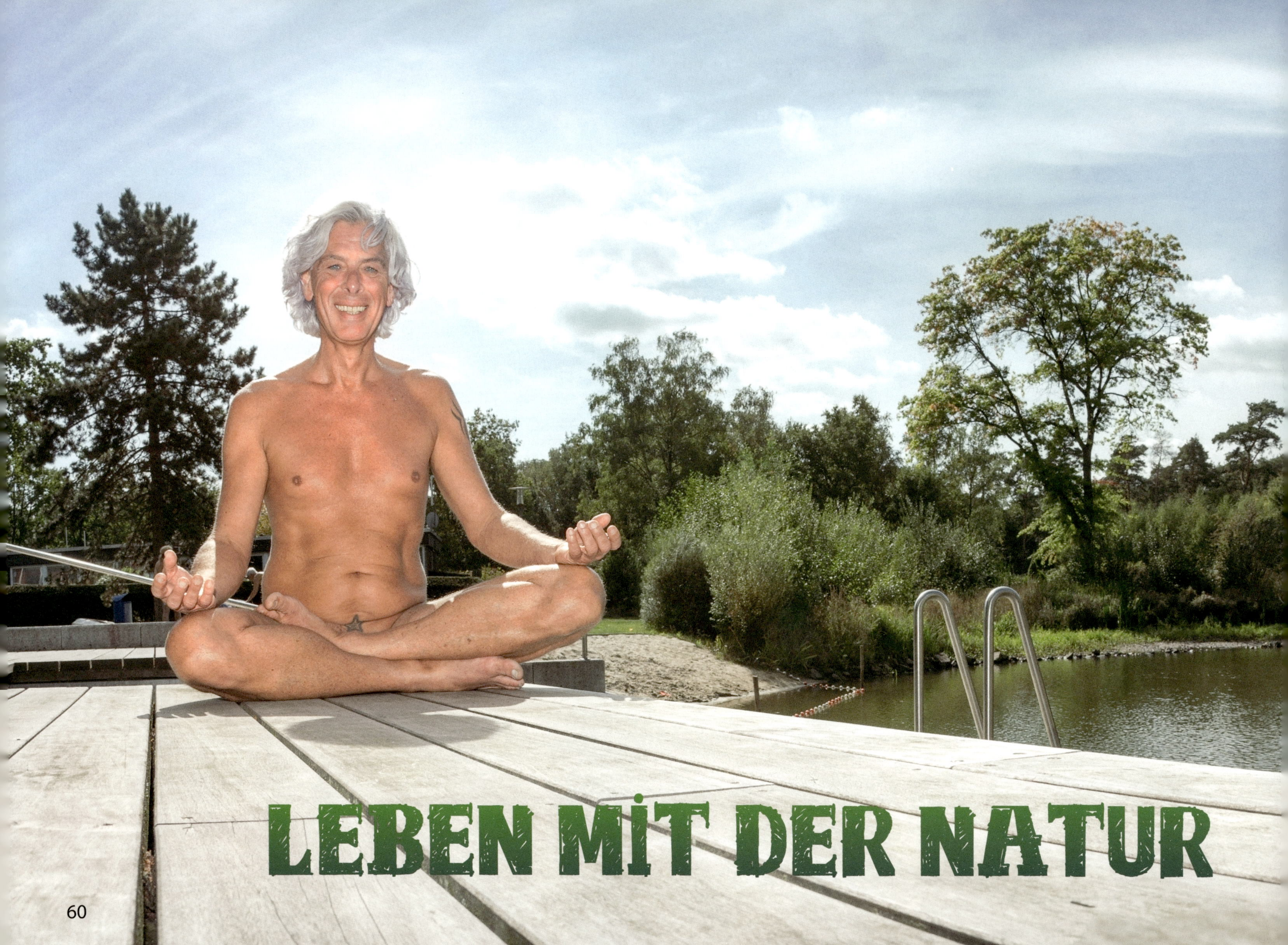

LEBEN MIT DER NATUR

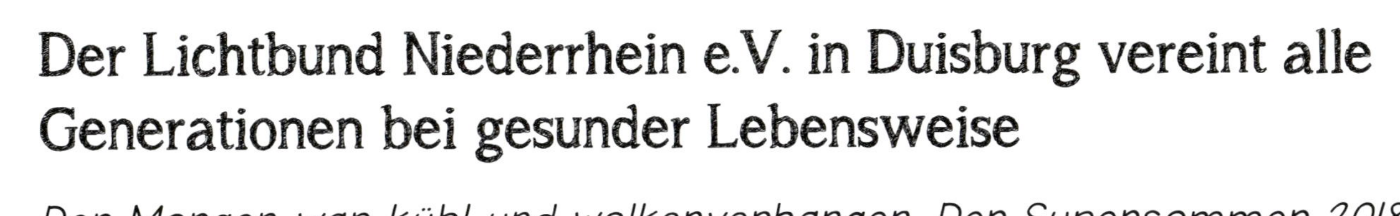

Der Lichtbund Niederrhein e.V. in Duisburg vereint alle Generationen bei gesunder Lebensweise

Der Morgen war kühl und wolkenverhangen. Der Supersommer 2018 ist jetzt, Ende September, wohl Geschichte. Schade eigentlich, denn heute am frühen Nachmittag soll es zum Lichtbund Niederrhein gehen. Ein Zusammenschluss der Superlative: Mit 853 Mitgliedern ist er der größte Naturistenverein in Nordrhein-Westfalen. In unmittelbarer Nähe zur Sechs-Seen-Platte, umgeben von Wald, befindet sich auf einer Fläche von 150.000 Quadratmetern ein unvergleichliches Idyll.

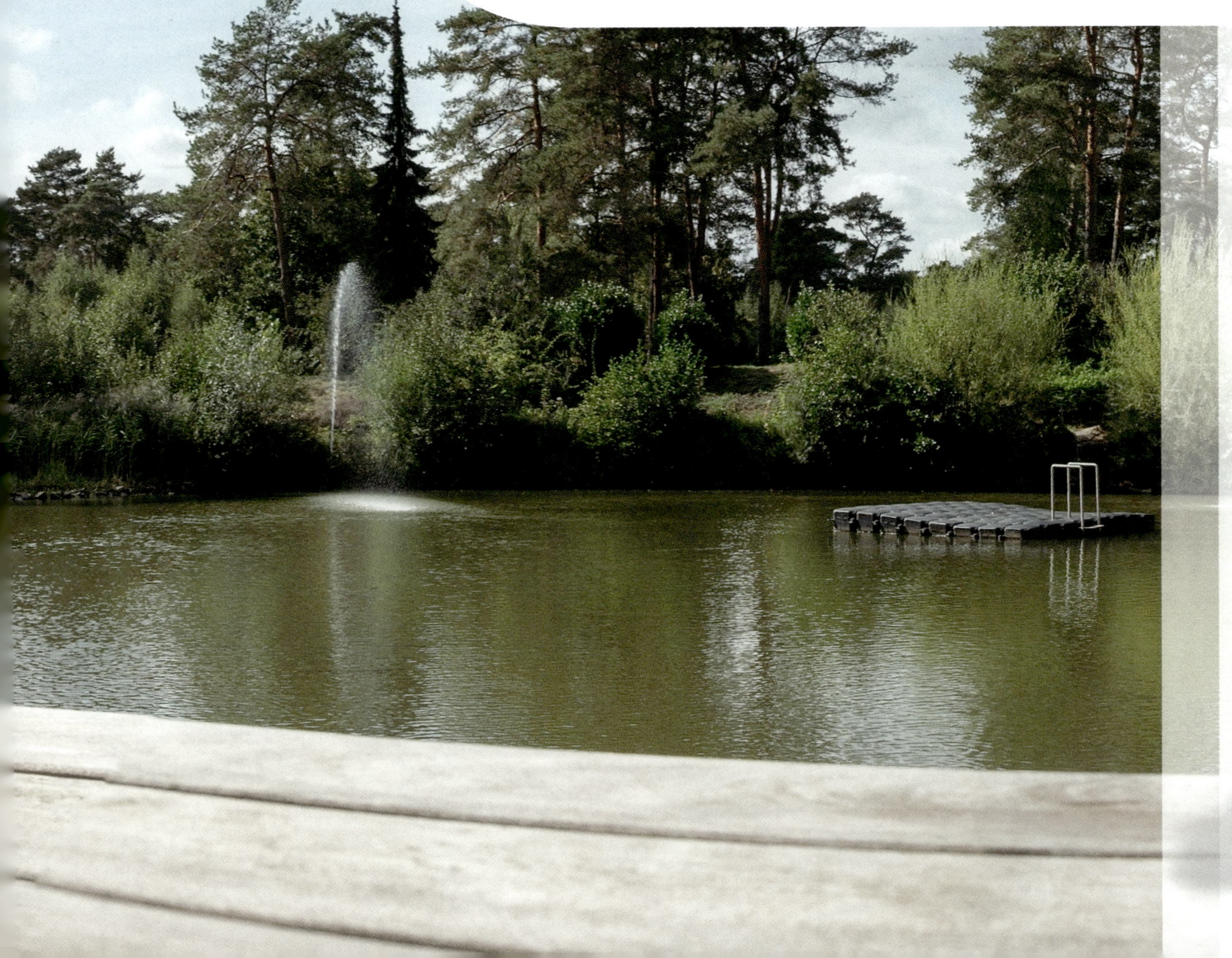

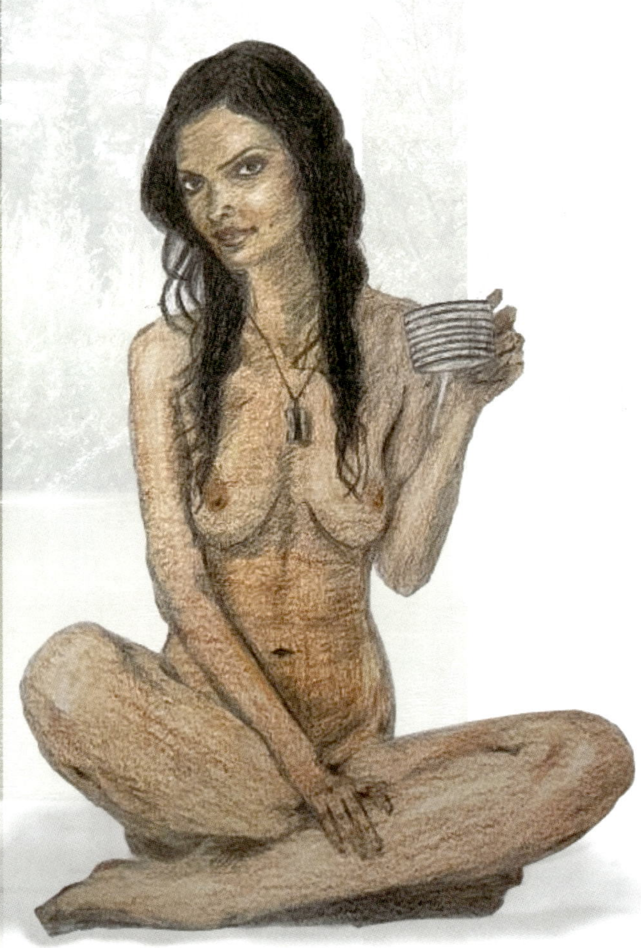

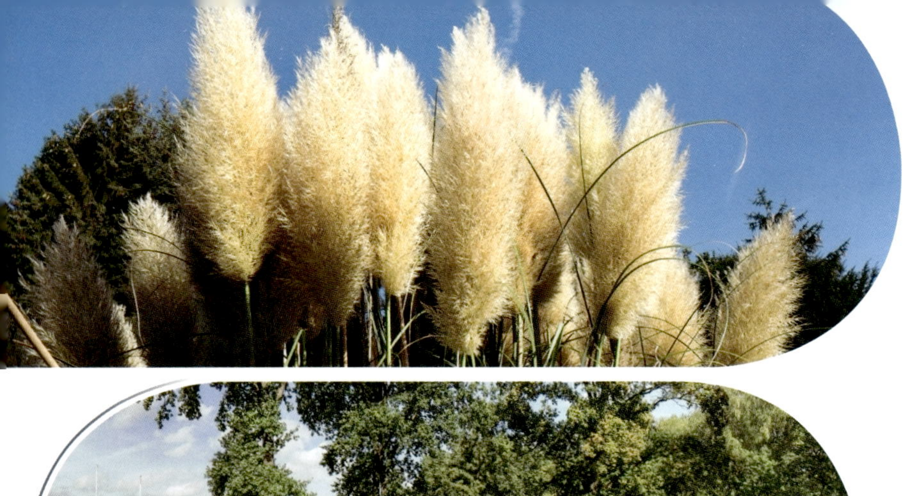

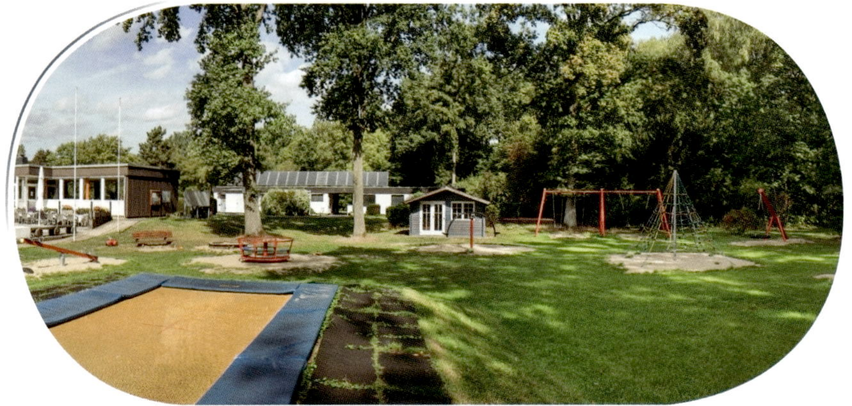

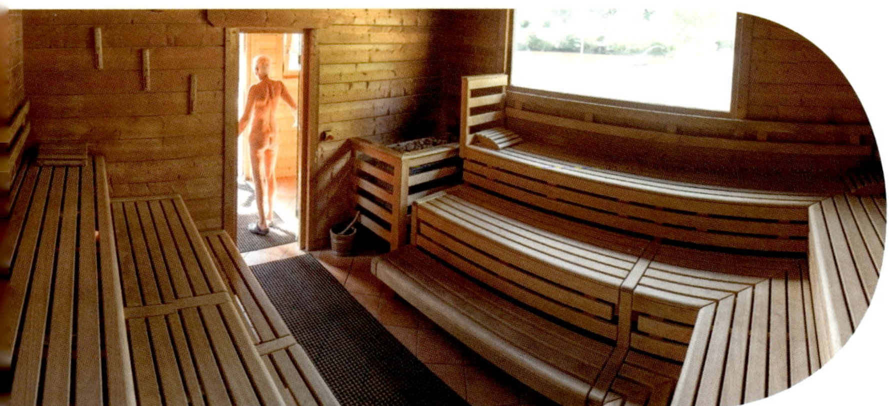

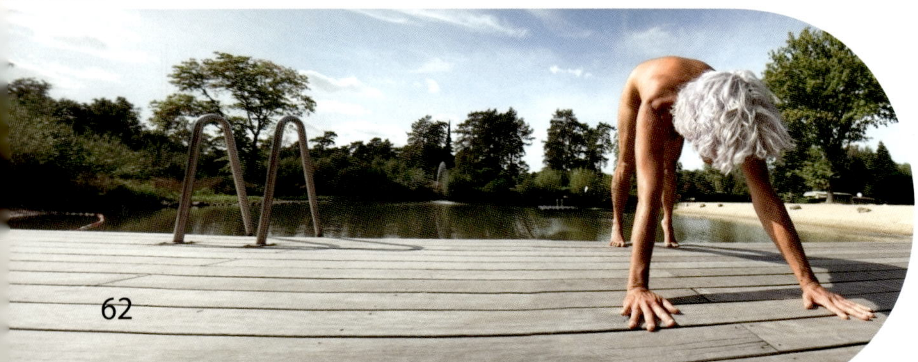

Angelika steht für die Öffentlichkeitsarbeit gern bereit und unternimmt mit wissbegierigen Gästen nach Anmeldung einen Rundgang über das Gelände. Sie ist zweite Vereinsvorsitzende und weiß, welchen Stellenwert die Öffentlichkeitsarbeit besitzt. „Bei uns findet das Sportlerherz alles, was es zum gesunden Leben braucht. Schließlich sind wir in erster Linie ein Sport- und Familienverein. Mit unserem Naturbadesee, den Tennisplätzen, dem Beachvolleyballfeld, dem Minigolf und vielen anderen Sportmöglichkeiten mehr findet bei uns jeder eine Lieblings-Betätigung. Breitensport pur eben. Und es gibt auch Wettbewerbe."

Am Badesee treffen wir an diesem schönen Nachmittag Thomas. Der Friseurmeister genießt die freie Zeit, er ist selbständig und kann sich sein Tagwerk einteilen. Er besucht seine Kunden daheim, ein angenehmer Service, der gern in Anspruch genommen wird. „Ich bin erst seit einem Jahr beim Verein und finde die Möglichkeiten hier toll. Dazu habe ich bereits unzählige nette Menschen kennengelernt, mit denen ich viel unternehme und Sport treibe", sagt Thomas noch kurz und ist schon im nächsten Moment im Wasser.

Derweil kann Angelika über die Geschichte ihres Vereins erzählen, dem sie ganz eng verbunden ist. Sogar ihr Sohn, der längst außerhalb arbeitet, ist dabei und ab und zu da. „1937 begann es mit 16 Mitgliedern, heute zählen wir sogar zu den größten Vereinen Duisburgs. Ende der 1950er Jahre gelang es, unser Gelände am Druchter Weg vom Land Nordrhein-Westfalen zu kaufen. Eigenes Vereinsland schafft Sicherheit, etwas Gelände haben wir dazu gepachtet." Anders als bei anderen Vereinen gibt es keine Arbeitsstundenverpflichtungen, alle Mitglieder über 18 Jahre zahlen eine Geländeinstandhaltungspauschale.

Inzwischen ist Thomas wieder aus dem nassen Element gestiegen und berichtet davon, dass er schon lange der Freikörperkultur frönt und gern aus seinem Wohnort Essen nach Duisburg herüber fährt. Gern wäre er dafür, dass die Nacktheit, die doch völlig normal ist, mehr Raum im Alltag bekäme und er berichtet vom Projekt eines Nacktlaufes durch das Ruhrgebiet. Das wäre doch was, oder? Dann zieht er sich zur Meditation zurück.

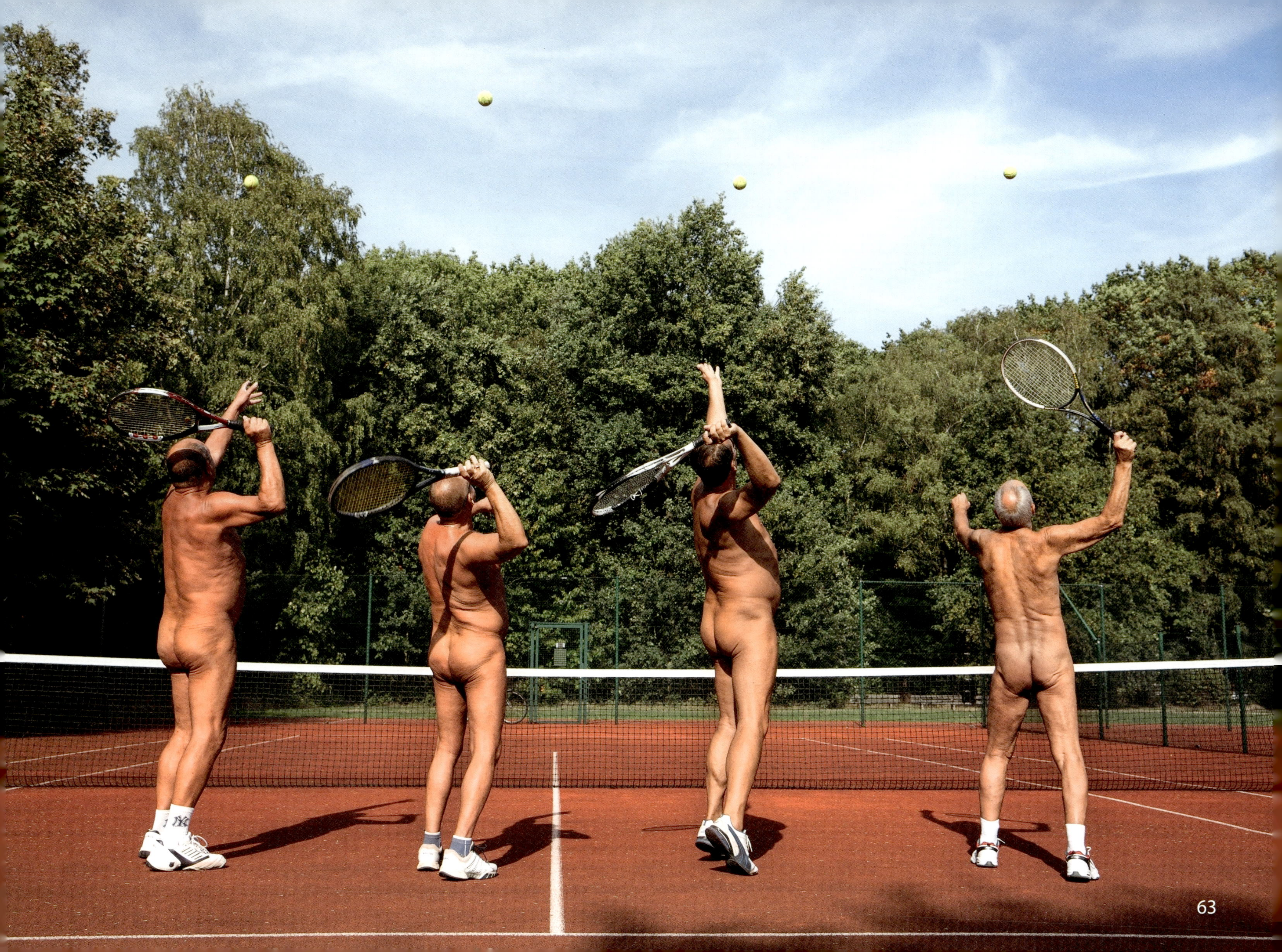

Jetzt, unter der Woche und am frühen Nachmittag, sind nur einige Mitglieder auf dem Vereinsgelände und genießen den doch noch sonnigen Spätsommernachmittag. Oder Frühherbst. So, wie man es sehen will. Ein älteres Ehepaar kümmert sich emsig um seine Anlagen. „Das muss so sein und erhält uns frisch!" Angelika lächelt, denn sie kennt den Fleiß der Beiden. „Wir haben auch viele Kinder und Familien in unseren Reihen, was natürlich an den Wochenenden und in den Ferien nicht zu übersehen ist. Das Vereinsgelände ist ein super Abenteuerspielplatz mitten im Wald. Ein großer, neu gestalteter Kinderspielplatz, Wasserrutsche und das Kinderplanschbecken bringen Spaß für die Kleinen. Kinderhütte, XXL-Trampolinanlage und Bolzplatz werden gern von den Älteren genutzt." Dazu kommen Jugendraum, Grillanlage und Lagerfeuerplatz. „Fahrten und Veranstaltungen lassen keine Langeweile aufkommen, die Generationen geben sich bei uns die Hand." Dafür steht z.B. das Montagsgrillen in den Sommerferien. Für die Mitglieder bietet der Verein ganzjährig ein umfassendes Programm. Zu erwähnen sind hier Schmuckbasteln, Tischtennisturnier oder das Vereinstauchen.

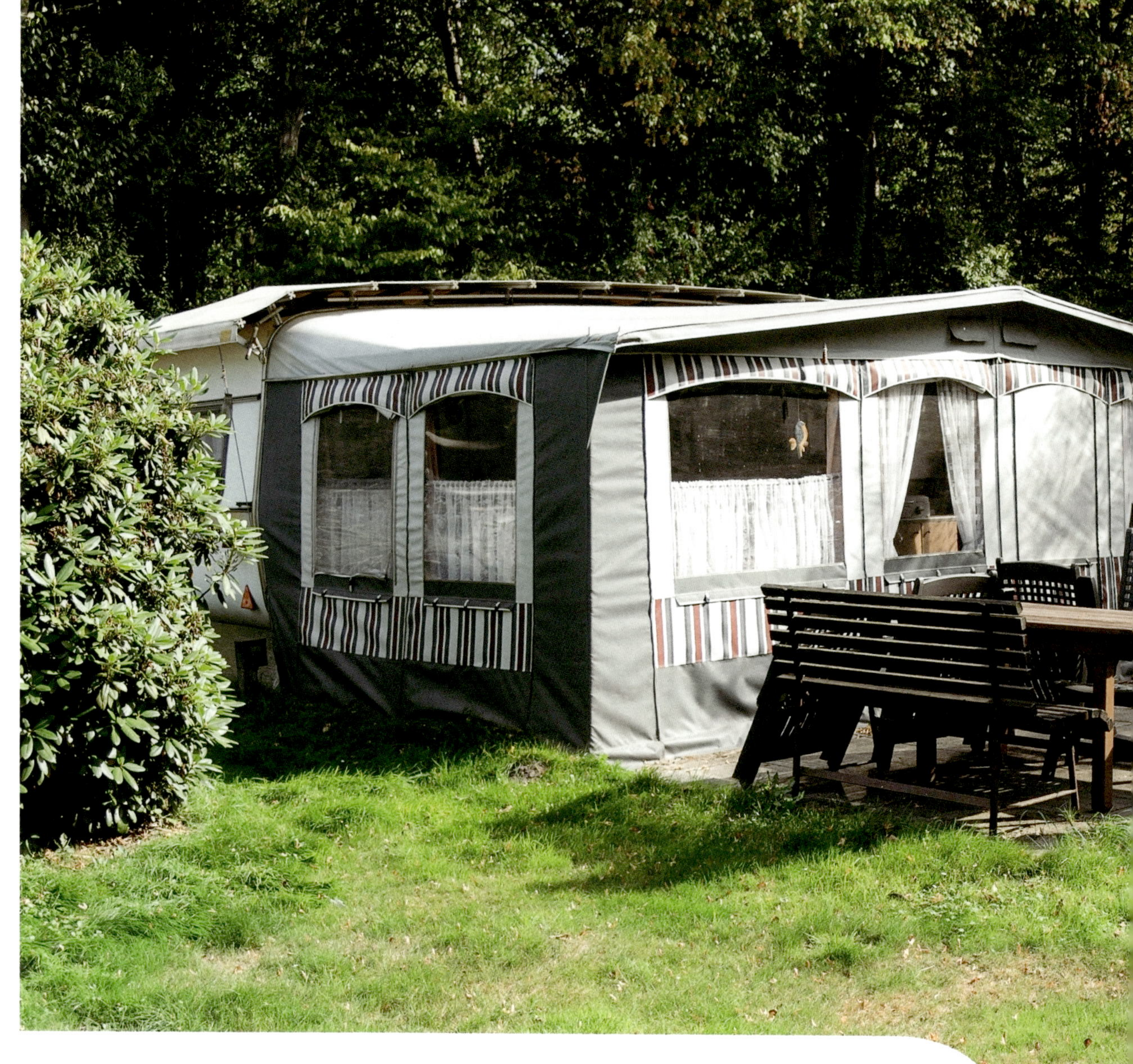

Der Besuch endet mit einer Kaffeerunde bei Angelika. Natürlich draußen, in der mittlerweile prallen Sonne des Septembernachmittags. Das ein oder andere Vereinsmitglied kommt noch nach der Arbeit auf das Gelände und möchte an diesem tollen Tag noch etwas werkeln oder einfach nur die Seele baumeln lassen. Es wird spekuliert, dass das wohl der letzte warme Sonnentag des legendären Sommers 2018 wäre. Schade eigentlich. Nun, diese Spekulation erwies sich als grundfalsch: Noch gut bis Mitte Oktober konnten nicht nur die Duisburger die Sonne genießen.

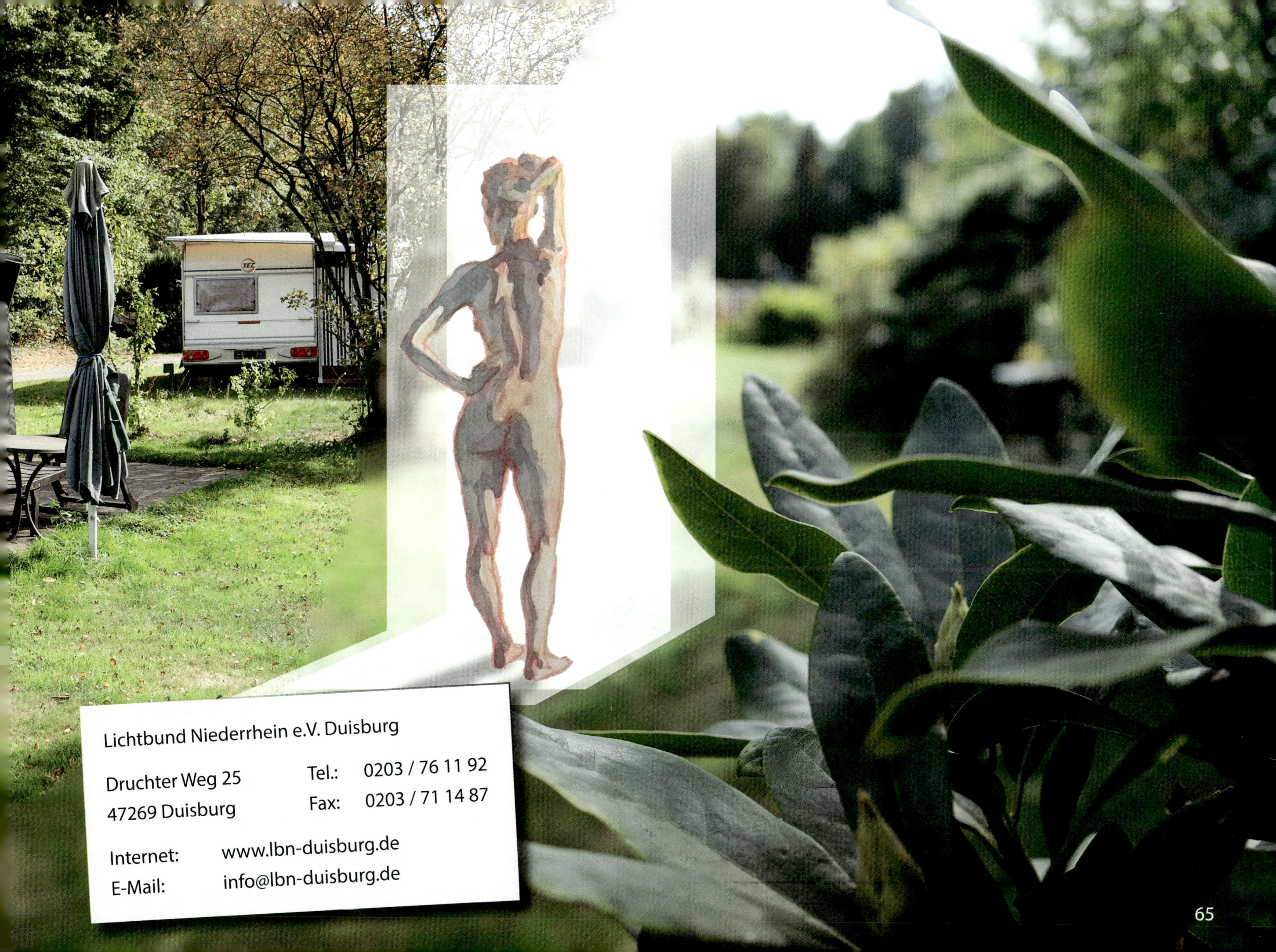
Lichtbund Niederrhein e.V. Duisburg
Druchter Weg 25
47269 Duisburg
Tel.: 0203 / 76 11 92
Fax: 0203 / 71 14 87
Internet: www.lbn-duisburg.de
E-Mail: info@lbn-duisburg.de

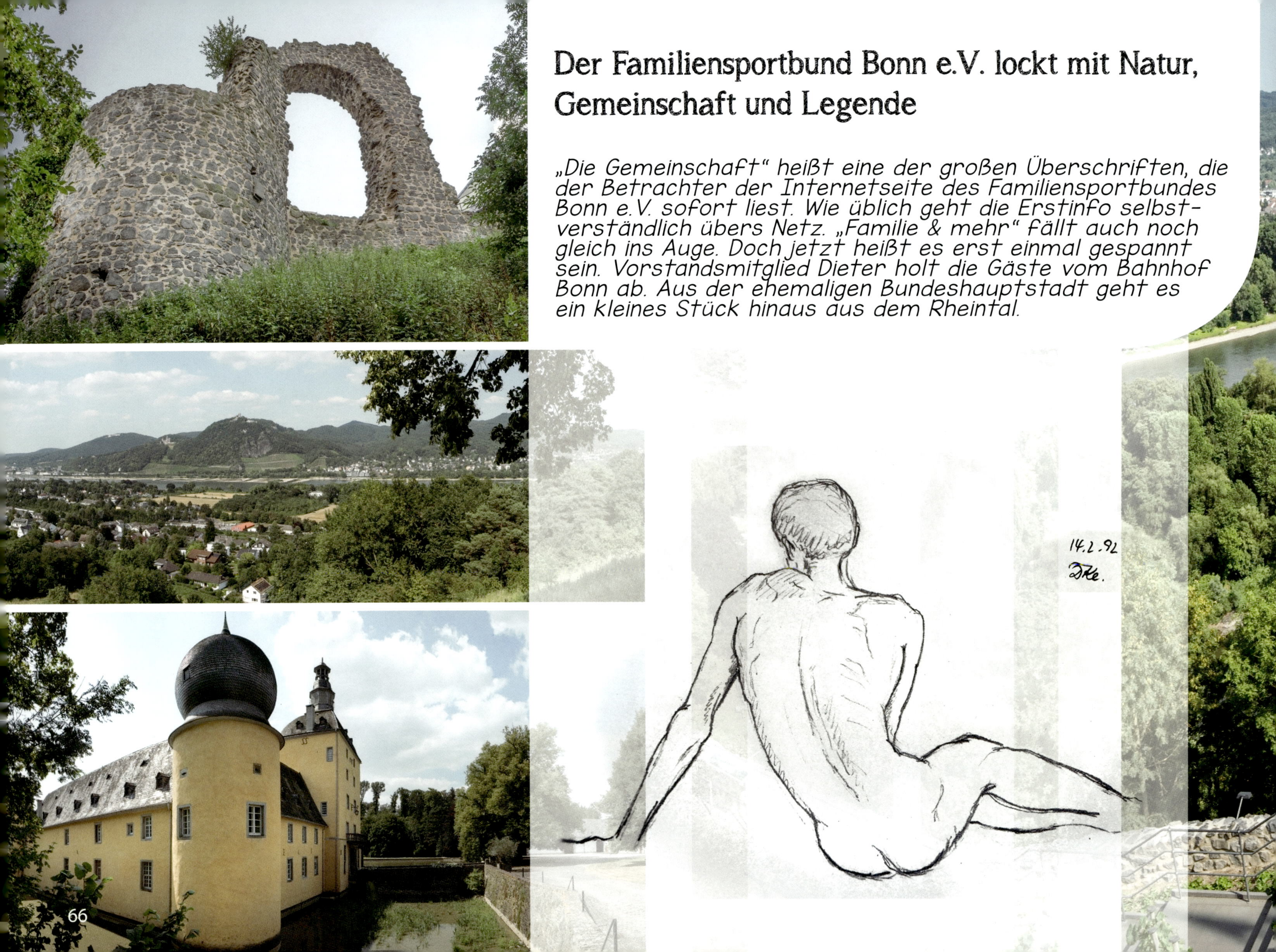

Der Familiensportbund Bonn e.V. lockt mit Natur, Gemeinschaft und Legende

„Die Gemeinschaft“ heißt eine der großen Überschriften, die der Betrachter der Internetseite des Familiensportbundes Bonn e.V. sofort liest. Wie üblich geht die Erstinfo selbstverständlich übers Netz. „Familie & mehr“ fällt auch noch gleich ins Auge. Doch jetzt heißt es erst einmal gespannt sein. Vorstandsmitglied Dieter holt die Gäste vom Bahnhof Bonn ab. Aus der ehemaligen Bundeshauptstadt geht es ein kleines Stück hinaus aus dem Rheintal.

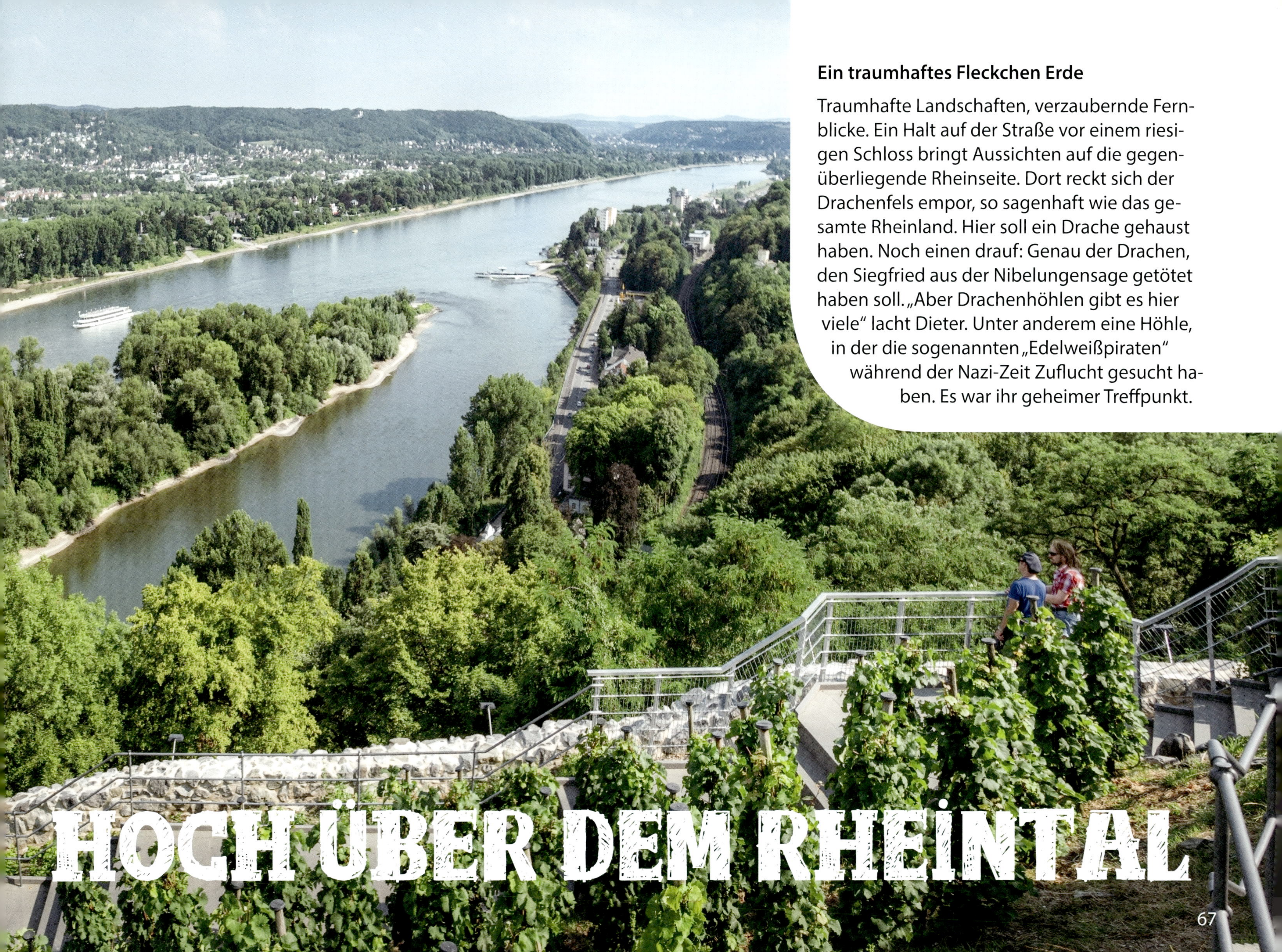

HOCH ÜBER DEM RHEINTAL

Ein traumhaftes Fleckchen Erde

Traumhafte Landschaften, verzaubernde Fernblicke. Ein Halt auf der Straße vor einem riesigen Schloss bringt Aussichten auf die gegenüberliegende Rheinseite. Dort reckt sich der Drachenfels empor, so sagenhaft wie das gesamte Rheinland. Hier soll ein Drache gehaust haben. Noch einen drauf: Genau der Drachen, den Siegfried aus der Nibelungensage getötet haben soll. „Aber Drachenhöhlen gibt es hier viele" lacht Dieter. Unter anderem eine Höhle, in der die sogenannten „Edelweißpiraten" während der Nazi-Zeit Zuflucht gesucht haben. Es war ihr geheimer Treffpunkt.

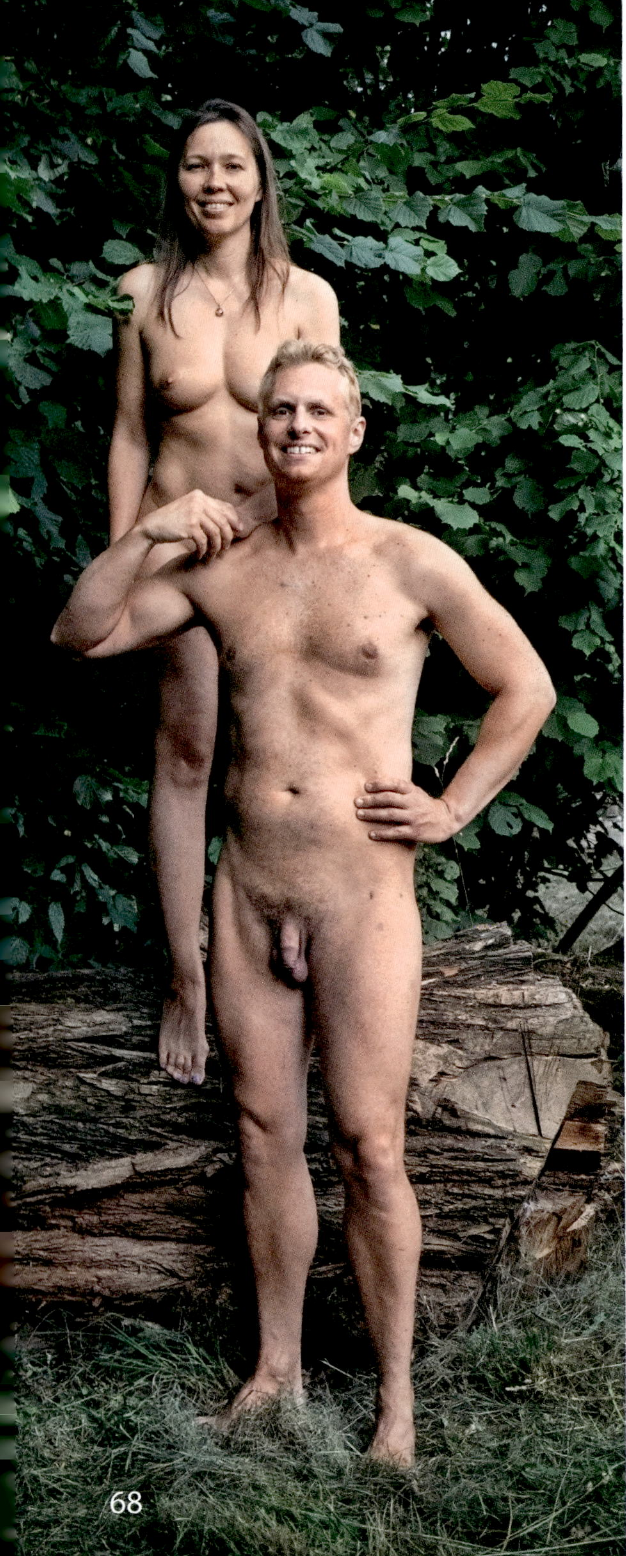

Unmittelbar vor den Toren der rheinische Großstädte Bonn und Köln liegt in der von Obstbau geprägten, sanften Mittelgebirgslandschaft das über 70000 Quadratmeter große Vereinsareal des Familiensportbundes Bonn e.V.. Schier unendliche parkähnliche Flächen, alte Laub- und Nadelbäume, grüne Wiesen und mittendrin ein Badesee.

„Raus aus der stickigen Stadt, die Klamotten in die Ecke!“,

so heißt das Motto von Markus, Elena und Kindern. Zu einem Tag der offenen Tür waren sie zum ersten Mal im Verein. „Dort haben wir echte Macher getroffen. Wir wurden freundlich aufgenommen und gleich ging es nackig ins Wasser. Ja, die Besucherfreundlichkeit wird hier ganz groß geschrieben. Wir kannten FKK vom Zieselsmaar, dort waren aber keine Möglichkeiten zum Zelten gegeben und Wohnwagen gibt es ja da auch nicht. Es existieren ja nicht viele Orte für Familien, frei in der Natur zu leben, wie hier. Einfach genial.“

Inzwischen springt Sohn Richard auf dem Trampolin. Es soll aber noch ins Wasser gehen. „Ich habe aber noch kein Seepferdchen!“, so protestiert der Junge laut. Ja, es gibt klare Regeln beim Verein: Die Kinder, die noch nicht das Schwimmabzeichen haben, dürfen nicht in den See. Der Zugang ist extra gesichert. Der kleine See ist romantisch, aber auch sehr tief. Die Kinder wissen auch ohne Eltern, was sie zu ihrem eigenen Wohl beachten müssen.

Vati Markus schildert auf dem Weg zum See das familiäre Zusammenleben auf dem Platz. „In Bonn wird so viel gebaut, aber in 20 Minuten sind wir hier. Einfach

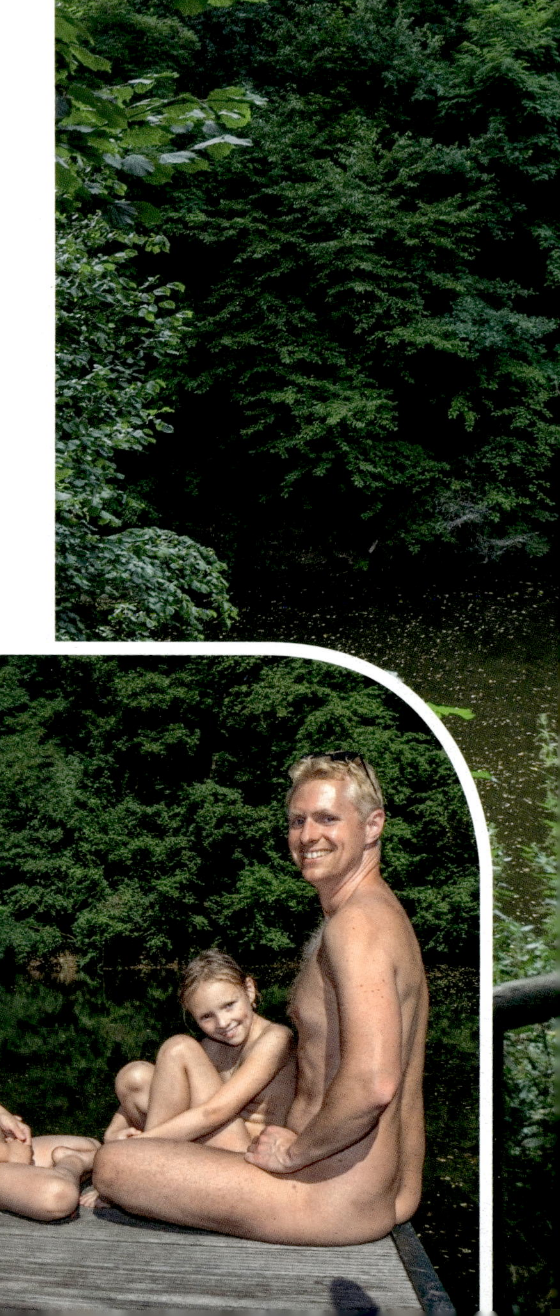

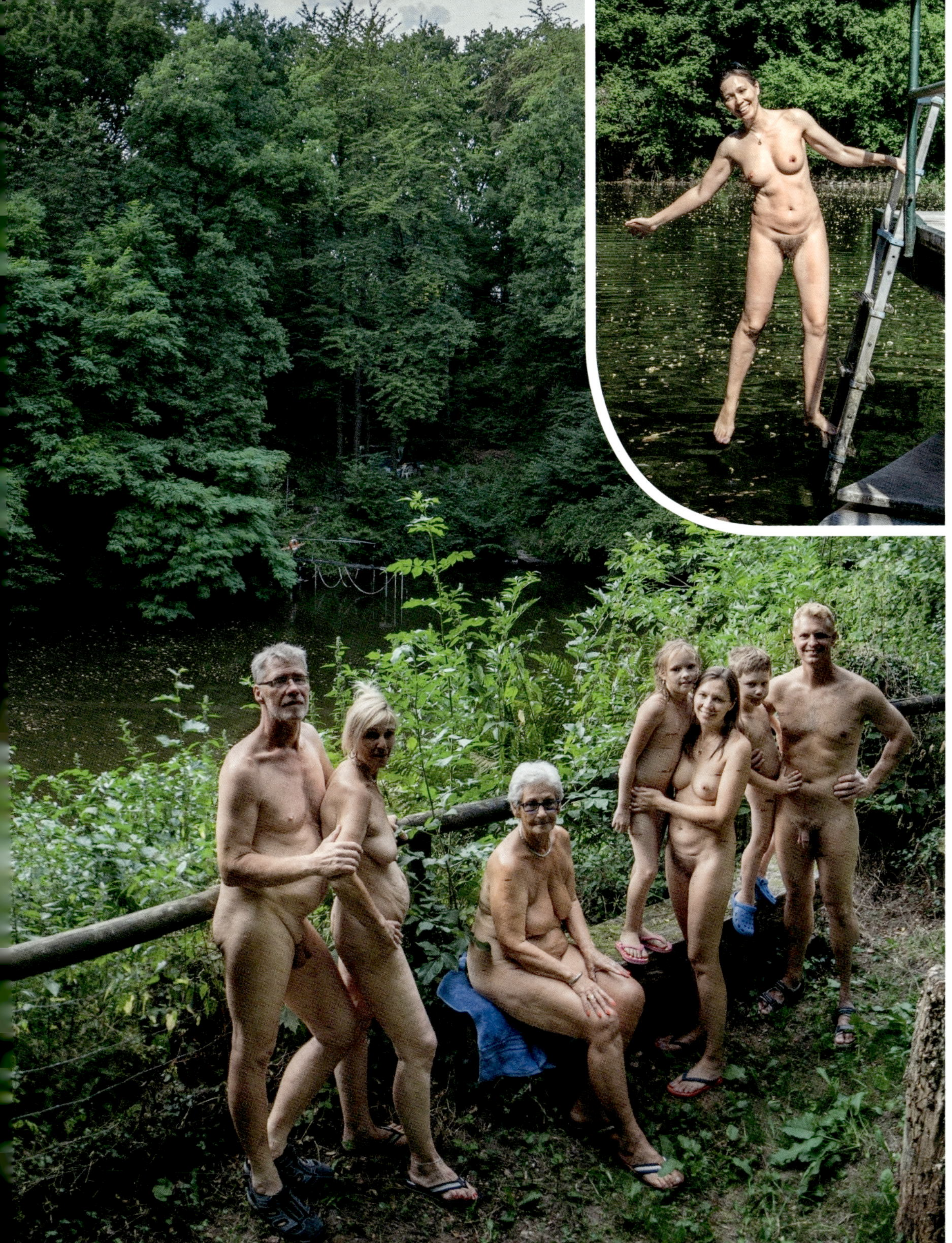

eine Wonne – Hätten wir gewusst, dass das Wetter dieses Jahr so toll wird, wäre der Urlaub zuhause eigentlich perfekt geworden. Wir können im Prinzip die Kinder auf dem Gelände rumschicken, einer passt stets auf."

Am Natursee treffen wir den Viertklässler Tristan. „Wundert ihr euch, warum ich so komisch spreche? Ich habe eine Zahnspange!" Tristan grinst sympathisch. Letztens war sein Freund Robert mit. Der fand es cool. „Dann wollte der Robert sogar Mitglied im Verein werden. Nie mehr Klamotten waschen! Aber sein Vater wollte nicht. Na so was. Na gut, man muss sich erst mal überwinden, aber dann ist es doch kein Problem!" Tristan geht besonders gerne in die Sauna. Da kann man sich gut unterhalten.

Doch jetzt zieht es die Erwachsenen erst einmal in den See, der aus einem ehemaligen Basaltsteinbruch entstand. Wir finden uns in einer Atmosphäre wie in einem Märchen wieder. Dieter liebt es sowieso sagenhaft. Schließlich sind wir ja hier in der Heimat der Nibelungensage. Ob wohl Siegfried selbst schon in diesem See badete? Hier im Drachenfelser Ländchen? Möglich wäre es... Heute finden sogar die Schnorchler in den blaugrünen Fluten ihre Erfüllung.

Einst war absolutes Fotoverbot

Dieter zeigt vor seinem Wohnwagen den Gästen das eine oder andere Foto-Dokument der Vereinsgeschichte. In diesen Tagen beschäftigen ihn bereits die Vorbereitungen zum Vereinsjubiläum im kommenden Jahr, zu dem es große Feierlichkeiten geben wird. „Bereits seit 1949 bietet unser FSB Breitensport an. Das kann man in den Festschriften zu Jubiläen und Veranstal-

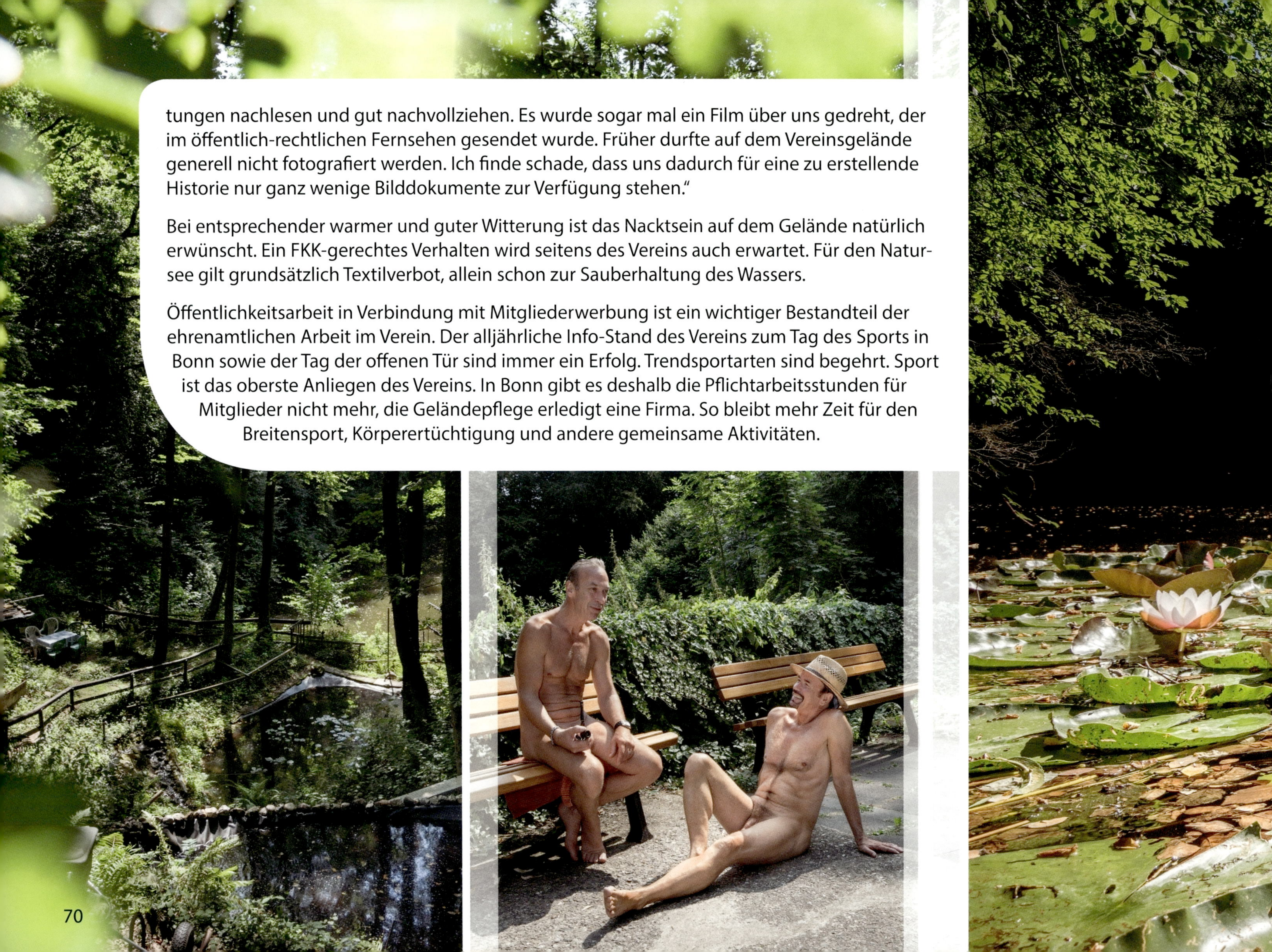

tungen nachlesen und gut nachvollziehen. Es wurde sogar mal ein Film über uns gedreht, der im öffentlich-rechtlichen Fernsehen gesendet wurde. Früher durfte auf dem Vereinsgelände generell nicht fotografiert werden. Ich finde schade, dass uns dadurch für eine zu erstellende Historie nur ganz wenige Bilddokumente zur Verfügung stehen."

Bei entsprechender warmer und guter Witterung ist das Nacktsein auf dem Gelände natürlich erwünscht. Ein FKK-gerechtes Verhalten wird seitens des Vereins auch erwartet. Für den Natursee gilt grundsätzlich Textilverbot, allein schon zur Sauberhaltung des Wassers.

Öffentlichkeitsarbeit in Verbindung mit Mitgliederwerbung ist ein wichtiger Bestandteil der ehrenamtlichen Arbeit im Verein. Der alljährliche Info-Stand des Vereins zum Tag des Sports in Bonn sowie der Tag der offenen Tür sind immer ein Erfolg. Trendsportarten sind begehrt. Sport ist das oberste Anliegen des Vereins. In Bonn gibt es deshalb die Pflichtarbeitsstunden für Mitglieder nicht mehr, die Geländepflege erledigt eine Firma. So bleibt mehr Zeit für den Breitensport, Körperertüchtigung und andere gemeinsame Aktivitäten.

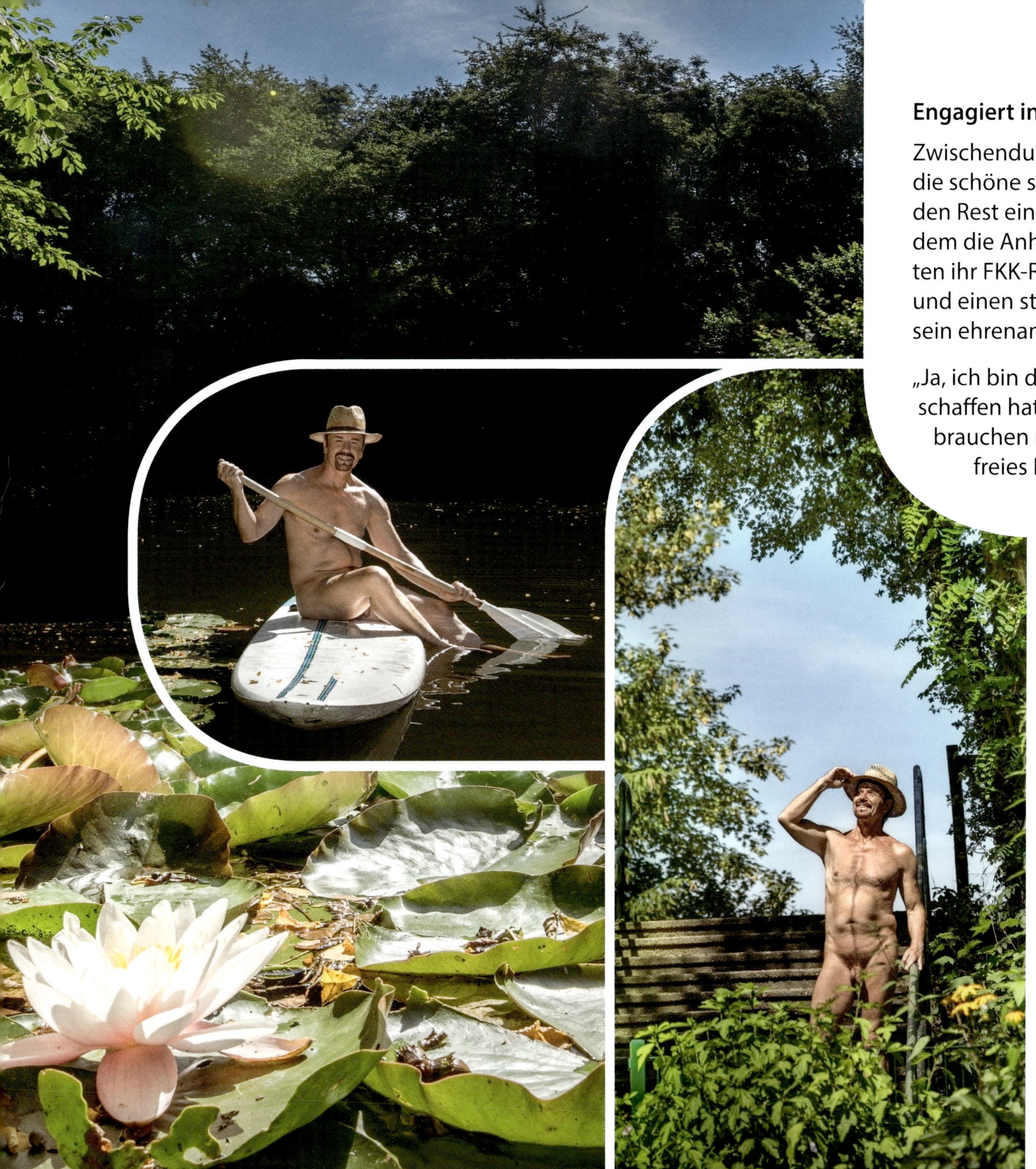

Engagiert in einer sagenhaften Landschaft

Zwischendurch fährt Dieter die Gäste herum und zeigt die schöne sonnige Landschaft, z.B. den Rolandsbogen, den Rest einer Burgruine. Auch den Dornheckensee, an dem die Anhänger der Grünen zu Bonns Hauptstadtzeiten ihr FKK-Refugium hatten. Dieter braucht Aufgaben und einen strukturierten Tagesablauf. Das bringt ihm sein ehrenamtliches Engagement.

„Ja, ich bin der Meinung, so wie uns der Schöpfer geschaffen hat, sind wir gewollt. So sind wir gut. Wir brauchen uns nicht zu verstecken. FKK heißt für mich freies Leben im Einklang mit der Natur und in natürlicher Umgebung. Als Kinder tobten wir einfach so gern gemeinsam nackt im Wald herum. Als wir dann dabei entdeckt wurden, wurde uns das von den Erwachsenen verboten. Getraut haben wir uns das dann nie wieder. Erst auf der griechischen Insel Mykonos kam ich als Erwachsener wieder mit FKK in Berührung und fand es toll. So wie Barfußlaufen übrigens auch. Viele Jahre später entdeckte ich das Gelände hier und wurde Mitglied im Verein.

Einen künstlerischen Beruf, ja den wollte ich von frühester Kindheit an. Doch nach den Wirren des Zweiten Weltkriegs waren die Menschen auf Sicherheit bedacht. Der familiäre Einfluss war groß und führte mich letzlich weit weg von einer künstlerischen Laufbahn in einen zivilen gesellschaftlich anerkannten

Beruf. Daneben aber blieb die Leidenschaft für die Kunst in Form von Malerei, Gesang und Schauspiel. Nebenberuflich absolvierte ich dahingehend Kurse und eine Ausbildung. Somit machte ich die Kunst doch noch zu einem, wenn auch nur, ‚Nebenjob'.

Ehrenamtlich engagiere ich mich neben unserem Verein noch für eine Stiftung. Diese trägt dazu bei, Kulturgut in unserer Region für die Nachwelt zu erhalten. Daneben ist natürlich noch meine Leidenschaft für den Gesang. Am Anfang stand der klassische Gesang im Vordergrund. Als Solist heute, liegen mir deutschsprachige, rheinische und internationale Evergreens besonders am Herzen. Bei Konzerten, auf Privatveranstaltungen und Vereinsfesten bin ich auf Einladung gerne zu Gast. Die Kunst und die Bühne lassen mich halt nicht los!"

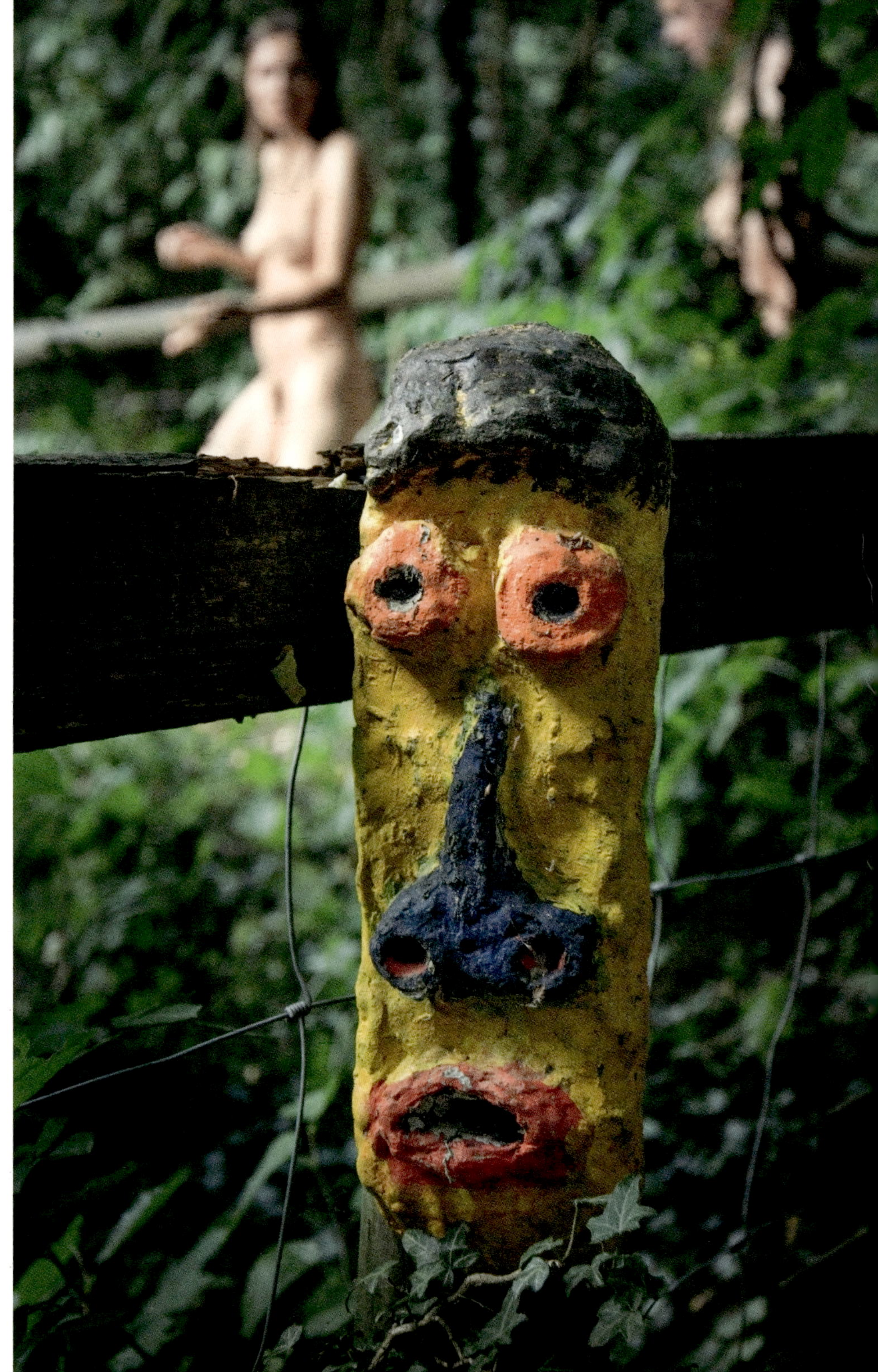

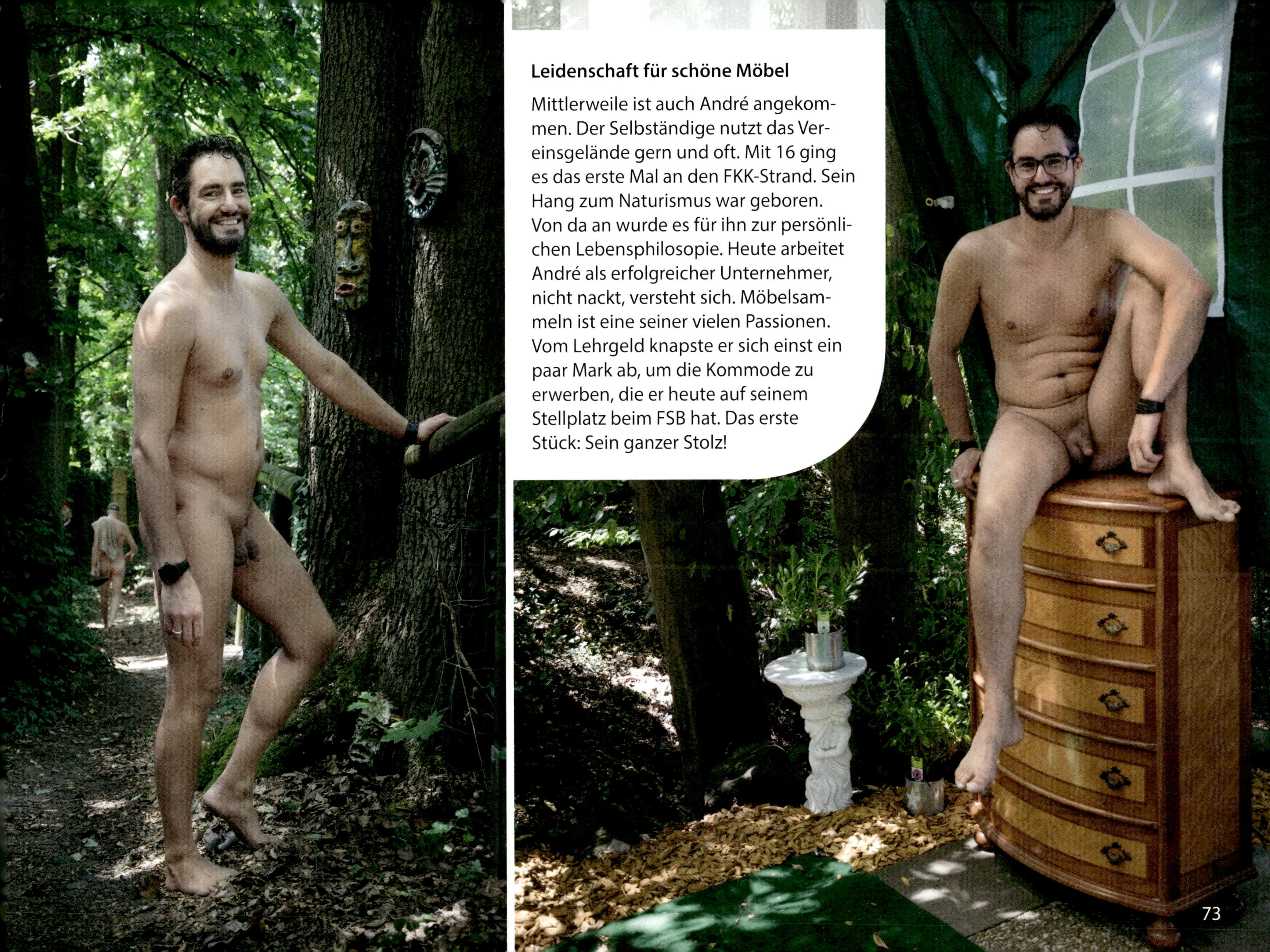

Leidenschaft für schöne Möbel

Mittlerweile ist auch André angekommen. Der Selbständige nutzt das Vereinsgelände gern und oft. Mit 16 ging es das erste Mal an den FKK-Strand. Sein Hang zum Naturismus war geboren. Von da an wurde es für ihn zur persönlichen Lebensphilosopie. Heute arbeitet André als erfolgreicher Unternehmer, nicht nackt, versteht sich. Möbelsammeln ist eine seiner vielen Passionen. Vom Lehrgeld knapste er sich einst ein paar Mark ab, um die Kommode zu erwerben, die er heute auf seinem Stellplatz beim FSB hat. Das erste Stück: Sein ganzer Stolz!

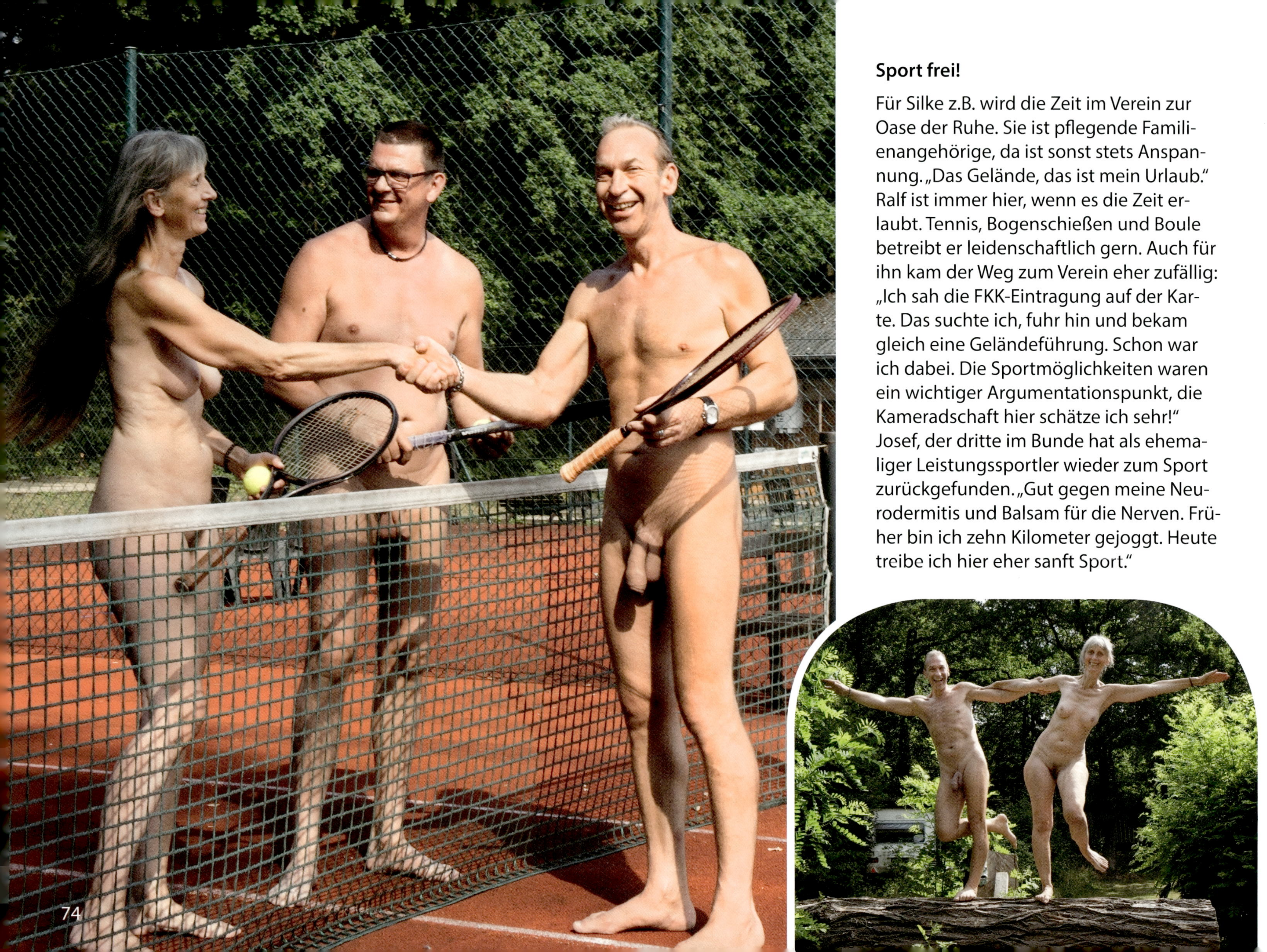

Sport frei!

Für Silke z.B. wird die Zeit im Verein zur Oase der Ruhe. Sie ist pflegende Familienangehörige, da ist sonst stets Anspannung. „Das Gelände, das ist mein Urlaub." Ralf ist immer hier, wenn es die Zeit erlaubt. Tennis, Bogenschießen und Boule betreibt er leidenschaftlich gern. Auch für ihn kam der Weg zum Verein eher zufällig: „Ich sah die FKK-Eintragung auf der Karte. Das suchte ich, fuhr hin und bekam gleich eine Geländeführung. Schon war ich dabei. Die Sportmöglichkeiten waren ein wichtiger Argumentationspunkt, die Kameradschaft hier schätze ich sehr!" Josef, der dritte im Bunde hat als ehemaliger Leistungssportler wieder zum Sport zurückgefunden. „Gut gegen meine Neurodermitis und Balsam für die Nerven. Früher bin ich zehn Kilometer gejoggt. Heute treibe ich hier eher sanft Sport."

Alle drei sind sich einig: FKK ist ein deutsches Kulturgut, welches sie gern bewahren. Die Zeit auf dem Vereinsgelände bedeutet reales Leben. Menschenleben. E-Mail, Handy, Fernsehen: All das bleibt außen vor.

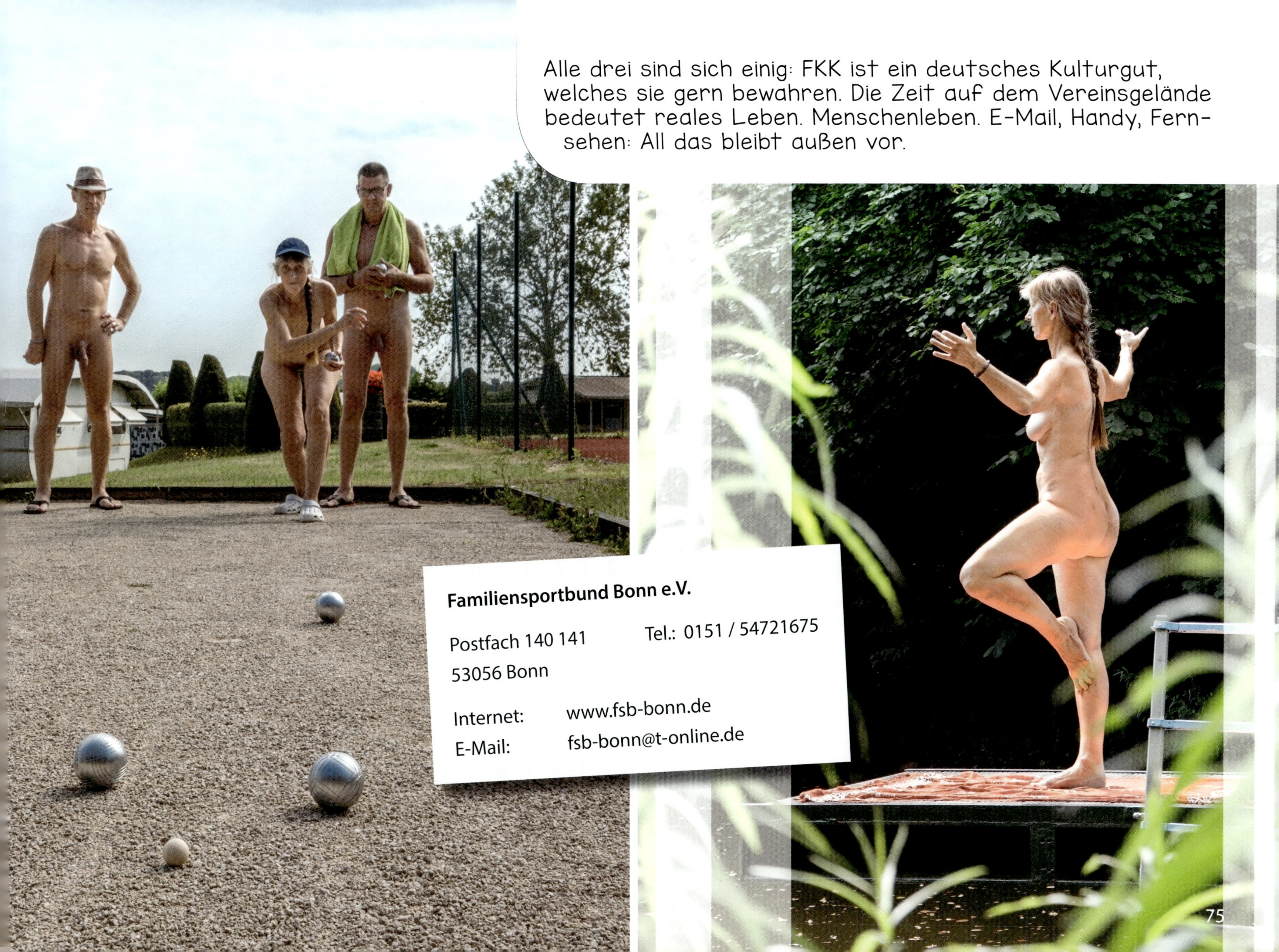

Familiensportbund Bonn e.V.

Postfach 140 141
53056 Bonn

Tel.: 0151 / 54721675

Internet: www.fsb-bonn.de
E-Mail: fsb-bonn@t-online.de

NATURISMUS IM LIEBLICHEN

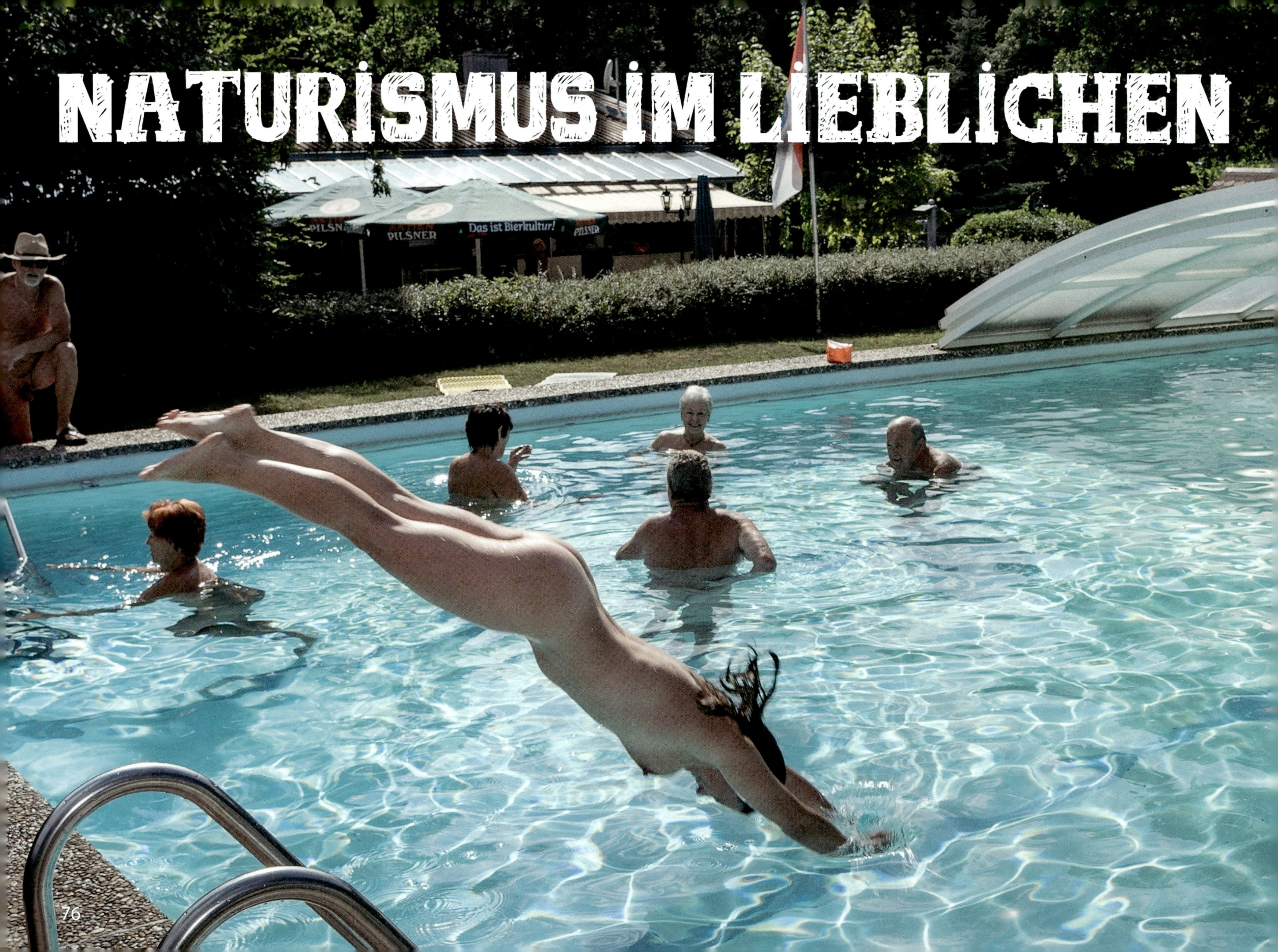

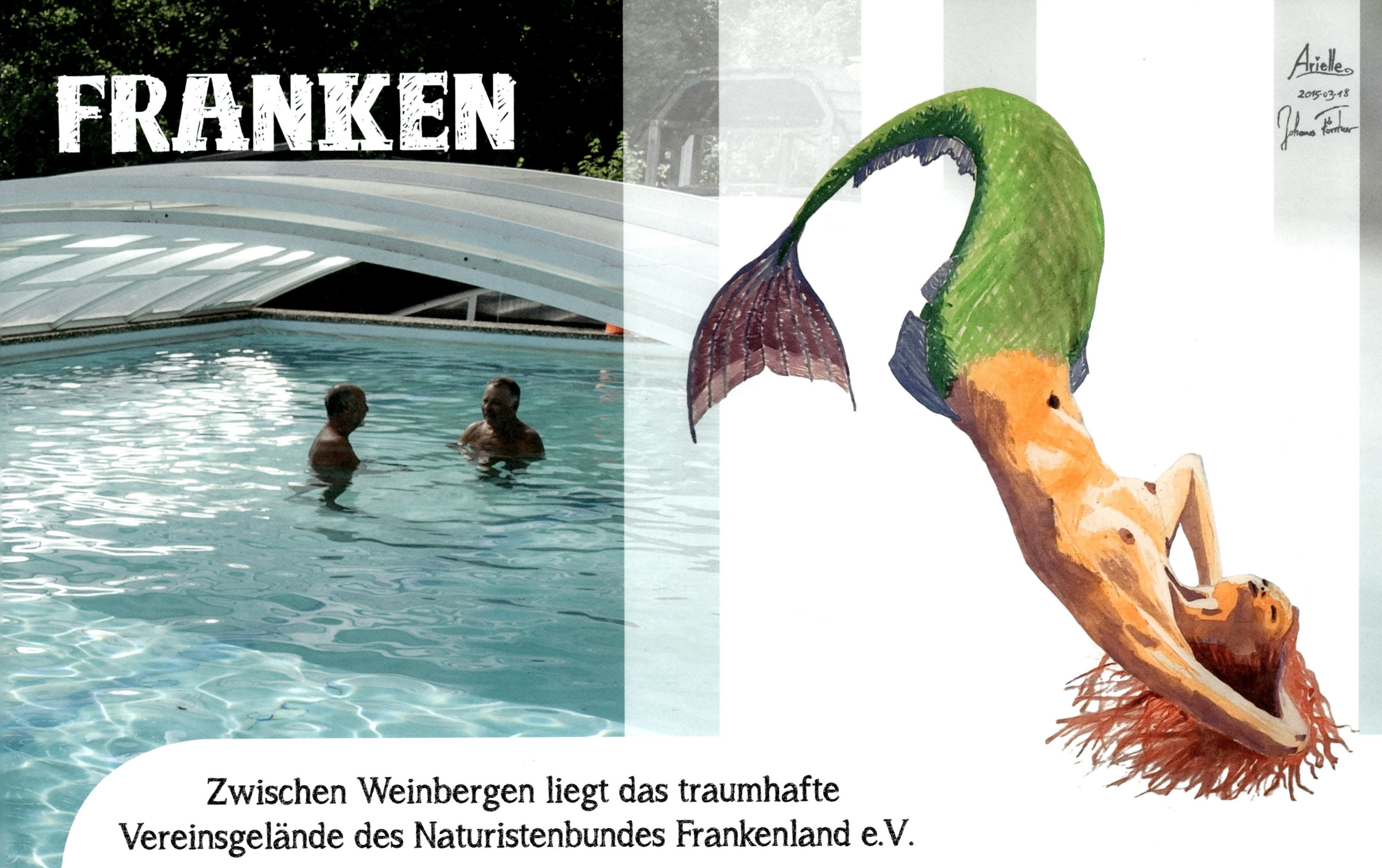

Zwischen Weinbergen liegt das traumhafte Vereinsgelände des Naturistenbundes Frankenland e.V.

An diesem heißen Juliwochenende steht Vereinsvorsitzende Sylvia schon am Tor des Naturistenbundes Frankenland und empfängt die Gäste. Ein freundliches Nicken heißt gute Bekannte willkommen und schnell ist der Parkplatz am 1990 fertiggestellten Vereinsheim gefunden. In Günthersleben bei Würzburg gibt es bereits seit 1960 dieses Gelände mit den rührigen FKK-Freunden.

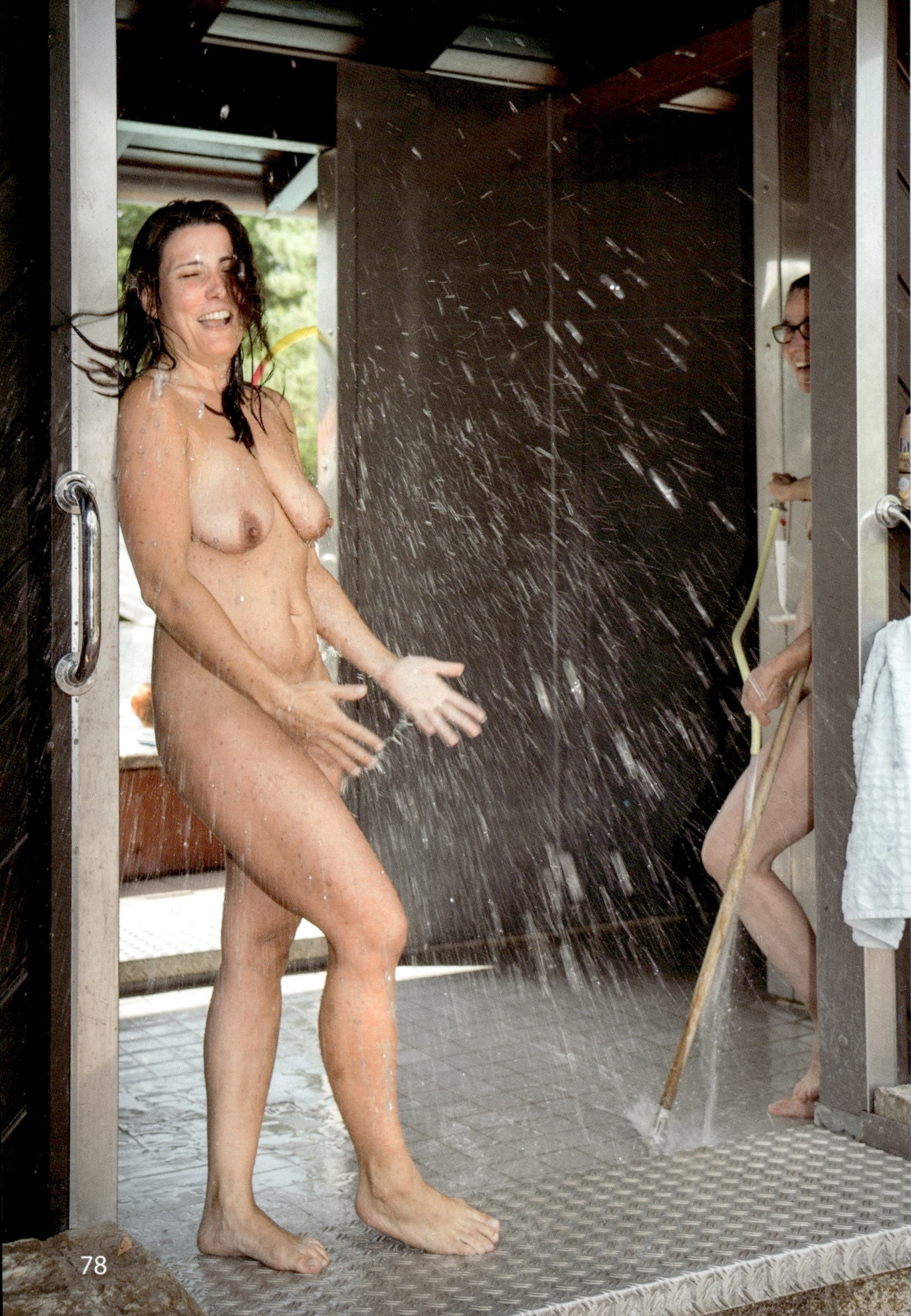

Der Kampf um den Bocksbeutel

Umgeben von zahlreichen Weinbergen sehen Gäste und Vereinsfreunde die Trauben für den köstlichen fränkischen Tropfen wachsen. Nicht nur die ortsansässigen Heckenwirtschaften und die Würzburger Weinlokale bieten Verkostungsmöglichkeiten, auch die „Hirschbergklause" auf dem Vereinsgelände. „Schließlich befinden wir uns hier auf dem Hirschberg", so erläutert Sylvia. Stück für Stück kaufte der Verein sich hier im Laufe der Jahre Flächen zum Gelände. Der fränkische Wein spielt natürlich im Vereinsleben eine Rolle, ganz besonders zum Bocksbeutelturnier. Halt, hier muss für Nichtfranken erklärt werden, was den so ein „Bocksbeutel" ist. Nein, nicht die Einkaufstasche für einen Ziegenbock. Wäre zwar lustig, aber ganz falsch. Der Bocksbeutel ist eine ovale, flache Flasche für den süffigen Frankenwein. Diese steht sogar jedes Jahr im Zentrum eines Vereinsturniers und winkt dem Sieger als Preis.

Familiär, gesellig, natürlich

Gleich geht es in den sonnenbeheizten Pool. An diesem Tag genau das richtige. Der Sommer 2018 heizt ein! Sofort gibt es nette Gespräche mit den Vereinsmitgliedern, die sich hier sichtlich wohl und daheim fühlen. Esther, eine fröhliche Mutter kommentiert: „Für mich ist es einfach das schönste hier draußen in der Natur zu sein, einfach raus aus der Stadt zu kommen. Wann immer es geht, packen wir die Sachen und fahren hierher!"

Esther kam durch den Tag der offenen Tür vor einigen Jahren zum Verein. „Sonst hätte ich mir das Gelände vielleicht nie angeschaut." Ihre drei Kinder, sieben, acht und elf Jahre, sind immer mit von der Partie – Jedes Wochenende, bei dem tollen Wetter dieser Tage aber auch oft einmal unter der Woche am Abend. Die zwei Jüngeren bewegen sich dabei noch ganz gern nackt, der Große gerade nicht mehr so. Aber alle sind liebend gern hier. FKK hat in Esthers Leben bis zum Eintritt in den Verein keine Rolle gespielt, es gab lediglich ab und an einen Urlaub mit den Eltern in Kroatien. Das Leben auf dem weitläufigen Gelände beschränkt sich nicht nur auf die sonnigen Sommertage. Die Sauna am Samstag wird ganzjährig gut besucht, das Adventsfest steht schon jetzt fest im Kalender der Mitglieder. Die Kinder schwärmen selbst bei 30 Grad im Schatten vom Weihnachtsfeuer.

„Die Geselligkeit macht es, hier draußen in der Natur. Alle sind einfach eine große Familie. Man kennt sich, ist füreinander da. In allen Lebenslagen, auch außerhalb des Vereins", so schwärmt Esther. Und der Zuhörer merkt, dass gerade diese Aussage alle stark verbindet.

Vereins- und Gaumenfreuden

Sylvia berichtet lebhaft über ihren Verein, denn neben der Geselligkeit und dem Familiensinn gibt es einiges an Verwaltungs- und Gemeinschaftsaufgaben zu erledigen, damit alles funktioniert. „30000 Quadratmeter befinden sich im Vereinseigentum, wir haben kein Pachtland." Das bringt Verantwortung für die 130 Mitglieder, die unterm anderem aus Bayreuth, Bad Kissingen und dem nahen Würzburg kommen.

An diesem schönen Sommerabend im Frankenland sitzen die FKK-Freunde bei Gaumenfreuden vereint an ihren Riesenfischtellern, die Fischer und Vereinsmitglied Klaus zubereitet hat. Flammlachs aus dem Main, Wels, Zander und Forelle stillen den Appetit. Lukullische Höhepunkte gehören hier ganz fest in den Plan.

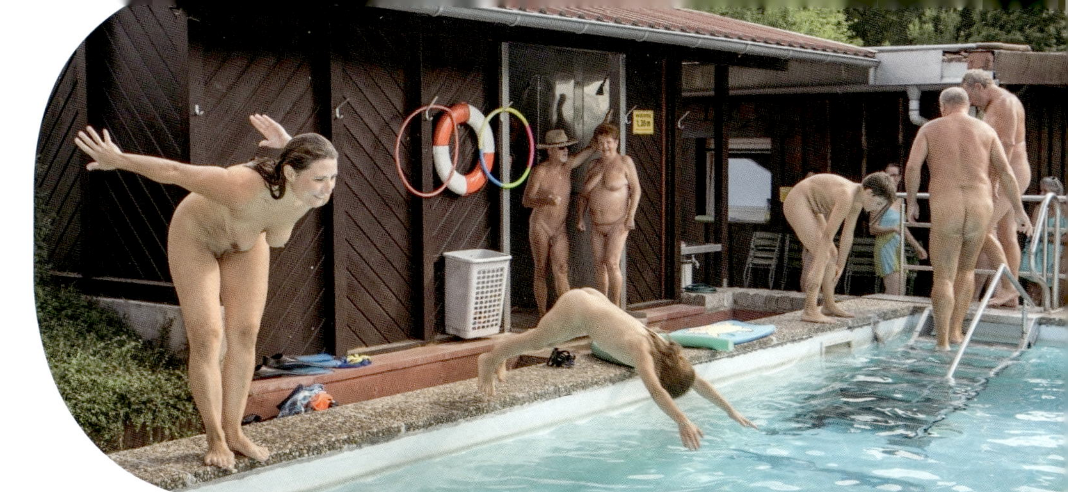

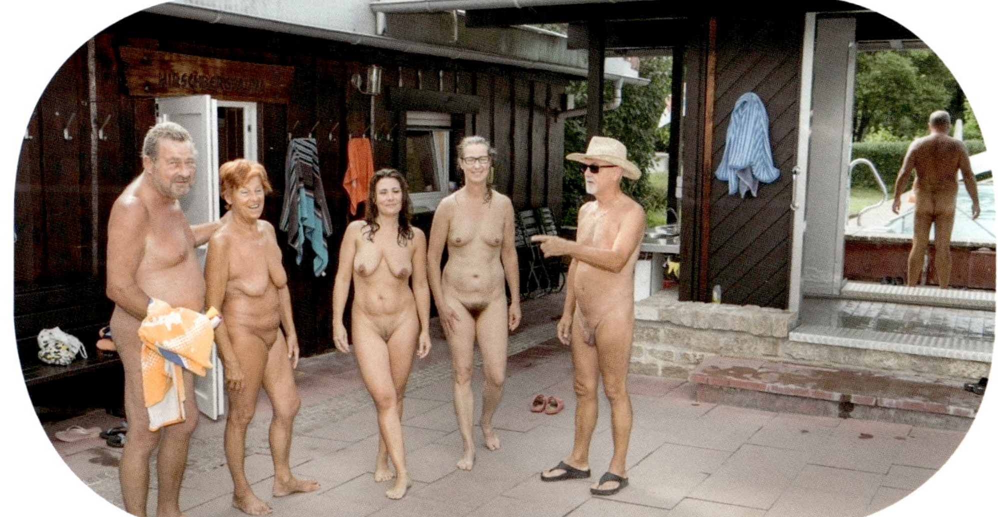

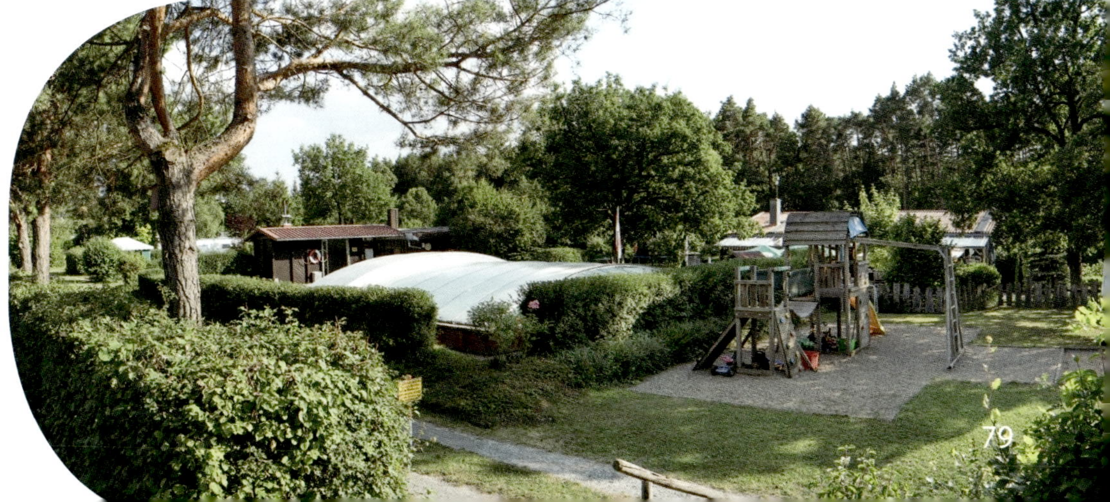

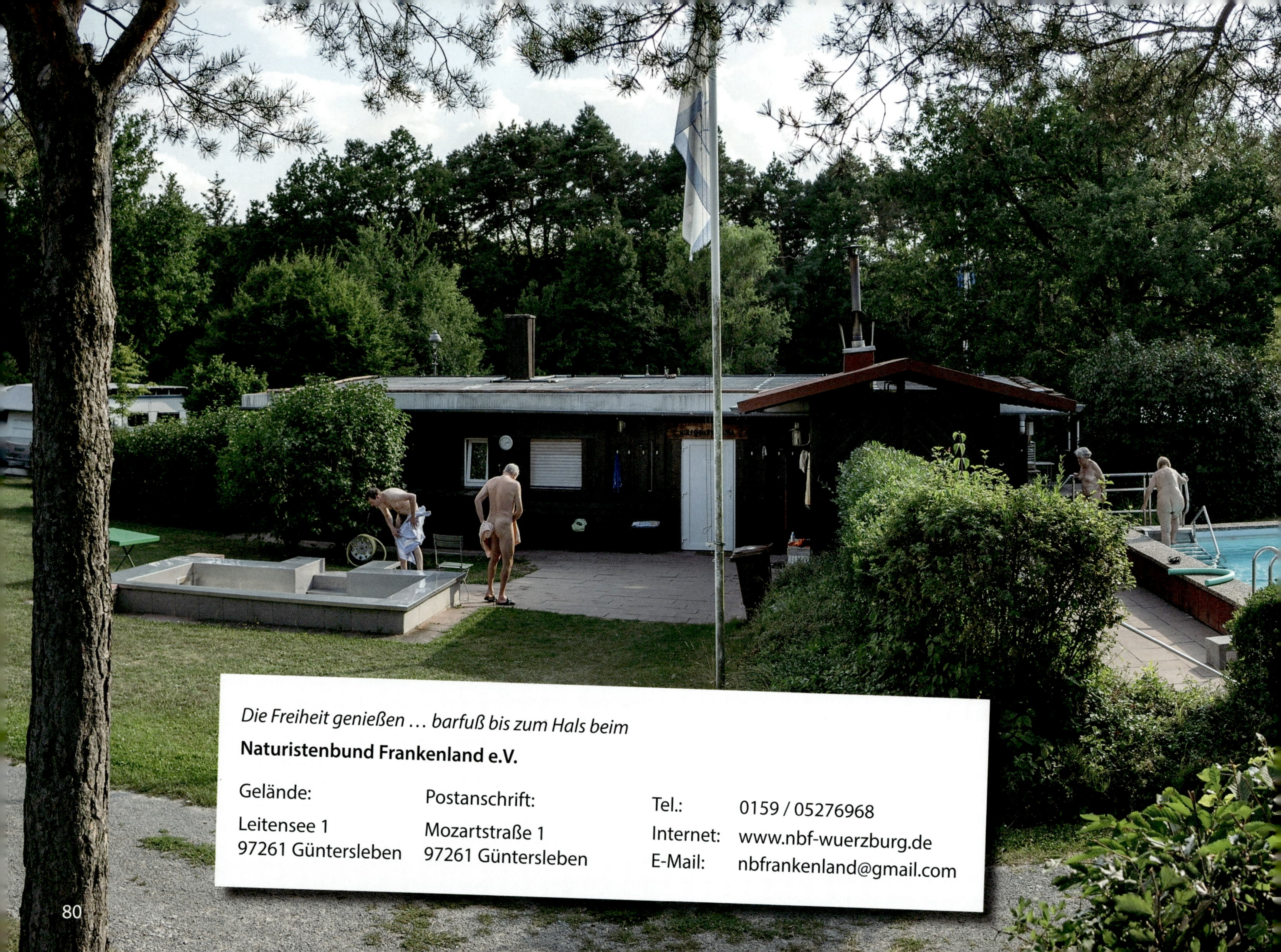

Die Freiheit genießen … barfuß bis zum Hals beim

Naturistenbund Frankenland e.V.

Gelände:	Postanschrift:		
Leitensee 1 97261 Güntersleben	Mozartstraße 1 97261 Güntersleben	Tel.: Internet: E-Mail:	0159 / 05276968 www.nbf-wuerzburg.de nbfrankenland@gmail.com

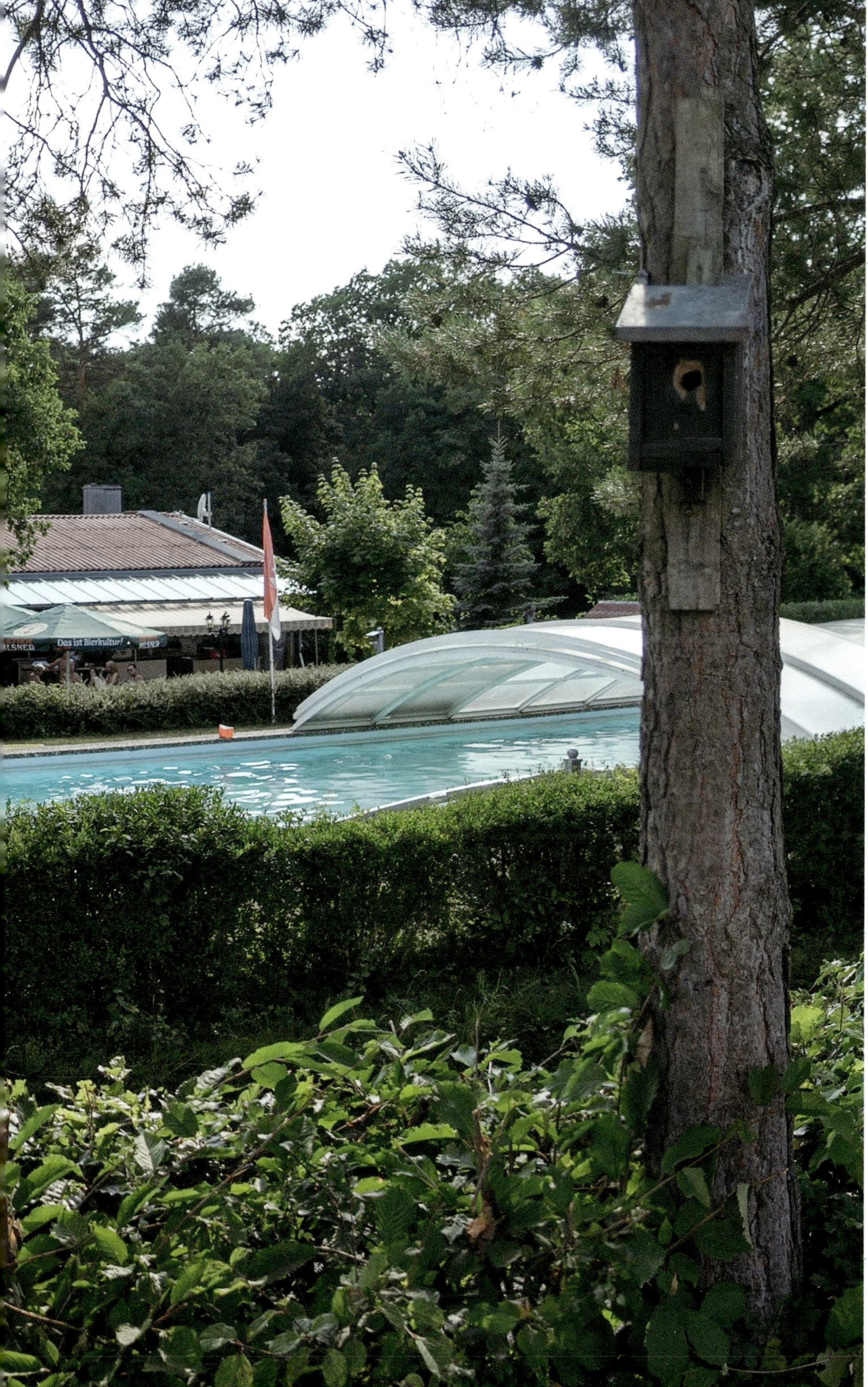

Die Gäste sind zufrieden und voller Lob über Fischer und Koch. Reisende von Norden nach Süden und umgekehrt machen hier gern Station. Holländer und Belgier kommen mitunter bis zu drei Wochen. Im heiteren Franken hält man es aus. Das wusste bereits Jean Paul, der große hiesige Dichter.

18 Stunden Eigenleistung muss jedes Vereinsmitglied im Jahr erbringen, aber das ist für viele kein Problem, davon lebt schließlich ihr Verein. Manche Mitglieder schreiben ihre Stunden gar nicht auf, erbringen viel mehr und zahlen trotzdem. „Geld und Stunden brauchen wir dringend. Unsere Werkstätten und der Maschinenpark befinden sich auf einem hohem technischen Stand. Da macht die Pflege unserer Liegenschaft doch gleich doppelt Spaß" weiß Sylvia zu erzählen, während sie genüsslich den Mainfisch genießt.

Oktoberfest, Highlandgames und mehr

Das jüngste Vereinsmitglied zählt gerade einmal zwei Jahre, das älteste 93. „Viele vergessen die Wochentage, wenn sie länger da sind. Die Senioren sowieso, hier, im Paradies." Jahreszeiten und Monate indes lassen sich nicht so leicht aus dem Gedächtnis streichen. Schließlich gibt es zum Beispiel das zünftige Oktoberfest, so richtig in Dirndl und Lederhose mit Umzug übers Gelände oder die Feierlichkeiten zum 1. Mai mit Steckelfischen, Maibaumsetzen und Klößen. Die im Turnus von zwei Jahren stattfindenden Highlandgames fordern einiges von den Wettbewerbern. Aller zwei Jahre öffnet sich das Vereinsgelände zum Tag der offenen Tür. Regelmäßig unternimmt der Verein Wanderungen, so ging es zu Silvester sieben Kilometer. Ziel war ein Lokal, in dem zünftig gefeiert wurde. Da war der Weg gleich viel kürzer.

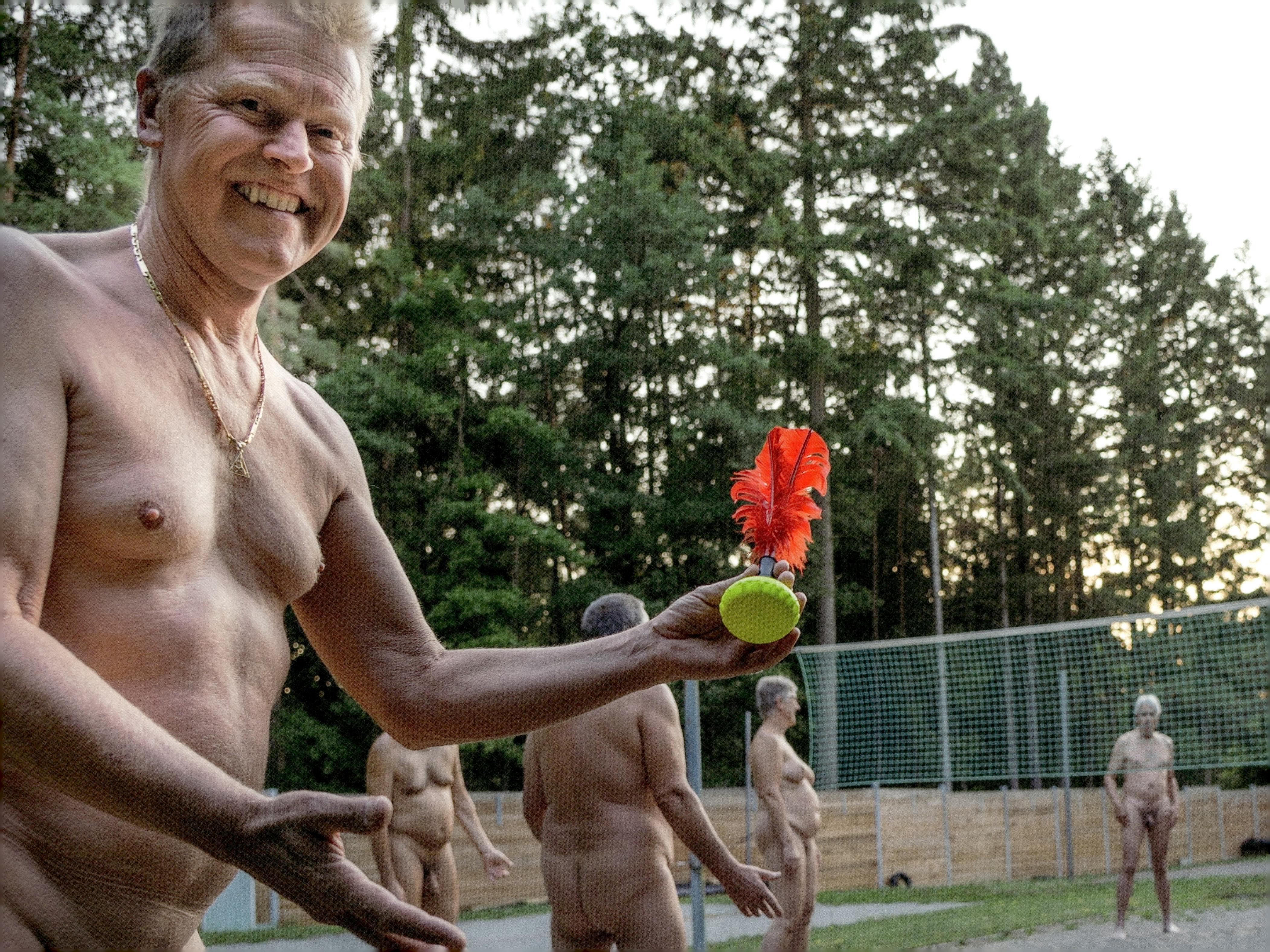

„Unser Verein agiert nicht als Einzelkämpfer. Wir sind fest in das Vereinsgeschehen von Günthersleben eingebunden, haben unter anderem die 900-Jahrfeier sehr aktiv mitgestaltet“ betont Sylvia.

Die obligatorische Anekdote von einst

FKK im schönen Frankenland, das war in den 1960ern noch ein Ereignis. In der Nähe des Vereinsgeländes, das in der Flur ein Stück entfernt vom Ort liegt, durften ausnahmsweise die Frauen Traktor fahren. Das galt da noch als Sakrileg, denn die Männer wollten doch damals das Steuer fest in der Hand halten. In der Nähe des FKK-Areals saßen sie aber gern auf dem Anhänger, um über die Zäune zu schauen.

Ob das wohl stimmt? Sylvia ist sich nicht ganz sicher, erlebt hat sie es so nicht. Lustig ist´s aber allemal. Ein Spähen durch die Astlöcher der Geländeumgrenzung war übrigens auch nicht möglich. Weil es nämlich gar keine richtigen gab, alles war akribisch mit Planen und Stoffen verhängt.

Neue Mitglieder stets gefragt

Die Gewinnung neuer Mitglieder indes funktioniert durchaus, gestaltet sich aber gar nicht so einfach. Drei Dinge kommen zusammen, um im Verein Erfüllung zu finden. Die Liebe zur Natur und zum Naturismus, die Pflichten im Verein und die Freude am Campen. „Wenn jemand als Kind und Jugendlicher das alles geliebt hat, dann kommt es auf den Partner an, der dazukommt. Der muss nämlich nicht allein FKK´ler werden wollen oder sein, sondern auch das Campen lieben. Das ist die Schwierigkeit“ überlegt Sylvia. Aber es gelingt.

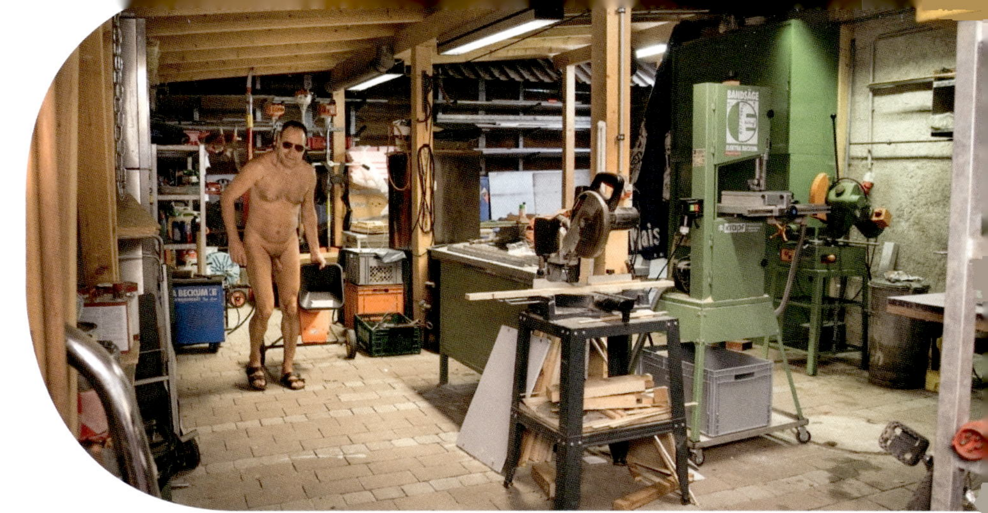

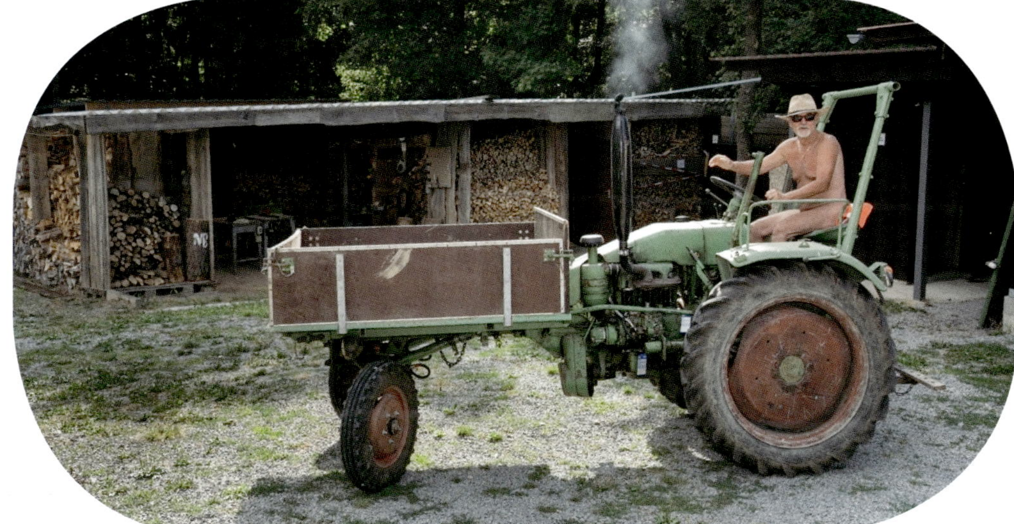

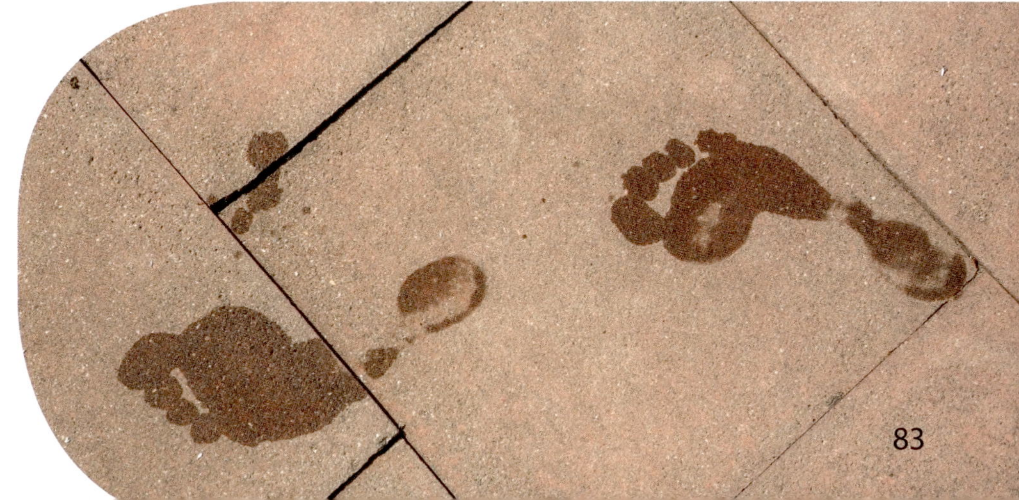

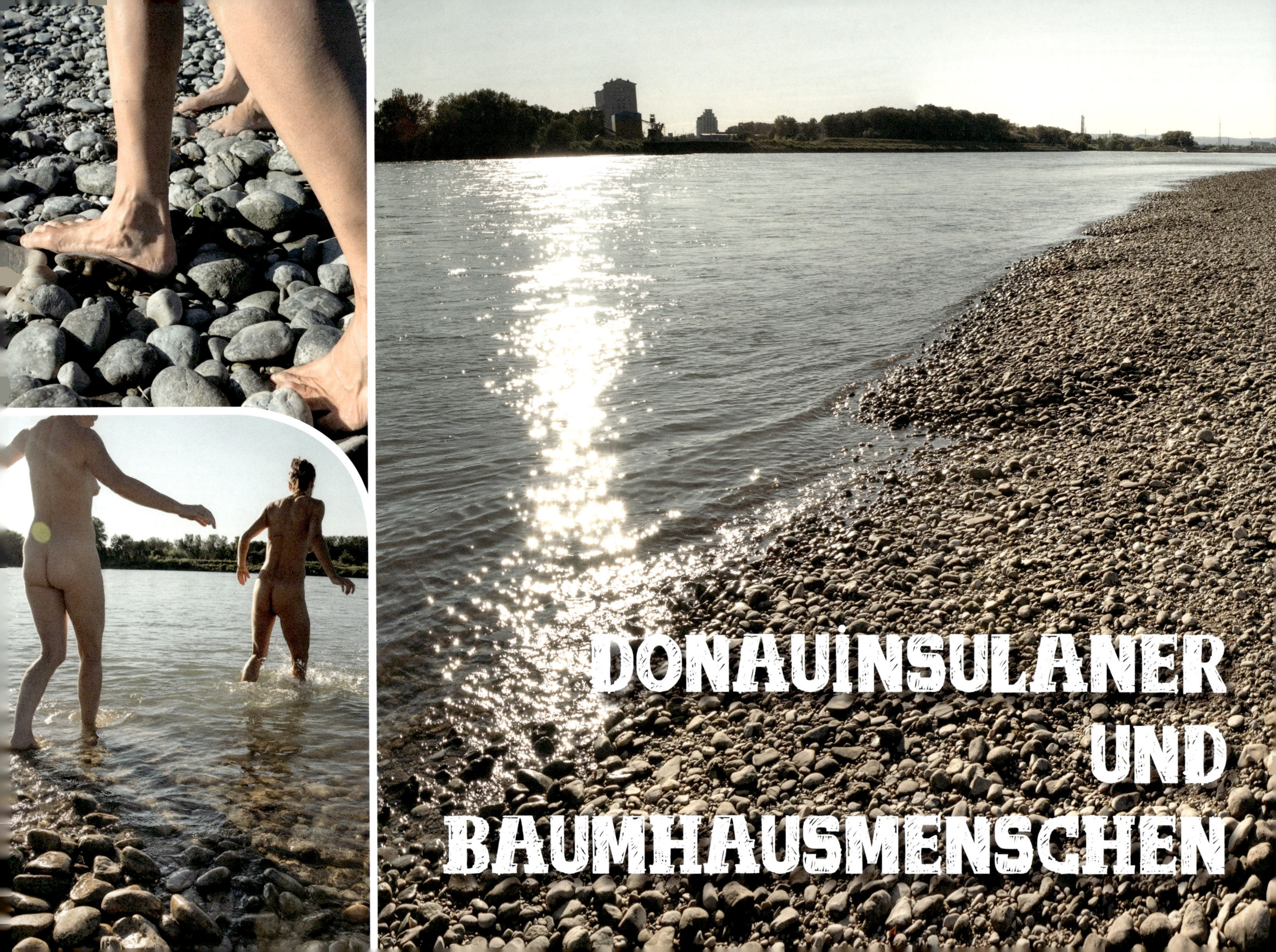
DONAUINSULANER
UND
BAUMHAUSMENSCHEN

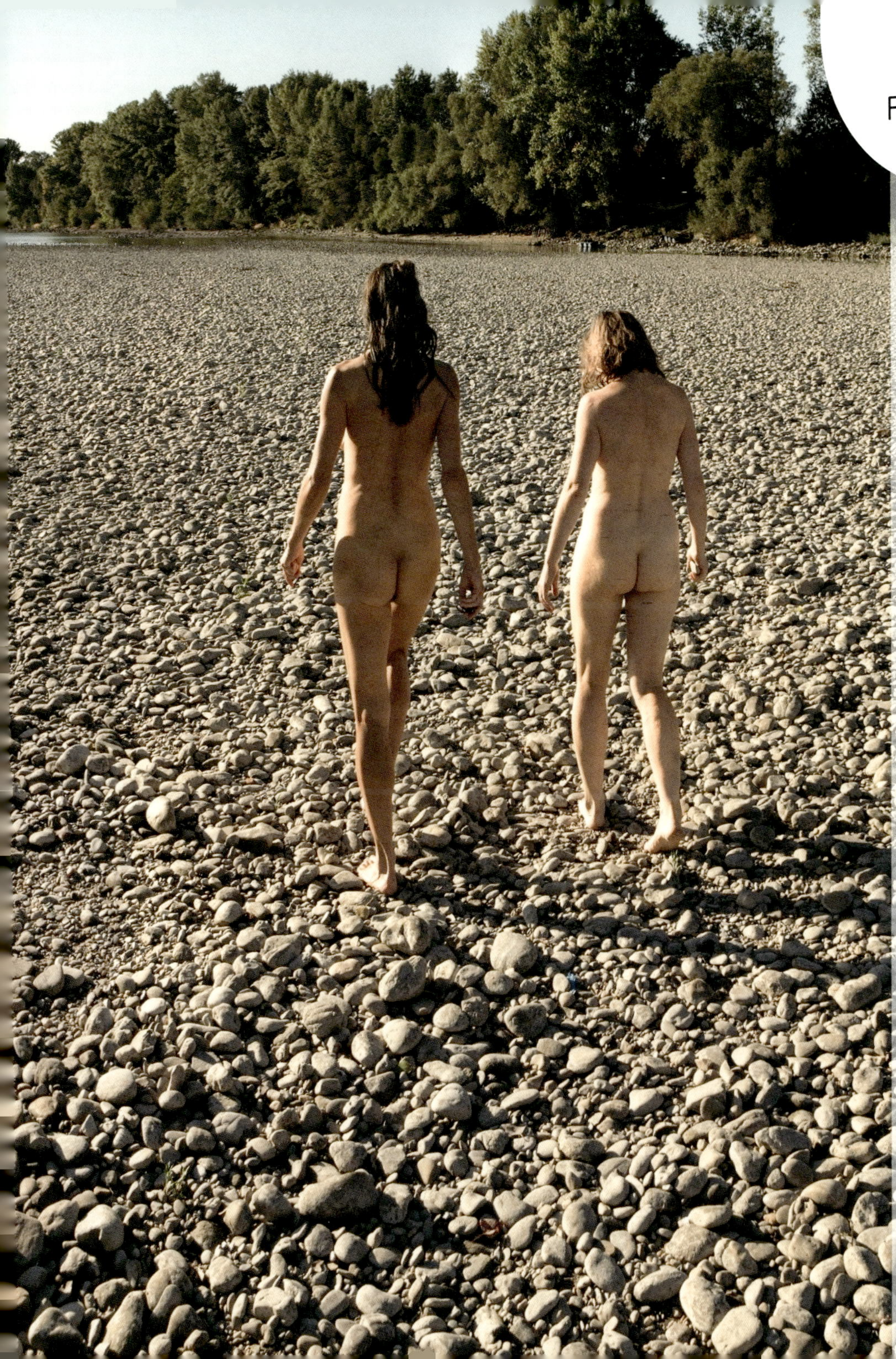

Freikörperkultur wird in Wien mit Insbrunst, Gemütlichkeit und dem typischen Wiener Schmäh gepflegt.

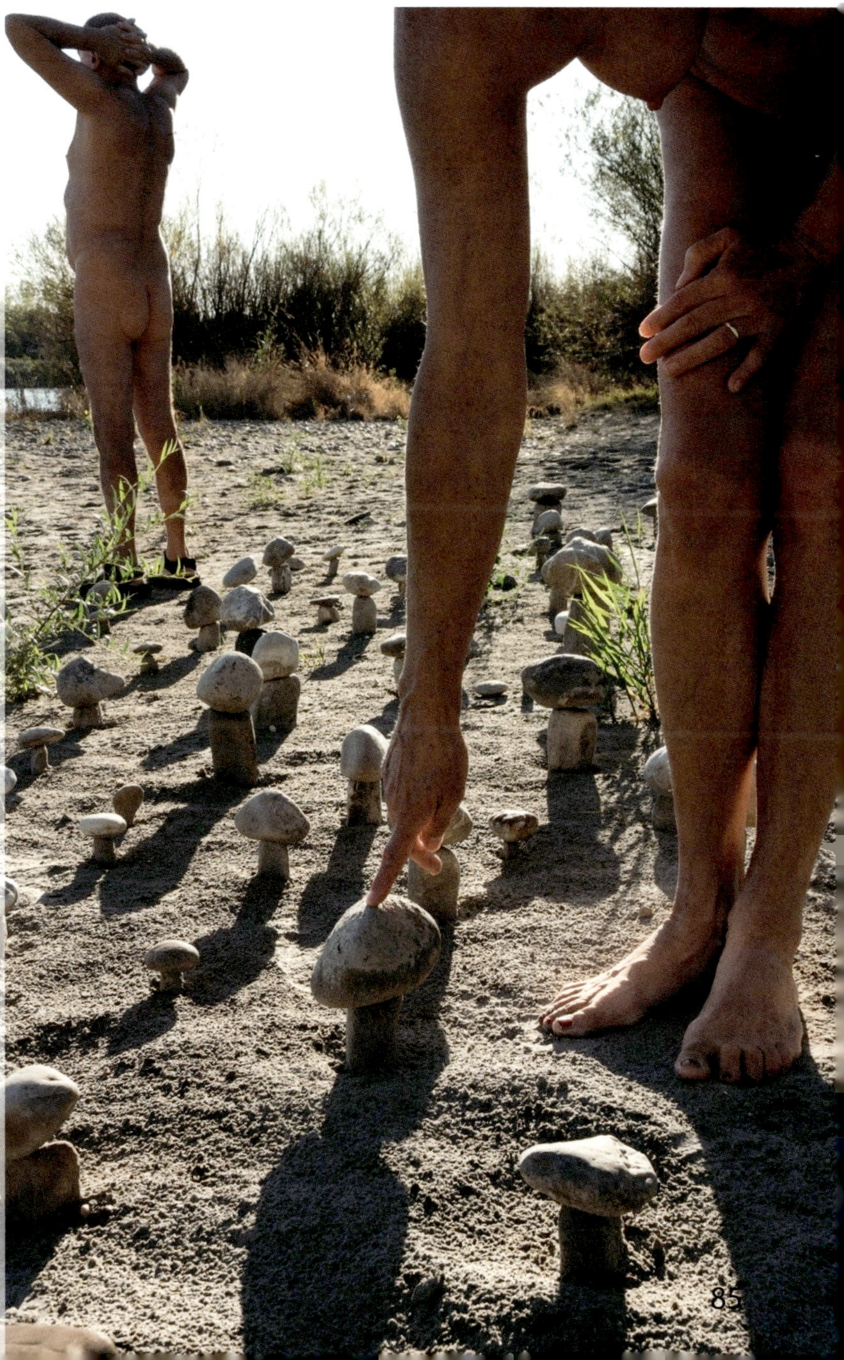

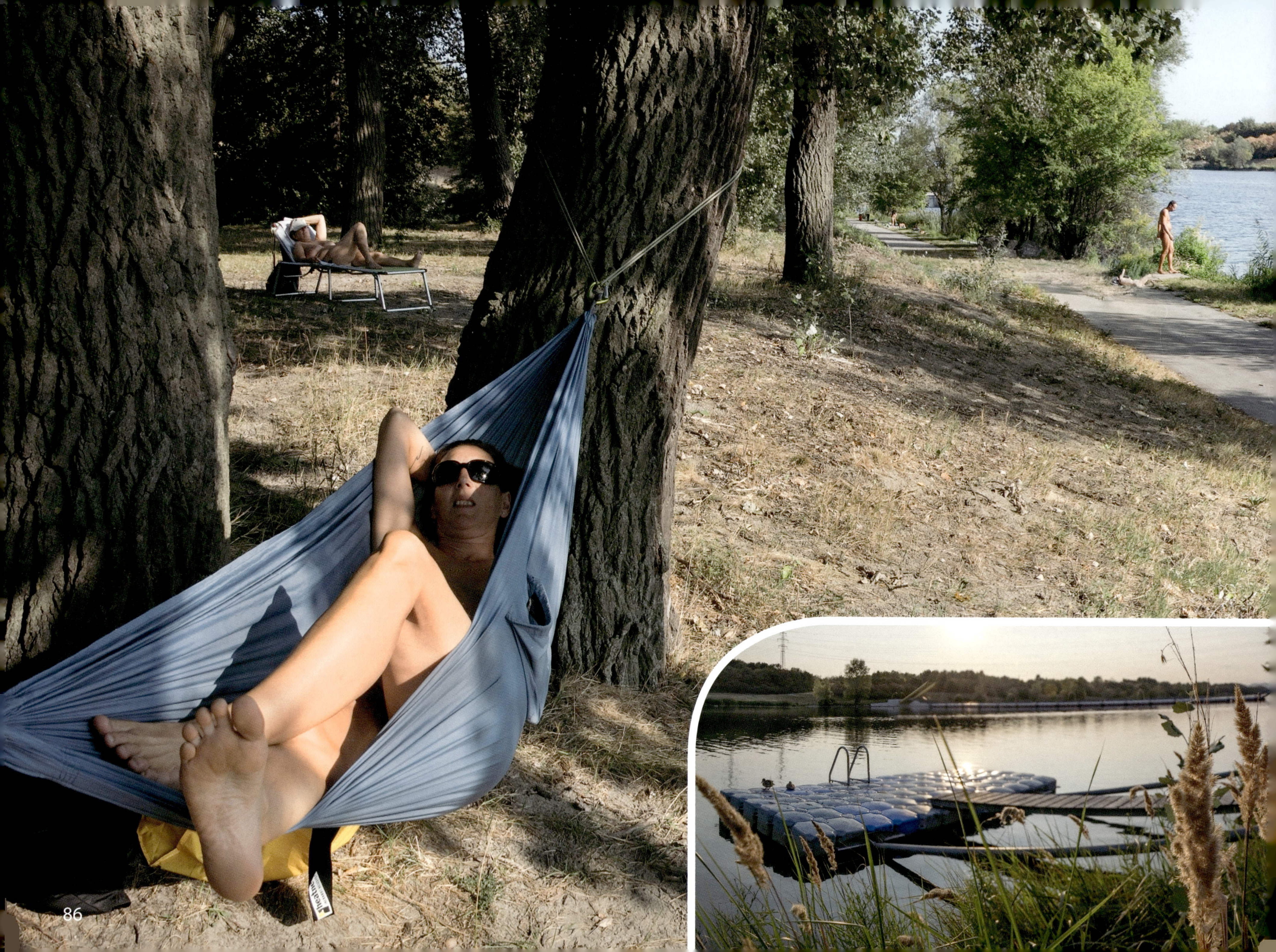

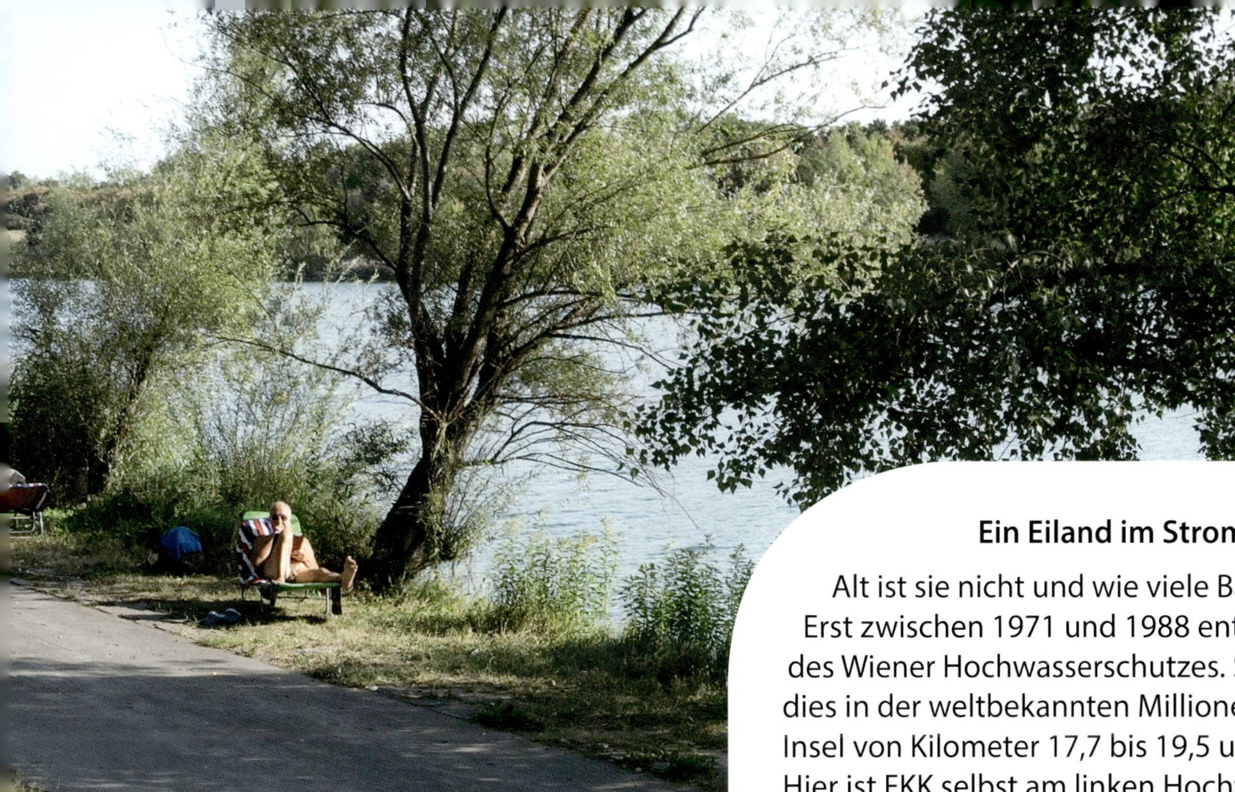

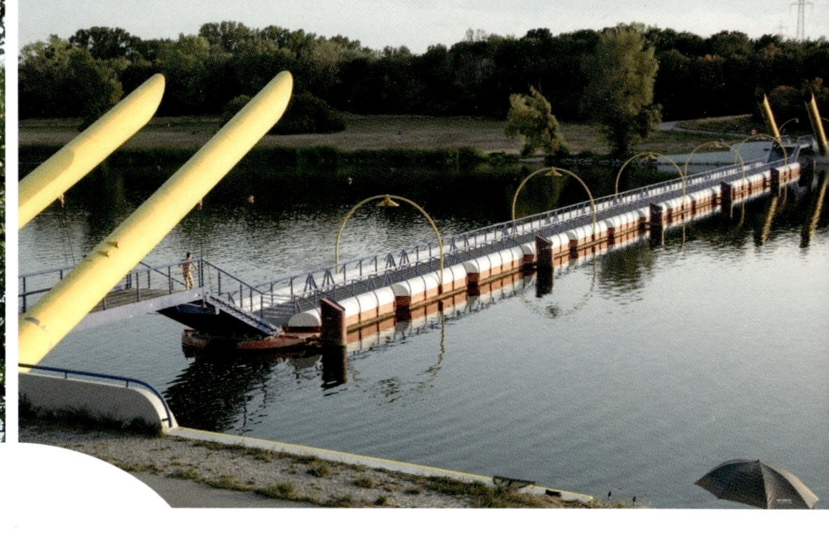

Ein Eiland im Strom

Alt ist sie nicht und wie viele Badeplätze ganz simpel von Menschenhand erschaffen. Erst zwischen 1971 und 1988 entstand die über 20 Kilometer lange Donauinsel als Teil des Wiener Hochwasserschutzes. Sie ist kaum 250 Meter breit und doch ein ganzes Paradies in der weltbekannten Millionenstadt. Die FKK-Bereiche befinden sich im Norden der Insel von Kilometer 17,7 bis 19,5 und im Südbereich von Kilometer 2,1 bis Kilometer 5,1. Hier ist FKK selbst am linken Hochwasserdamm möglich. Die ausgedehnten Liegewiesen mit schattigen Bäumen werden von den Badegästen gern genutzt. Fahrradfahren, Spazieren und Joggen kann hier ebenfalls auf mehreren Kilometern nackt praktiziert werden, was zahlreiche Wiener und ihre Gäste zelebrieren. Viele Fernsehdokumentationen zeigen das immer wieder aufs Neue und bezeichnen die Nackedeis als „Donauinsulaner".

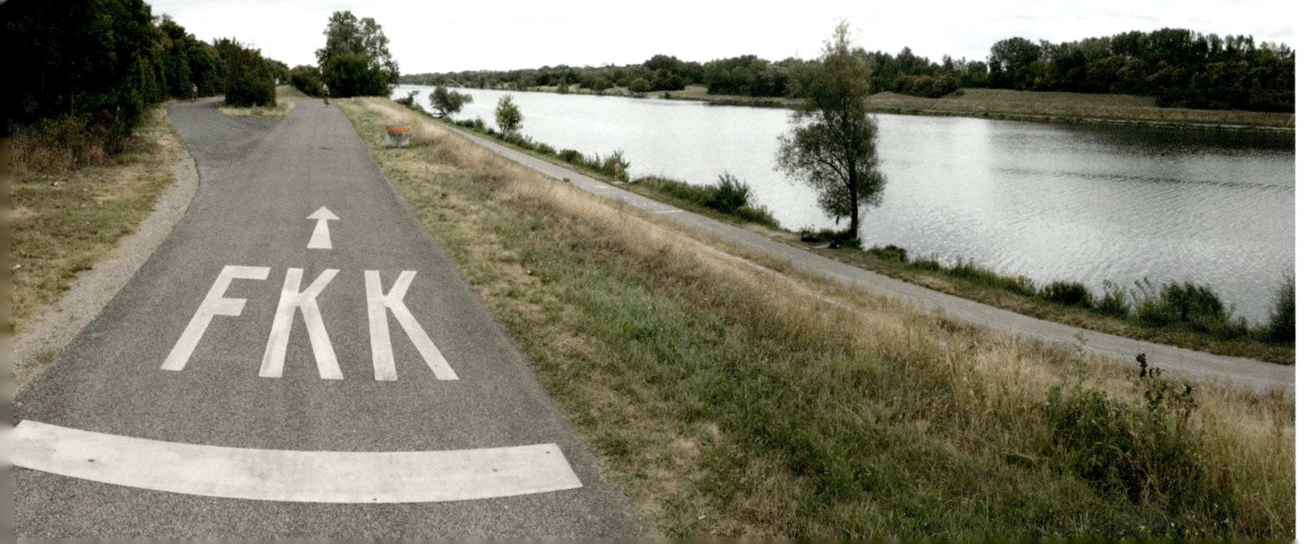

Bodenmarkierungen auf dem Asphalt weisen auf Anfang und Ende der FKK-Bereiche hin. Trinkbrunnen bieten kostenfreie Möglichkeiten zur Trinkwasserentnahme, sanitäre Anlagen stehen ebenfalls zur Verfügung. Viele Wiener erleben hier tolle Urlaubstage und verbringen nur die Nächte daheim. Preiswertere und bessere Erholung kann es nicht geben. Es besteht jedoch keine Vorschrift, sich hier nackt aufzuhalten. Das bedeutet, Textile und FKK-Freunde nehmen aufeinander Rücksicht. Keine Sorge: FKK hat hier die Macht. Ungebrochen!

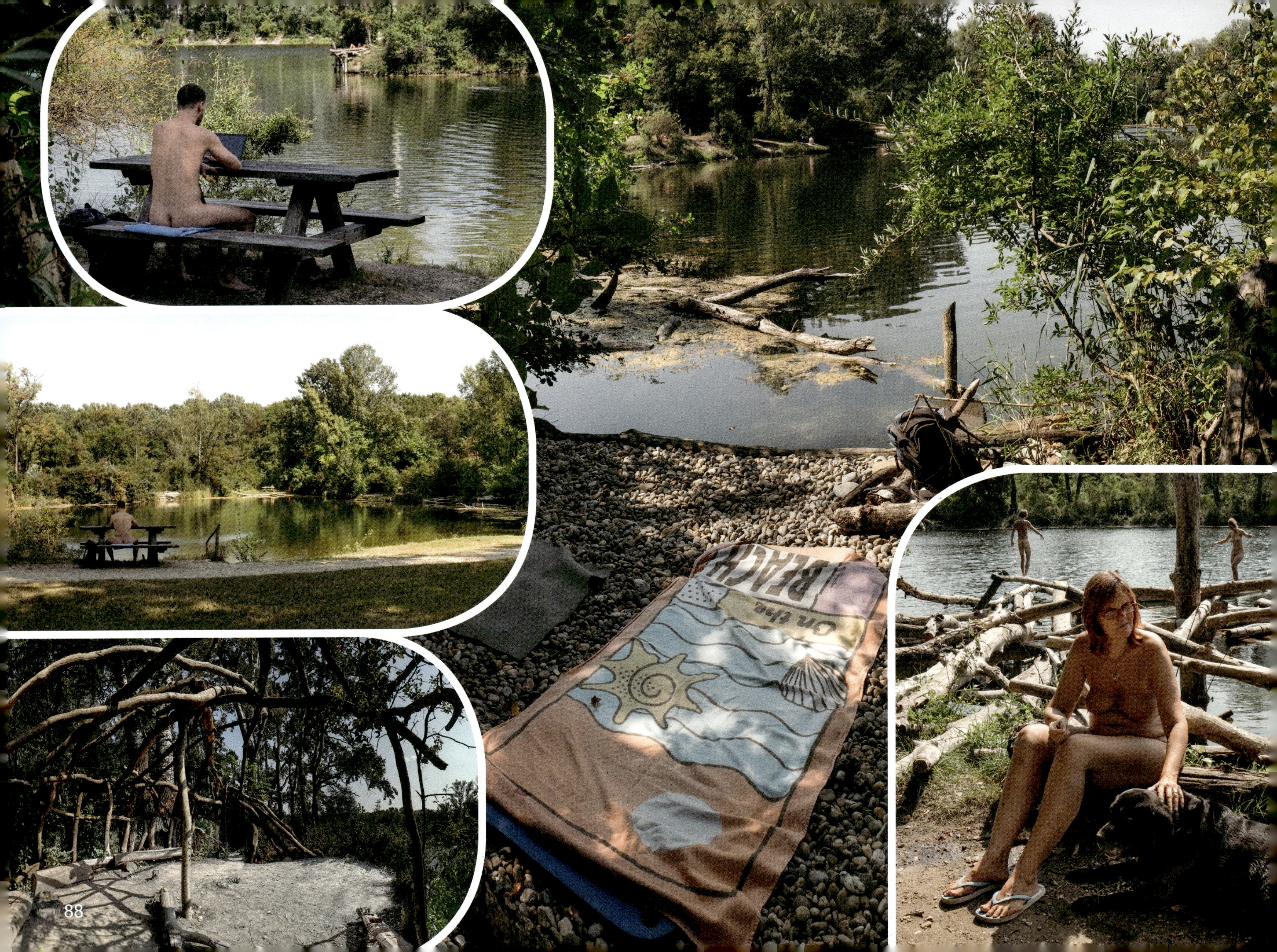
On the
BEACH

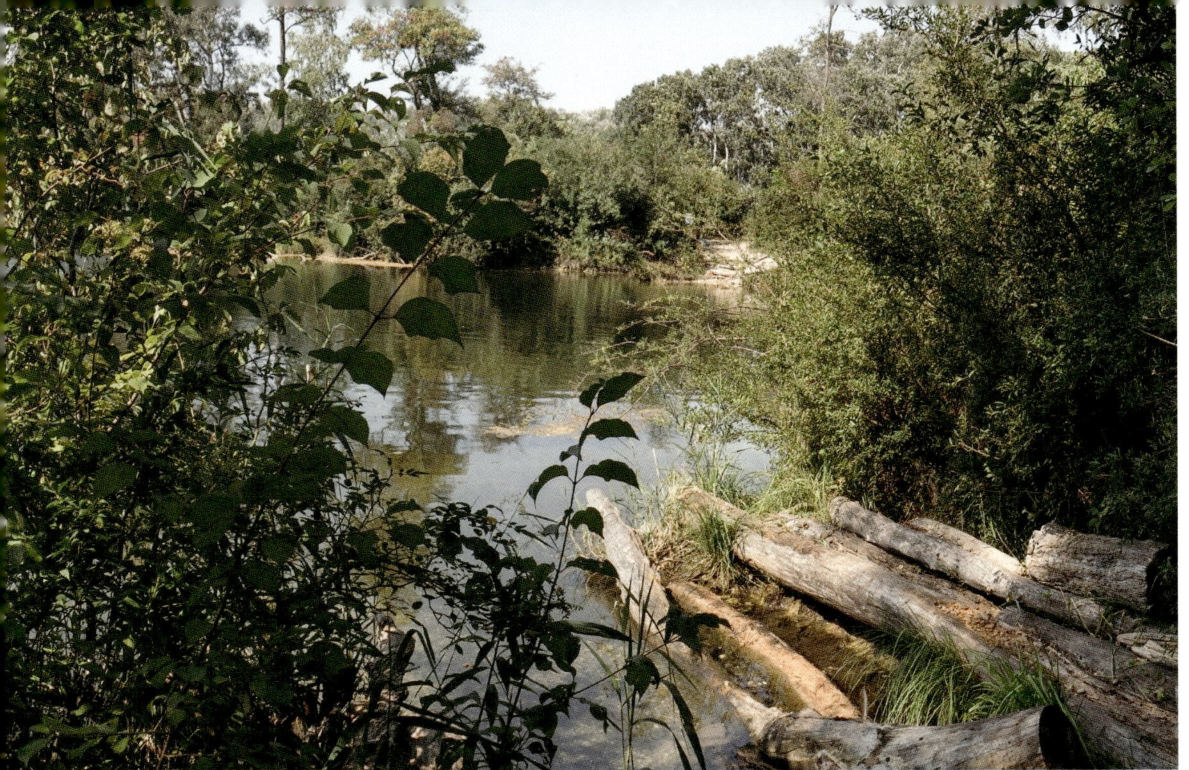

Barockes Urwaldvergnügen

Die Dechantlacke im Nationalpark Lobau ist keiner dieser gewöhnlichen und langgestreckten Seen, die als mehr oder weniger bananenartige Altarme der Donau an deren ehemaligen Verlauf erinnern. Der gewaltige Fluss selbst erhielt erst durch die Hand des Menschen sein heutiges Bett. Verwinkelte Buchten machen die Lacke zum Urwaldgewässer, im Sommer wirkt es hier eher wie am Amazonas oder im tiefsten afrikanischen Dschungel. Die flachen Strandbereiche können kaum eingesehen werden. „Stauden", wie es der Wiener nennt, versperren den Blick. Dürftiges Gestrüpp mit hellgrünen Trieben und Luftwurzeln, die dem kühlen Nass zustreben. Überall haben Badegäste Hütten und Sitzecken aus Holz gebaut, die zum Teil abenteuerlich verziert sind.

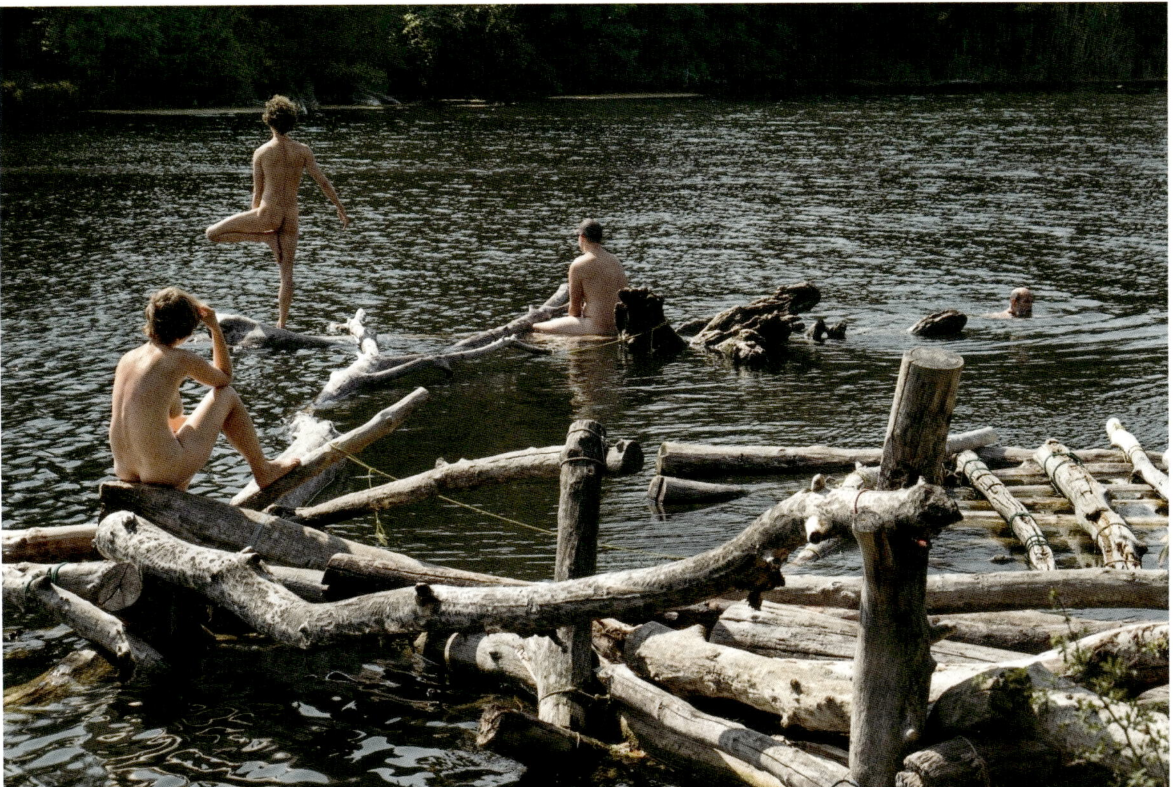

Gitarrenklänge versetzen die Luft in Schwingungen, auch Doris fühlt sich hier mit ihrem Hund wohl. Der tierische Begleiter genießt das Bad im warmen See. Bereits seit Jahrzehnten kommt sie, wie viele andere Wiener, hierher. Die Unruhe des Alltags, die dunkle Wohnung und die überflüssige Kleidung bleiben außen vor. Der natürliche Idealzustand des freien Menschen tritt ein. Ab und zu klingelt ein Handy, aber das gehört ja eigentlich nicht an diesen Ort. Die Menschen verteilen sich sitzend und liegend zwischen den kuriosen Stauden, nutzen verschlungene Pfade oder räkeln sich auf den Sonnenplätzen. Die gibt es auch zur Genüge. Doris kennt eine Menge Leute, und so kommt es zu dem einen oder anderen Plausch.

Ein Nackter zieht hinter sich einen Handwagen her. Er bietet verschiedene Getränke an. „Ein Cappuccino soll es sein? Bitte. Wohl bekomm´s!" Mit der berühmten Wiener Aussprache, die man hören muss, klingt das natürlich wie ein Gedicht. Im nächsten Moment kommt auch schon die Kuchen-Omi mit ihrem Korb unterm Arm, die nicht nur Doris heiß erwartet hat. Die Kuchenverkäuferin gewandet sich mit einem luftigen Kleid mit Sommerblumen. Quarkschnitten und Mohnkuchen warten auf Abnehmer. Guten Appetit! Die Ware ist schnell unter den Leuten. Ein Studentenpärchen greift zu und baut die so einverleibten Kalorien gleich wieder im Wasser ab.

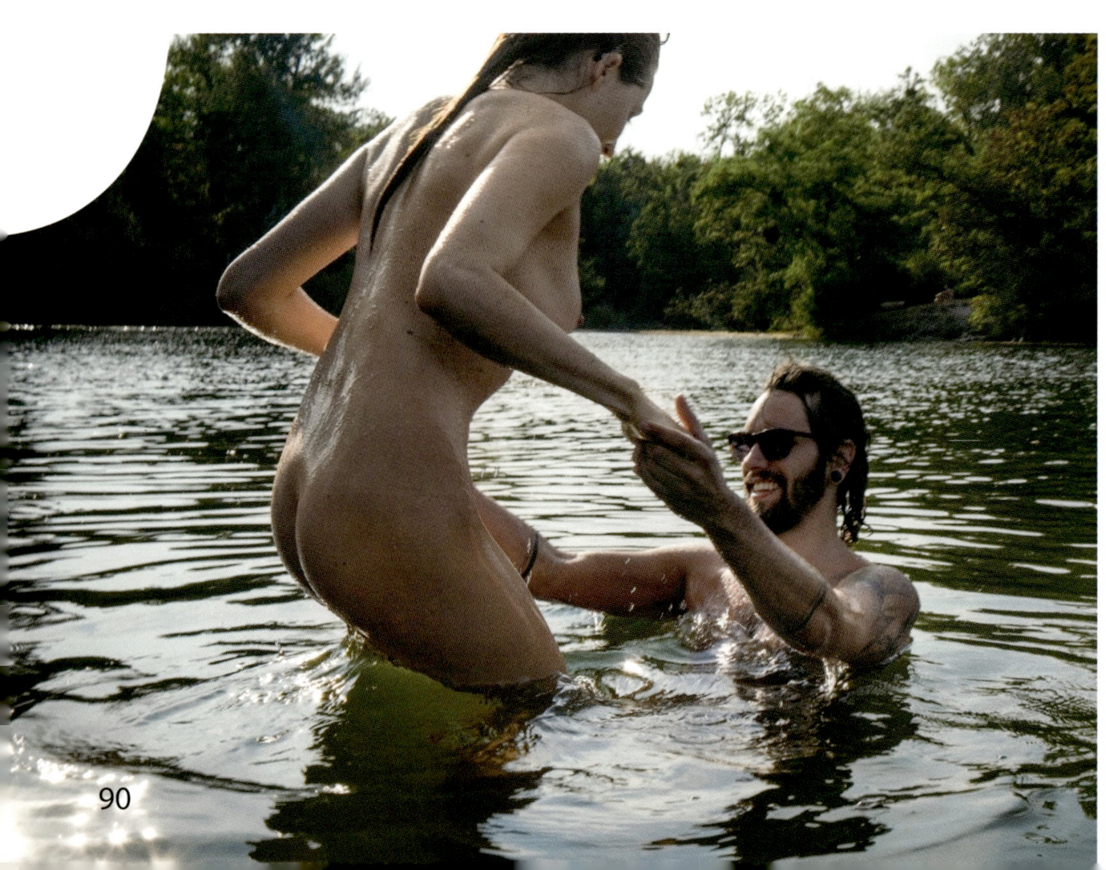

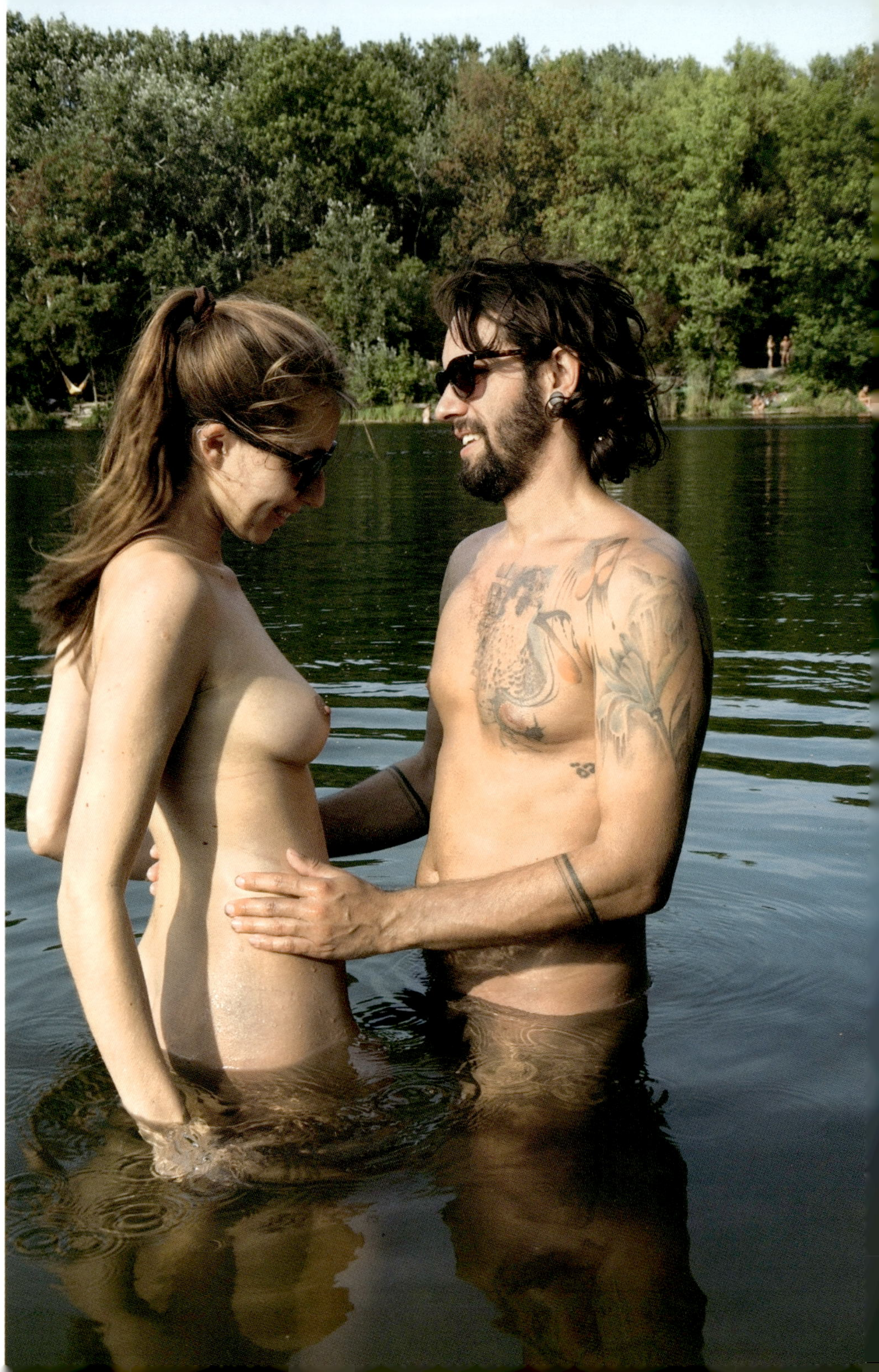

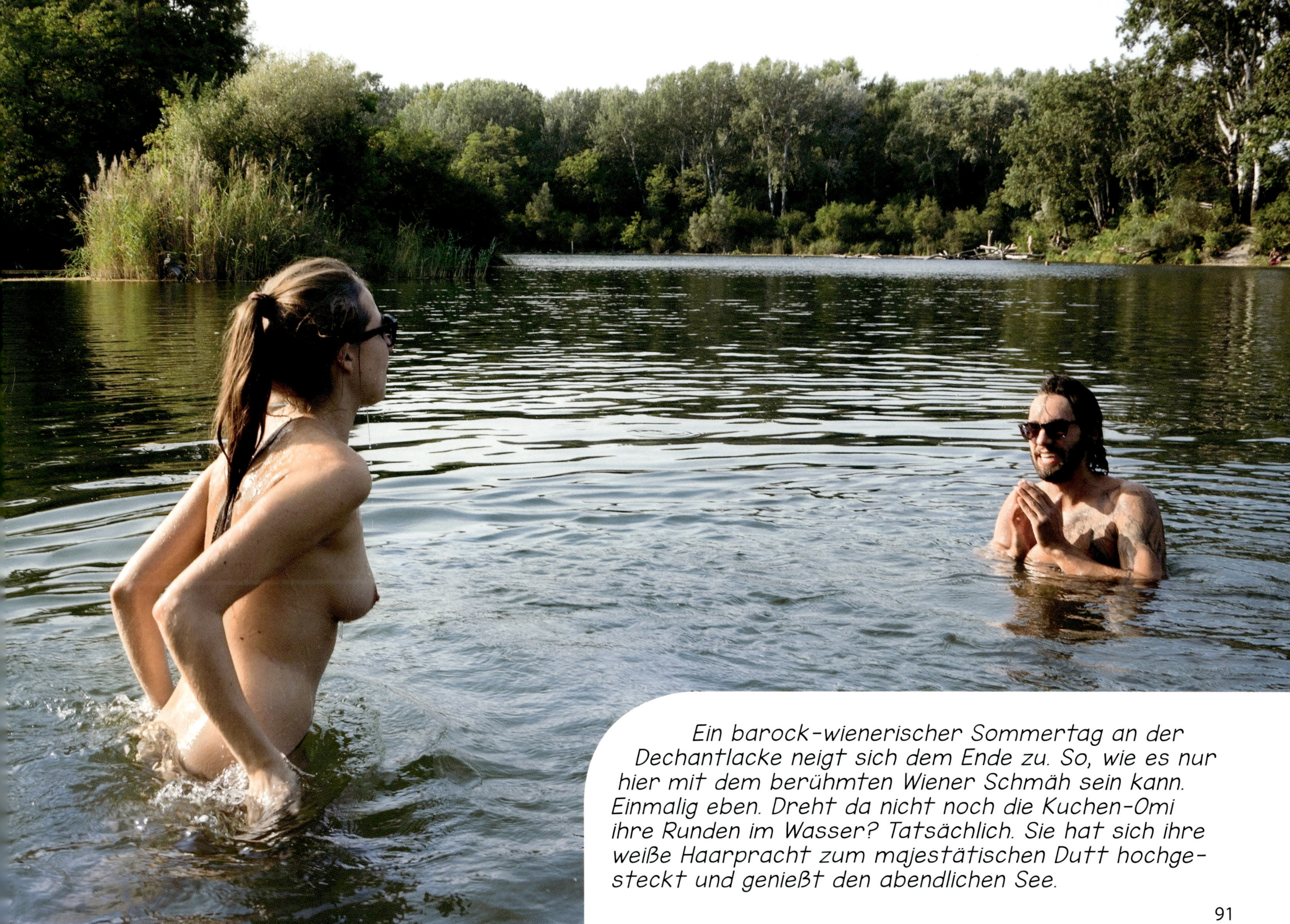

Ein barock-wienerischer Sommertag an der Dechantlacke neigt sich dem Ende zu. So, wie es nur hier mit dem berühmten Wiener Schmäh sein kann. Einmalig eben. Dreht da nicht noch die Kuchen-Omi ihre Runden im Wasser? Tatsächlich. Sie hat sich ihre weiße Haarpracht zum majestätischen Dutt hochgesteckt und genießt den abendlichen See.

UNVERHÜLLTE AUSBLICKE

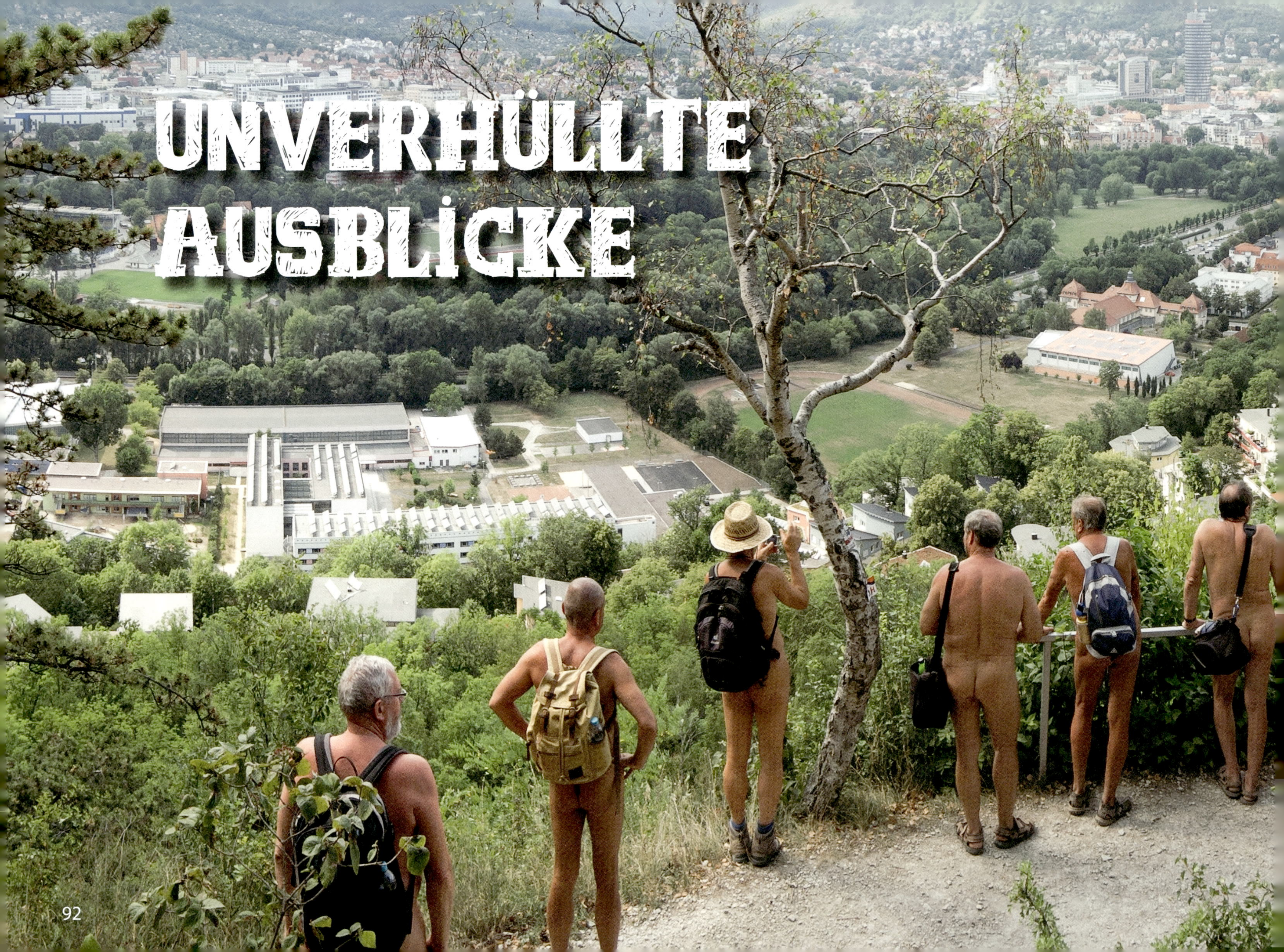

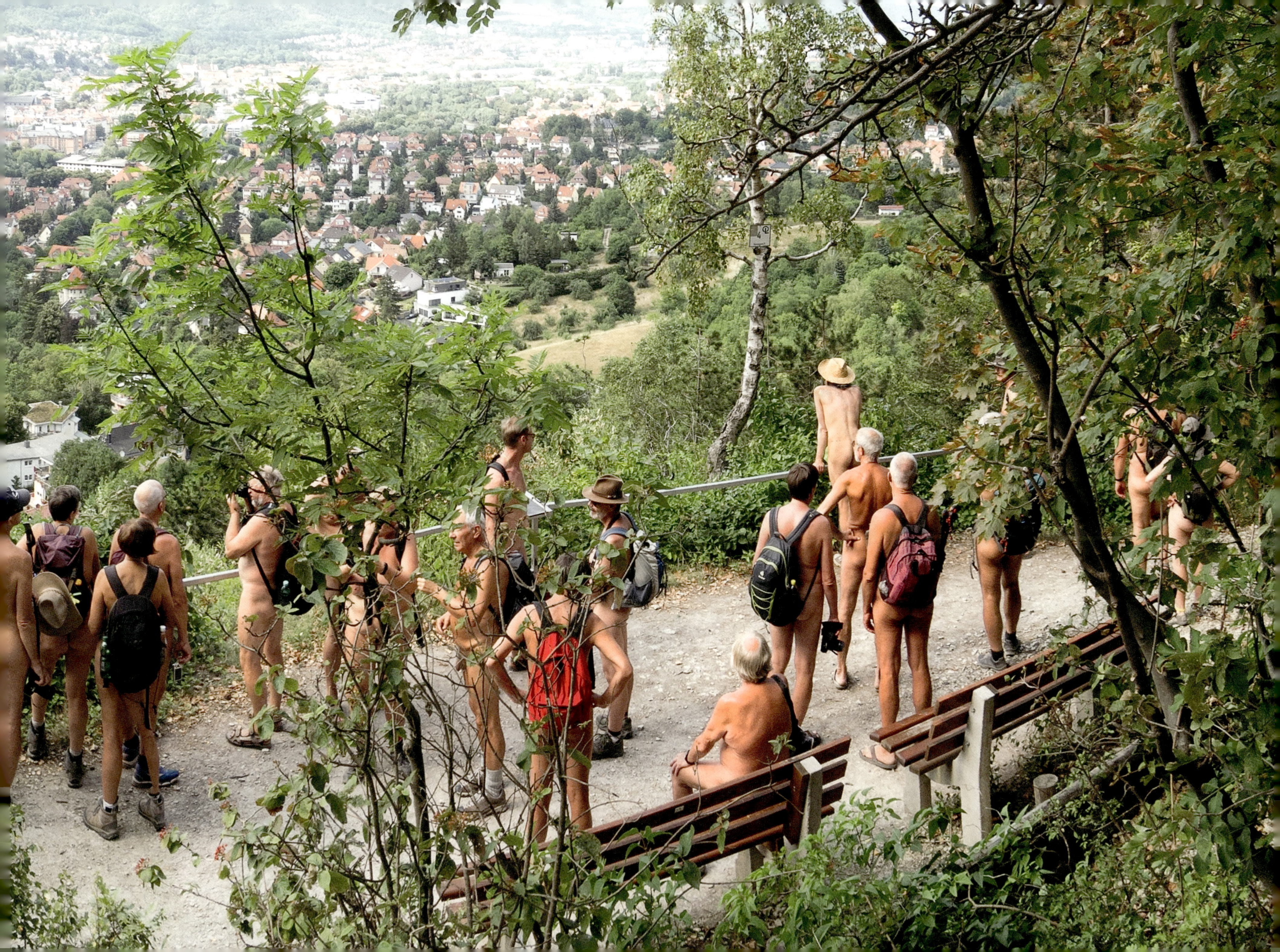

TEXTILFREI AUF DER

Nacktwanderer in der Jenaer Berglandschaft

Wer an diesem schwülheißen Julitag des Jahres 2018 von Jena aus Richtung Kernberge schaute, traute seinen Augen kaum: Augenscheinlich bewegte sich dort hoch über den Dächern der Universitätsstadt eine Horde Nackedeis auf der „Saalehorizontale", dem bekannten Wanderweg entlang des vielbesungenen Flusses. Wer das bei den hohen Temperaturen für eine Fata Morgana hielt, der wurde spätestens beim zweiten Hinschauen eines Besseren belehrt: Ja, es liefen tatsächlich 31 unbekleidete Rucksacktouristen dort oben.

Nackt Thüringer Landschaften erfahren

Zwar waren die Männer deutlich in der Mehrzahl, es gab aber auch einige Frauen. Andreas aus der Nähe von Rudolstadt organisiert seit einigen Jahren die Thüringer Nacktwandertage, die sich immer größerer Beliebtheit erfreuen. „Es gibt eine Fangemeinde, die regelmäßig kommt. Viele planen das ganz fest in ihren Urlaub ein." So z.B. Rita und Dieter aus Schmalkalden, die fast die gesamte Woche mitmachten. „Es gibt so schöne Flecken vor der Haustür, man braucht gar nicht in die Ferne zu fahren!" So der Tenor vieler Teilnehmer. Trotzdem nehmen vor allem Nacktwanderfreunde aus allen Teilen Deutschlands teil. Sie kommen aus Rheinland-Pfalz, Bayern, aus dem Saarland und aus Sachsen. Teilnehmer aus England und Frankreich schätzen die nackte Gemeinschaft ebenfalls.

Tuchfühlung mit Mutter Natur

Wie verhält es sich überhaupt rechtlich? Dürfen Mann und Frau sich so einfach splitterfasernackig in der Natur bewegen? Die Antwort ist ganz einfach: Es ist tatsächlich erlaubt, so lange damit keiner gestört wird oder sich aufregt. Die Begegnungen mit Textilen hielten sich in Jena merklich in Grenzen, auf dem

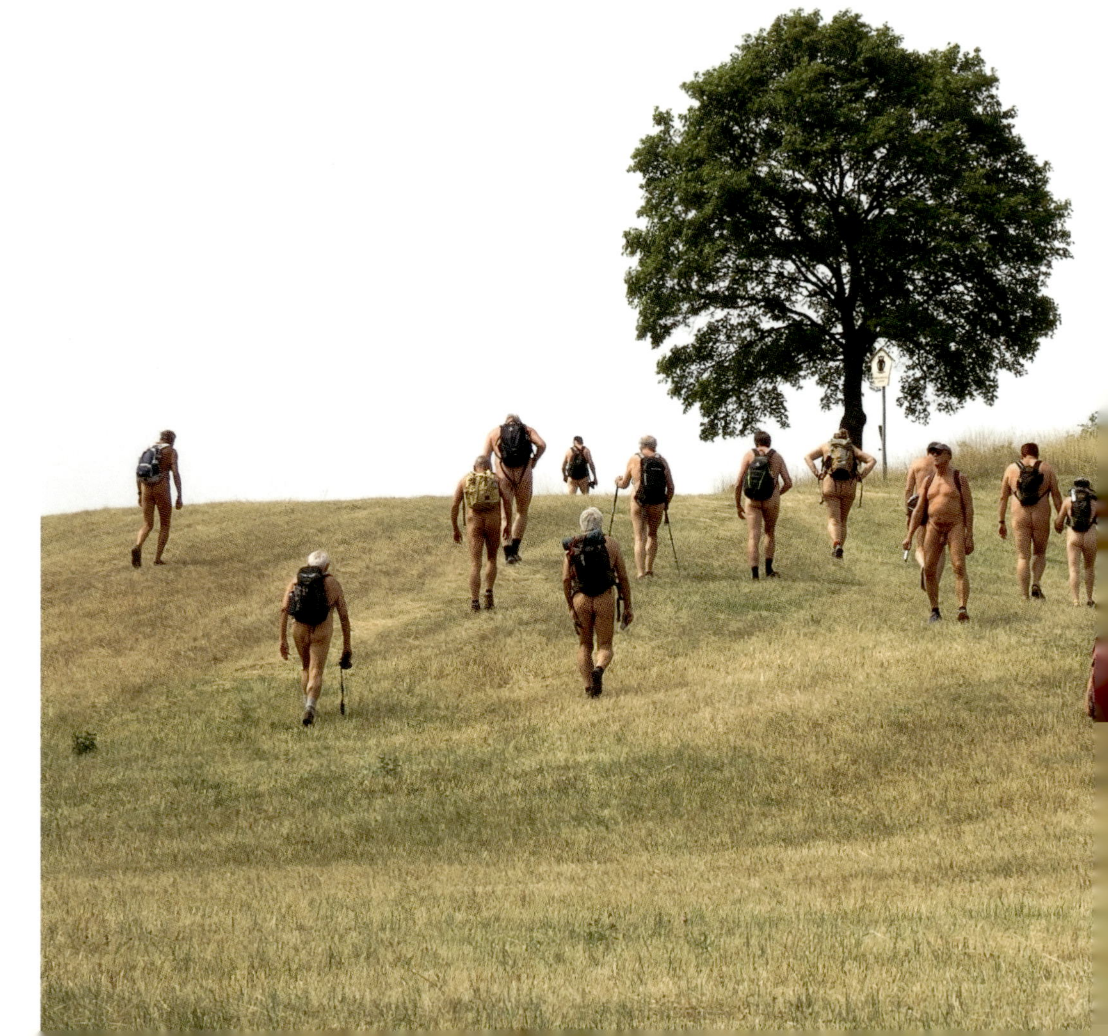

SAALEHORIZONTALE

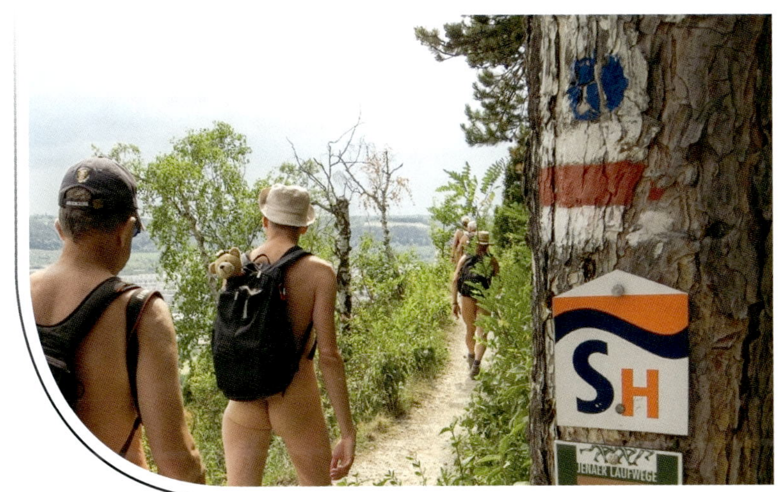

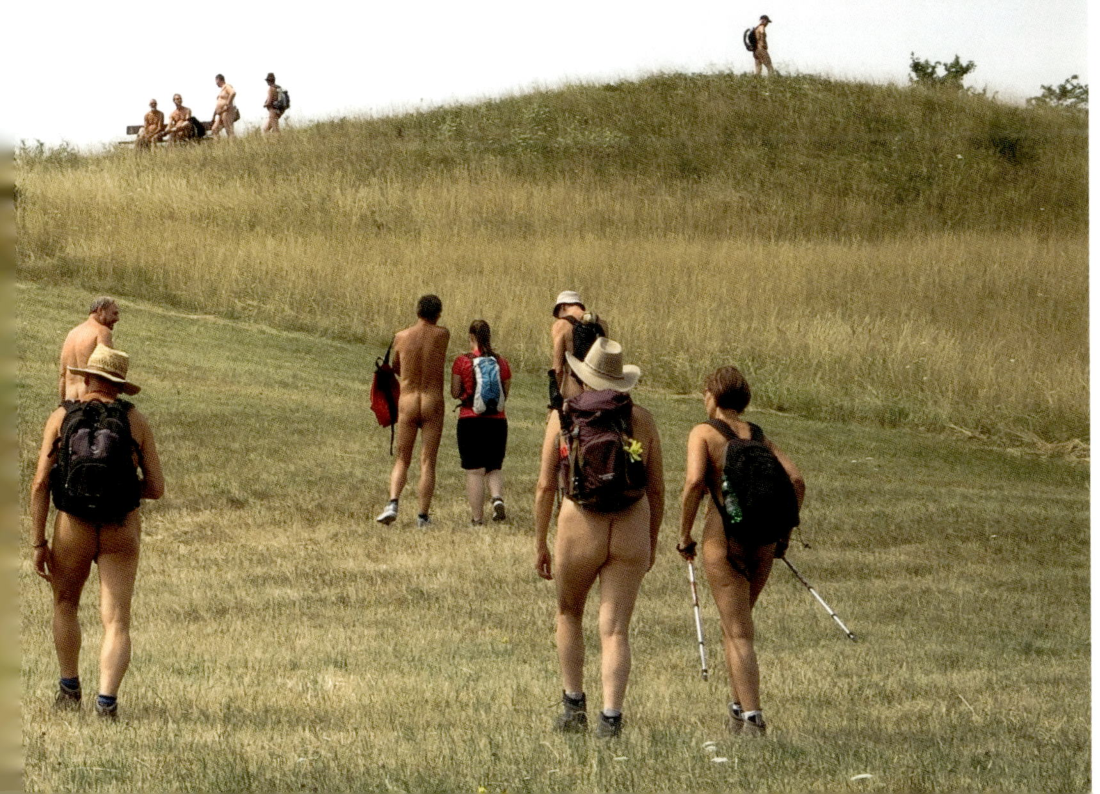

gesamten Weg über sechs Stunden waren es nicht einmal zehn. Im Prinzip gibt es drei Arten der Reaktion bei einem Zusammentreffen der Nacktwanderer mit Bekleideten, so Andreas. „Manche nehmen überhaupt keine Notiz, manche grüßen freundlich und unterhalten sich. Einige finden es aber auch ziemlich lustig und machen den einen oder anderen Witz. Da lachen wir Nacktwanderer natürlich gerne mit!" Humor ist halt Trumpf! Am meisten reizt die nackten Wandersleute das intensive Erleben der Natur. Alle Sinne sind gefordert und werden gefördert, jeder Käfer und jeder Schmetterling am Wegesrand erregt Aufsehen und zeigt die Schönheit der Umwelt.

Ausblicke und Thüringer Gastlichkeit

Wunderbar die Ausblicke auf die Großstadt Jena. Mitunter war es kaum zu glauben, dass ca. zwei Kilometer von der Saalehorizontale die Großstadt Jena pulsiert. Ein Lob gab es von allen Teilnehmern für den Wanderleiter Andreas: Er hat den Weg vorher abgelaufen und kannte deshalb alle Winkel ganz genau. Kurz vor Ziegenhain kam dann doch der neuralgische Punkt: Wieder in die Klamotten. Eine zünftige Einkehr mit deftigen Landessen und einem guten Tropfen beendete den anstrengenden Nacktwandertag. Über 14 Kilometer standen auf den Schrittzählern.

Mehr als einmal war in den Gesprächen ein Satz zu hören, der sich einprägt:

„Kleider machen Leute, aber nackt ist man ein Mensch."

Andreas organisiert jährlich eine Thüringer Nacktwanderwoche. Unter andreas@thueringen-natur.de gibt es Informationen für die nächsten Touren.

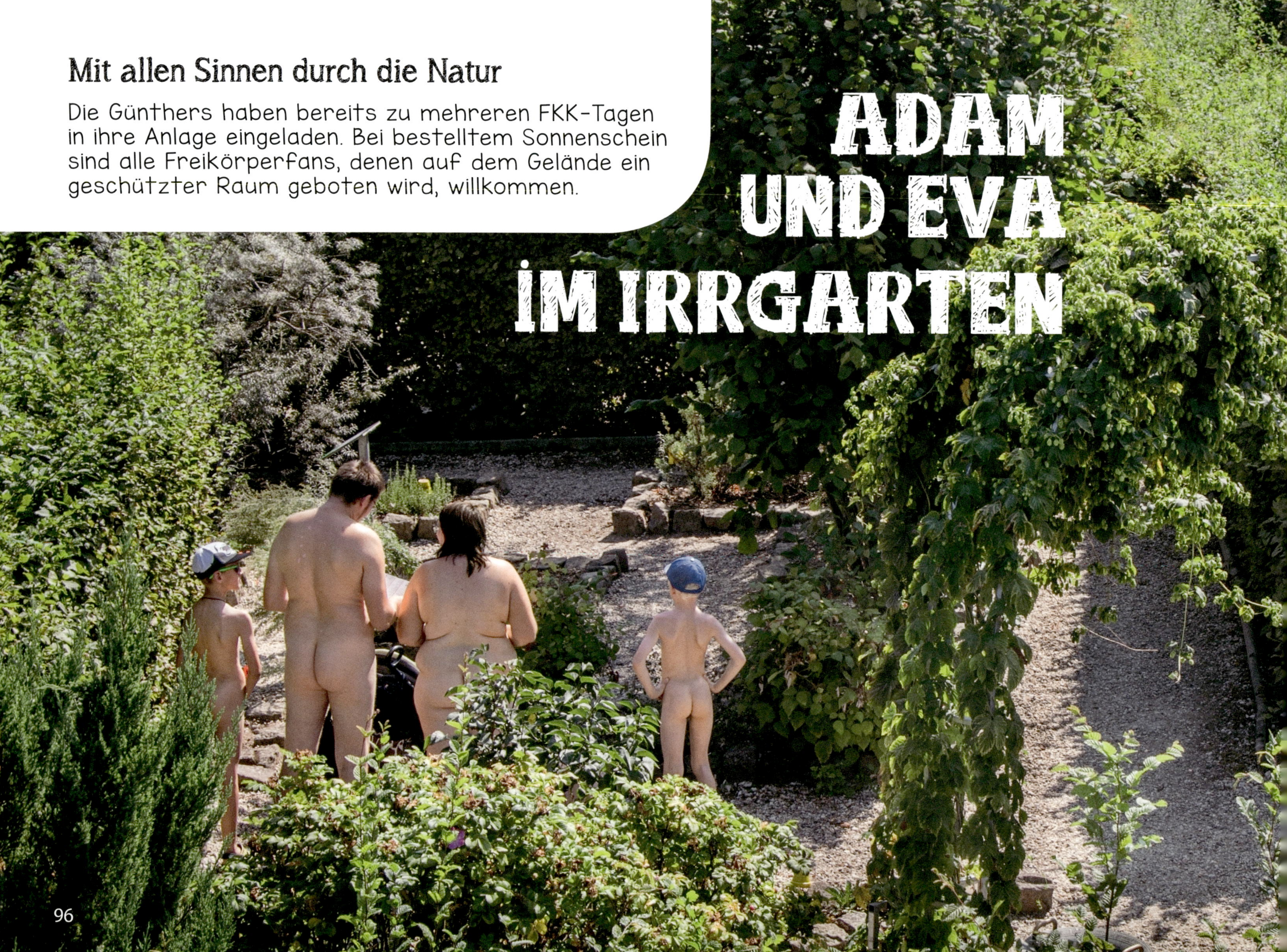

Mit allen Sinnen durch die Natur

Die Günthers haben bereits zu mehreren FKK-Tagen in ihre Anlage eingeladen. Bei bestelltem Sonnenschein sind alle Freikörperfans, denen auf dem Gelände ein geschützter Raum geboten wird, willkommen.

ADAM UND EVA IM IRRGARTEN

Im „Irrgarten der Sinne“ gegenüber der Gaststätte Lindenvorwerk im Kohren-Sahliser Ortsteil Rüdigsdorf wurden bereits mehrere solche Events veranstaltet. Diese waren bei jedem Wetter erfolgreich und so entschlossen sich die Betreiber Jörg und Karola Günther zu einer festen Veranstaltung im Jahreskalender.

"In Wippra im Harz und in der Lüneburger Heide gibt es schließlich schon lange gut frequentierte Nacktwanderwege. Unser Irrgarten bietet die besten Bedingungen, um die Natur mit allen Nuancen hautnah zu erleben. Und das geht am besten nackt! Für viele Fans der Freikörperkultur ist das kleiderlose Dasein nicht nur ein Freizeitvergnügen, sondern eine Lebenseinstellung, die als Naturismus bezeichnet wird. Das bedeutet, der Mensch steht im Einklang mit der Natur, er entdeckt und nutzt seine Sinne", meint Jörg Günther. Dazu bietet der Irrgarten, der zu den ausgezeichneten Freizeitanlagen im Freistaat Sachsen gehört, beste Möglichkeiten. Jörg Günther versteht nicht, warum sich manche Menschen aufregen, wenn an Seen nackt gebadet wird. Er findet nasse Badesachen einfach nur nervig.

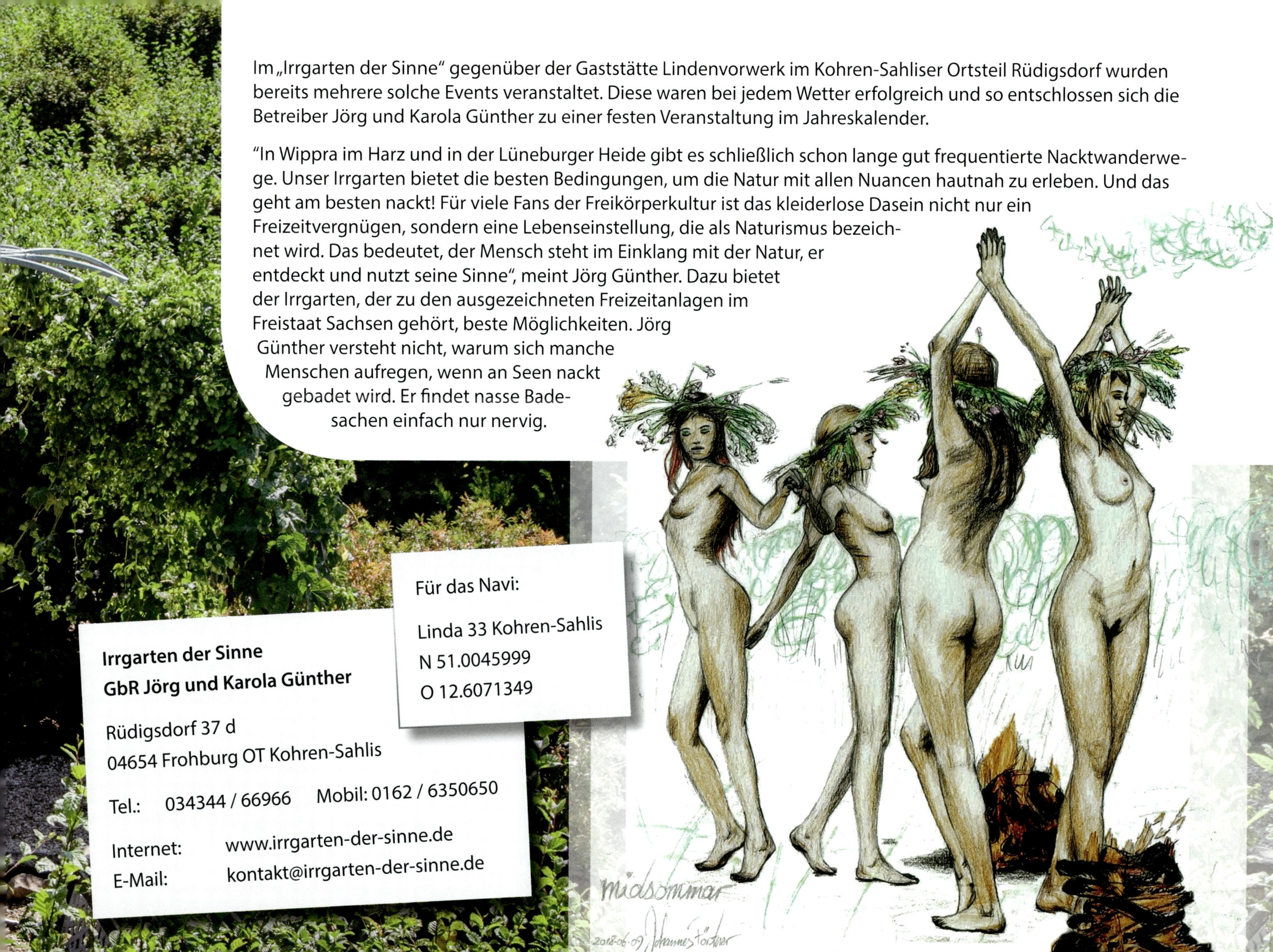

Für das Navi:

Linda 33 Kohren-Sahlis
N 51.0045999
O 12.6071349

Irrgarten der Sinne
GbR Jörg und Karola Günther

Rüdigsdorf 37 d
04654 Frohburg OT Kohren-Sahlis

Tel.: 034344 / 66966 Mobil: 0162 / 6350650

Internet: www.irrgarten-der-sinne.de
E-Mail: kontakt@irrgarten-der-sinne.de

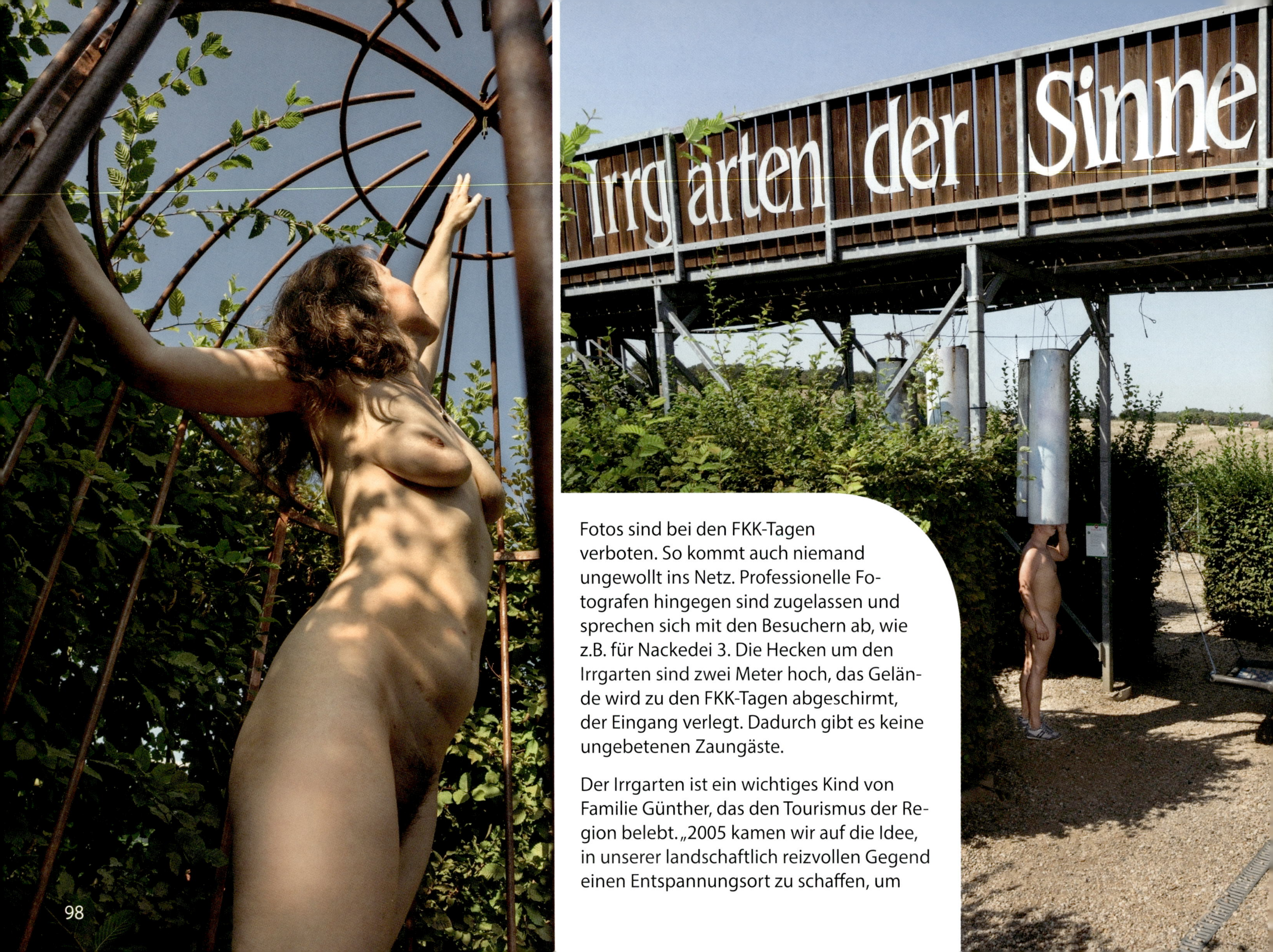

Fotos sind bei den FKK-Tagen verboten. So kommt auch niemand ungewollt ins Netz. Professionelle Fotografen hingegen sind zugelassen und sprechen sich mit den Besuchern ab, wie z.B. für Nackedei 3. Die Hecken um den Irrgarten sind zwei Meter hoch, das Gelände wird zu den FKK-Tagen abgeschirmt, der Eingang verlegt. Dadurch gibt es keine ungebetenen Zaungäste.

Der Irrgarten ist ein wichtiges Kind von Familie Günther, das den Tourismus der Region belebt. „2005 kamen wir auf die Idee, in unserer landschaftlich reizvollen Gegend einen Entspannungsort zu schaffen, um

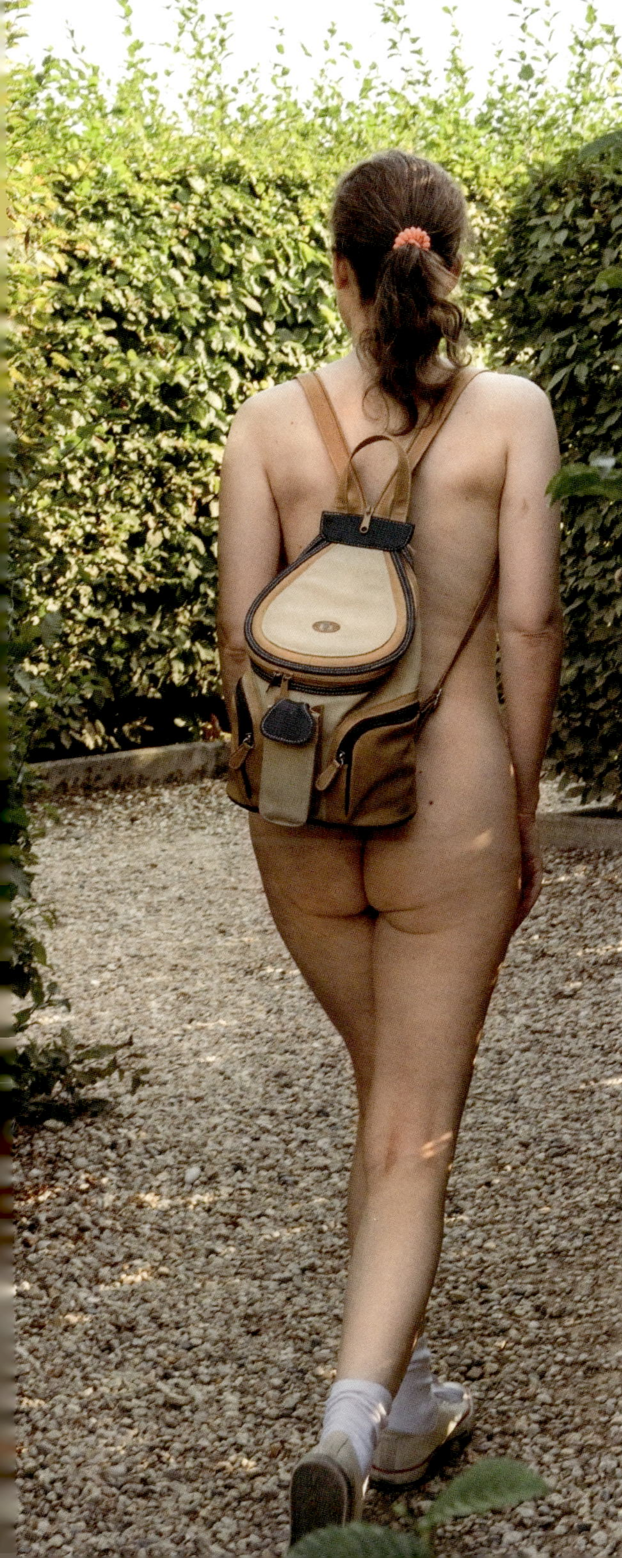

inne zu halten und die Sinne zu beleben und zu schärfen", erläutern die Günthers. Es wurden fast vier Kilometer Wege angelegt, 5000 Rasenkanten und 9000 Hainbuchen gesetzt. Die Hainbuche verleiht dem Irrgarten Leben. Selbst im heißen Sommer 2018 hielt ihr Laub durch und besticht im Herbst und Winter mit stimmungsvoller Färbung.

Während des Gangs durch den Irrgarten können interessante Stationen absolviert werden. Knifflige Aufgaben sprechen alle Sinne an und sorgen für allerhand Kurzweil, auch wenn sich der vermeindliche Ausweg aus dem Irrgarten wiedermal als Sackgasse entpuppt. Ein Spielplatz und Tiere für Groß und Klein laden zum längeren Verweilen ein. Ein umfangreiches Angebot an Speisen und Getränken macht den Tag im Irrgarten perfekt. Das Wegenetz wächst, es gibt bereits einen ansehnlichen Erweiterungsbereich.

Den FKK-Tag nutzen jährlich immer wieder die vielen Anhänger der nacktiven Szene aus ganz Deutschland. So waren z.B. 2017 einige Teilnehmer der Sächsischen Nacktwanderwoche vor Ort. Sie können jedem nur raten, die textillose Freiheit zu genießen. Das Nacktsein bringt gesundheitliche Vorteile. Die Krankheitsanfälligkeit wird kleiner, die Kälteempfindlichkeit sinkt.

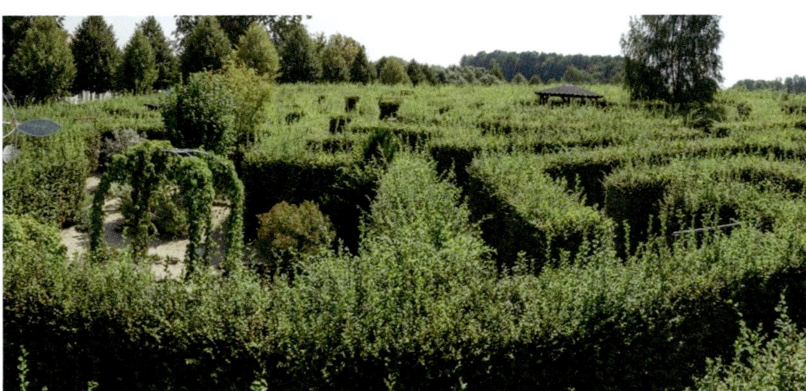

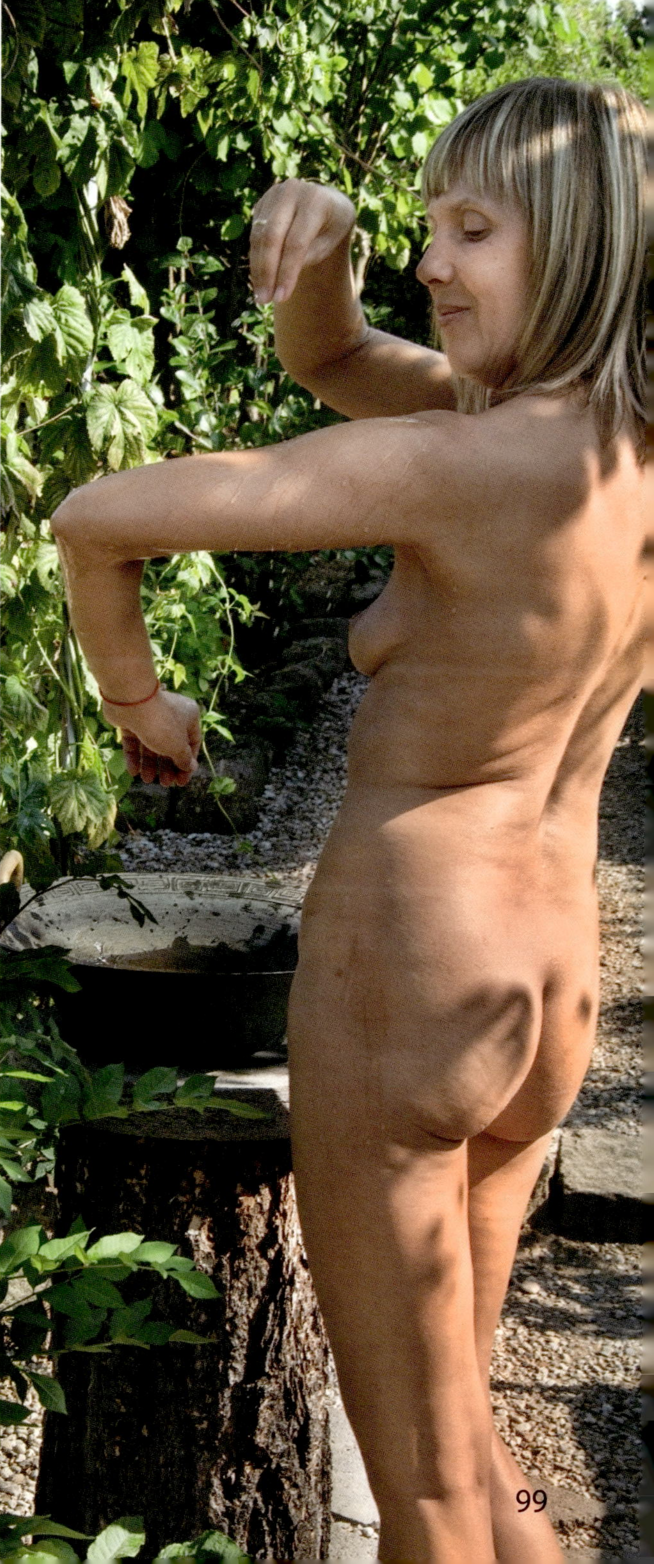

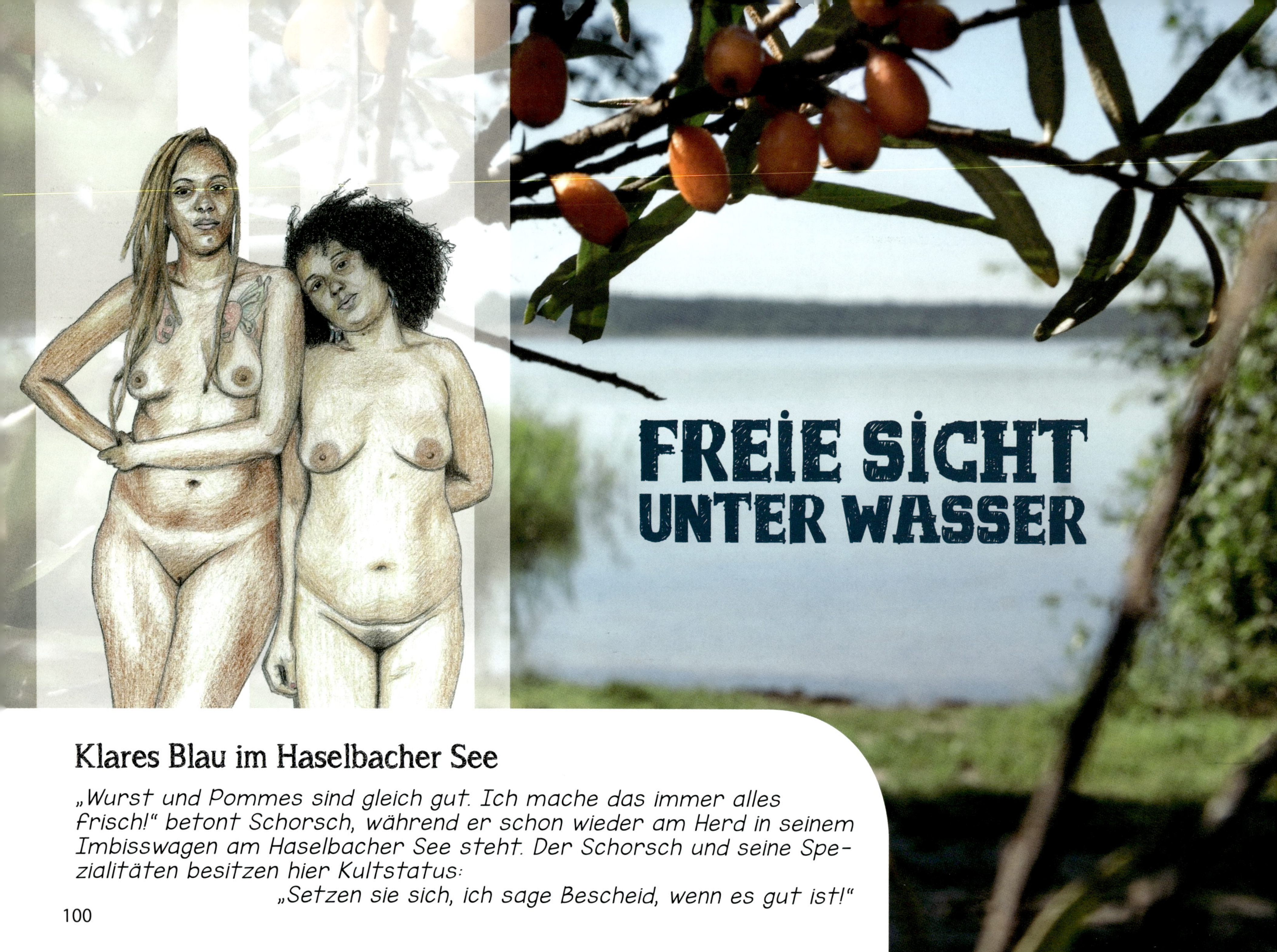

FREIE SICHT UNTER WASSER

Klares Blau im Haselbacher See

„Wurst und Pommes sind gleich gut. Ich mache das immer alles frisch!" betont Schorsch, während er schon wieder am Herd in seinem Imbisswagen am Haselbacher See steht. Der Schorsch und seine Spezialitäten besitzen hier Kultstatus:

„Setzen sie sich, ich sage Bescheid, wenn es gut ist!"

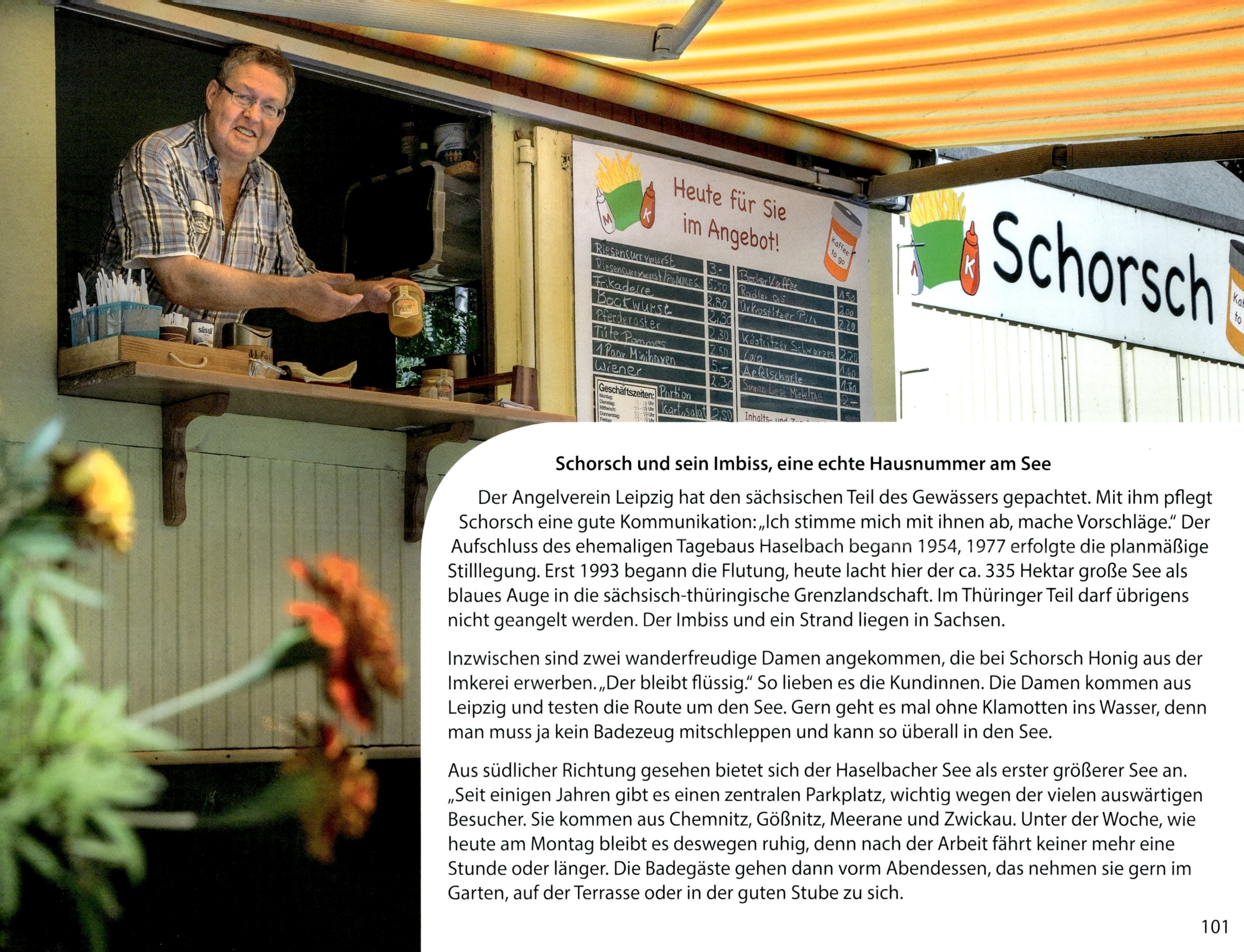

Schorsch und sein Imbiss, eine echte Hausnummer am See

Der Angelverein Leipzig hat den sächsischen Teil des Gewässers gepachtet. Mit ihm pflegt Schorsch eine gute Kommunikation: „Ich stimme mich mit ihnen ab, mache Vorschläge." Der Aufschluss des ehemaligen Tagebaus Haselbach begann 1954, 1977 erfolgte die planmäßige Stilllegung. Erst 1993 begann die Flutung, heute lacht hier der ca. 335 Hektar große See als blaues Auge in die sächsisch-thüringische Grenzlandschaft. Im Thüringer Teil darf übrigens nicht geangelt werden. Der Imbiss und ein Strand liegen in Sachsen.

Inzwischen sind zwei wanderfreudige Damen angekommen, die bei Schorsch Honig aus der Imkerei erwerben. „Der bleibt flüssig." So lieben es die Kundinnen. Die Damen kommen aus Leipzig und testen die Route um den See. Gern geht es mal ohne Klamotten ins Wasser, denn man muss ja kein Badezeug mitschleppen und kann so überall in den See.

Aus südlicher Richtung gesehen bietet sich der Haselbacher See als erster größerer See an. „Seit einigen Jahren gibt es einen zentralen Parkplatz, wichtig wegen der vielen auswärtigen Besucher. Sie kommen aus Chemnitz, Gößnitz, Meerane und Zwickau. Unter der Woche, wie heute am Montag bleibt es deswegen ruhig, denn nach der Arbeit fährt keiner mehr eine Stunde oder länger. Die Badegäste gehen dann vorm Abendessen, das nehmen sie gern im Garten, auf der Terrasse oder in der guten Stube zu sich.

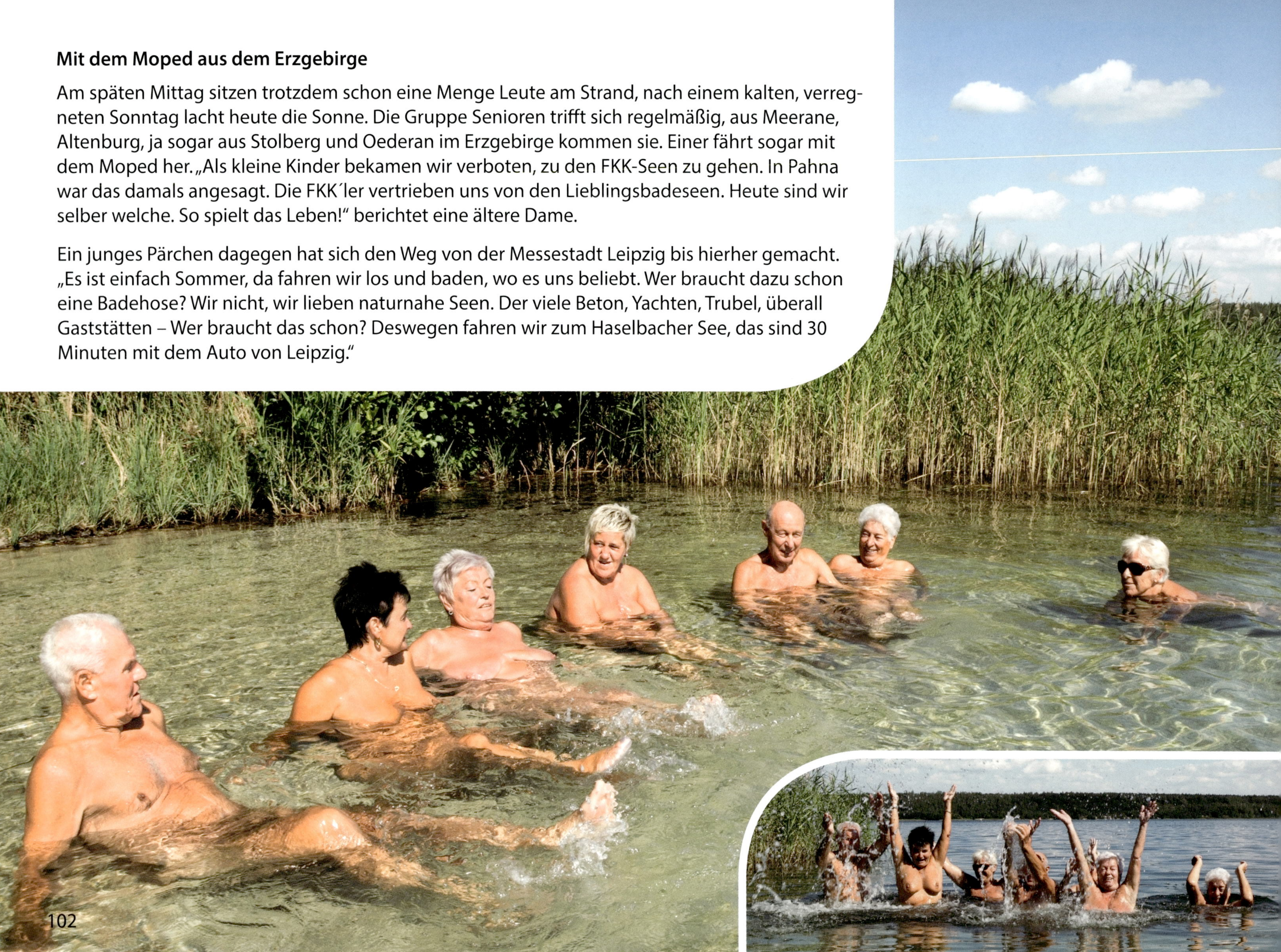

Mit dem Moped aus dem Erzgebirge

Am späten Mittag sitzen trotzdem schon eine Menge Leute am Strand, nach einem kalten, verregneten Sonntag lacht heute die Sonne. Die Gruppe Senioren trifft sich regelmäßig, aus Meerane, Altenburg, ja sogar aus Stolberg und Oederan im Erzgebirge kommen sie. Einer fährt sogar mit dem Moped her. „Als kleine Kinder bekamen wir verboten, zu den FKK-Seen zu gehen. In Pahna war das damals angesagt. Die FKK´ler vertrieben uns von den Lieblingsbadeseen. Heute sind wir selber welche. So spielt das Leben!" berichtet eine ältere Dame.

Ein junges Pärchen dagegen hat sich den Weg von der Messestadt Leipzig bis hierher gemacht. „Es ist einfach Sommer, da fahren wir los und baden, wo es uns beliebt. Wer braucht dazu schon eine Badehose? Wir nicht, wir lieben naturnahe Seen. Der viele Beton, Yachten, Trubel, überall Gaststätten – Wer braucht das schon? Deswegen fahren wir zum Haselbacher See, das sind 30 Minuten mit dem Auto von Leipzig."

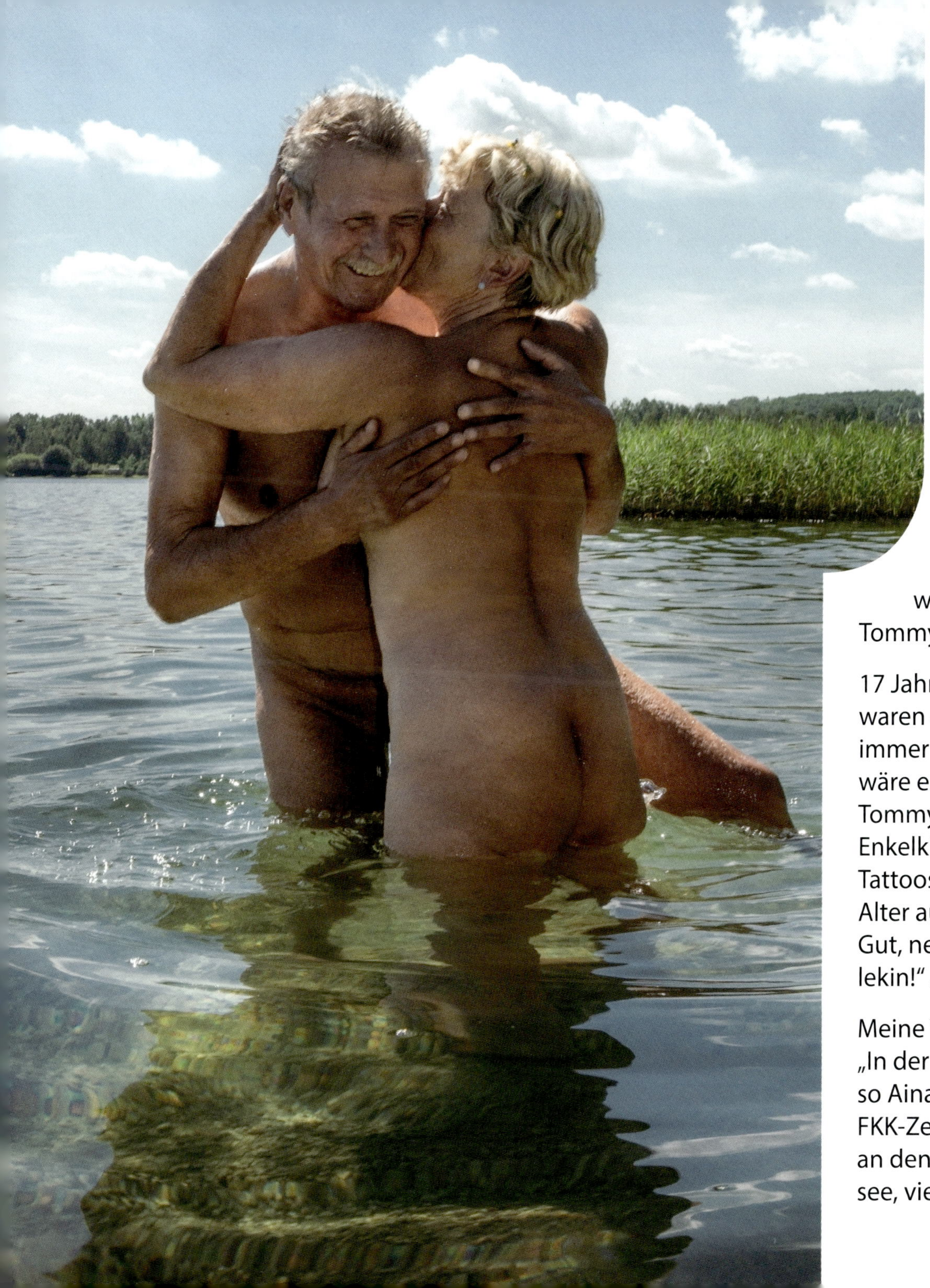

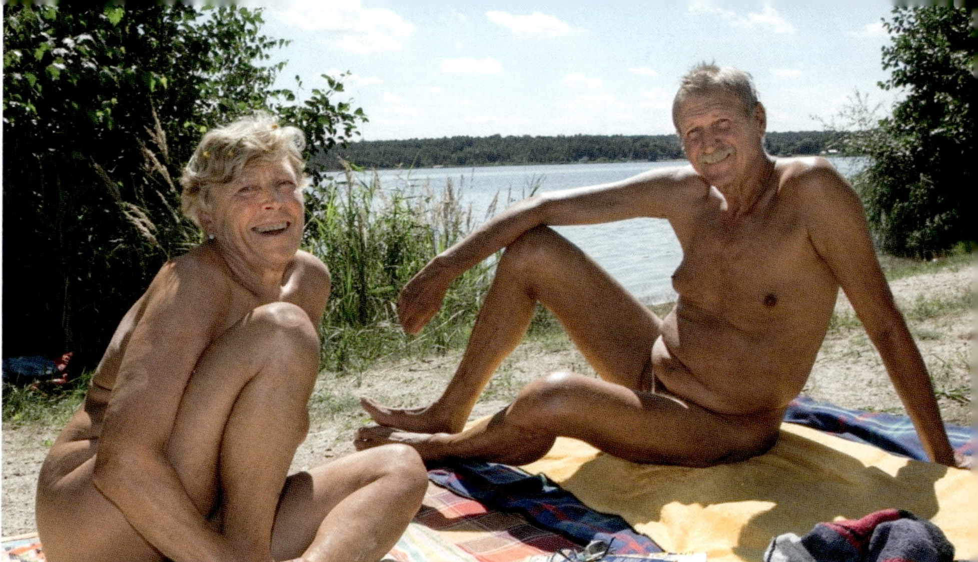

Thüringer Seetouristen

„In Thüringen und Sachsen gibt es die schönsten Frauen. Deswegen bin ich hergekommen. Ich habe eine abgekriegt!“, so feixt Tommy, der aus Stralsund der Liebe wegen zu Aina nach Gößnitz kam.

17 Jahre kommen beide jetzt schon an den Haselbacher See. „Da waren die Bäume noch ganz klein, viel Sand überall. Wir haben das immer mit der Ostsee verglichen, die wir ja gut kennen.“ „Nein, besser wäre es, das hier als die Karibik vor der Haustür zu bezeichnen“ kontert Tommy. „Früher haben mehr junge Leute FKK gemacht, nun ja, unsere Enkelkinder sind leider nicht dafür zu begeistern. Die lieben heute ihre Tattoos. Da sollten sie mal darüber nachdenken, wie diese dann im Alter ausschauen. Die Haut bleibt ja leider nicht immer so jugendlich. Gut, neulich hatten wir zwei auch ein Tattoo auf der Wange, einen Harlekin!“ Aina lacht. „Der war abwaschbar“ ergänzt Tommy.

Meine Volleyballfreundinnen lieben die Freikörperkultur ebenfalls. „In der Halle spielen wir natürlich in Sportkleidung, am Strand ohne“, so Aina. Sie erinnert sich an das Campen in Prerow, einst Inbegriff für FKK-Zeltidylle. Nach der Wende gab es wirklich eine Art Kulturkampf an den Stränden. Die Urlauber aus dem Western entdeckten die Ostsee, viele mochten aber kein FKK.

Sportliche Sächsin

Sportskanone Sonja aus Glauchau zeigt sich als wahres Yogawunder. Fitness heißt ihr Lebensmotto. Sie liebt den Haselbacher See so sehr, dass sie die eine Stunde Fahrt von Glauchau aus gern in Kauf nimmt. Sie kommt her, so oft es die Zeit erlaubt. Das kommt leider selten vor. Erst vor ein paar Wochen brachte sie mit Freunden eine Klettertour im Elbsandsteingebirge erfolgreich hinter sich. „Das schönste war die Gipfelzigarette. Dann wurde es wieder Ernst, das Abseilen hielt so manche Tücken vor. Ich war ehrlich froh, wieder unten anzukommen“ erinnert sich Sonja ganz lebhaft. Sonja beschreibt sich selbst als ausgesprochene FKK-Anhängerin, andere Strandgäste bestätigen das gern. „Seit 20 Jahren bin ich eine der Anbaderinnen im Stausee Oberwald bei Glauchau. Egal, wie hoch oder tief die Temperaturen liegen!“

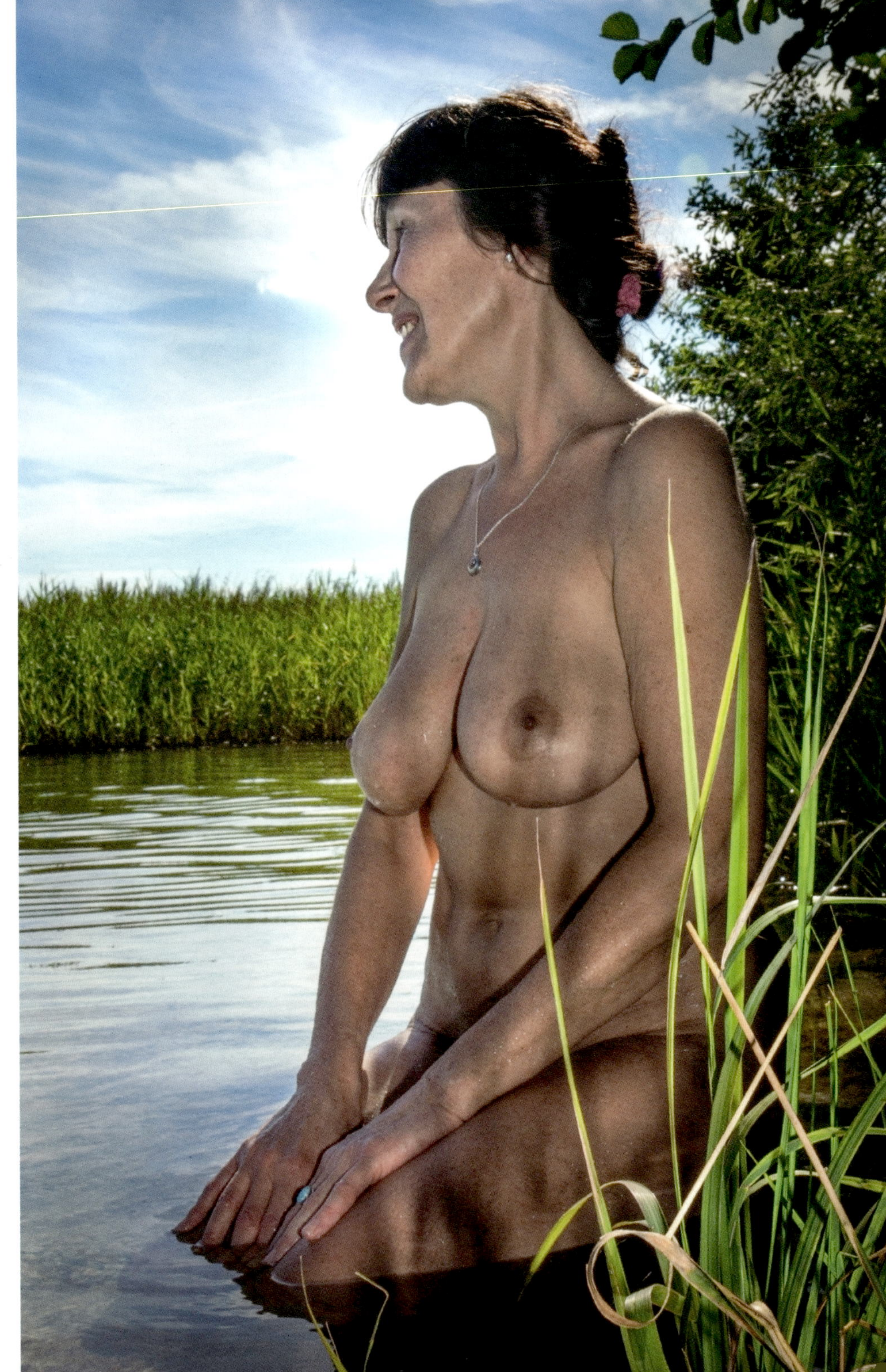

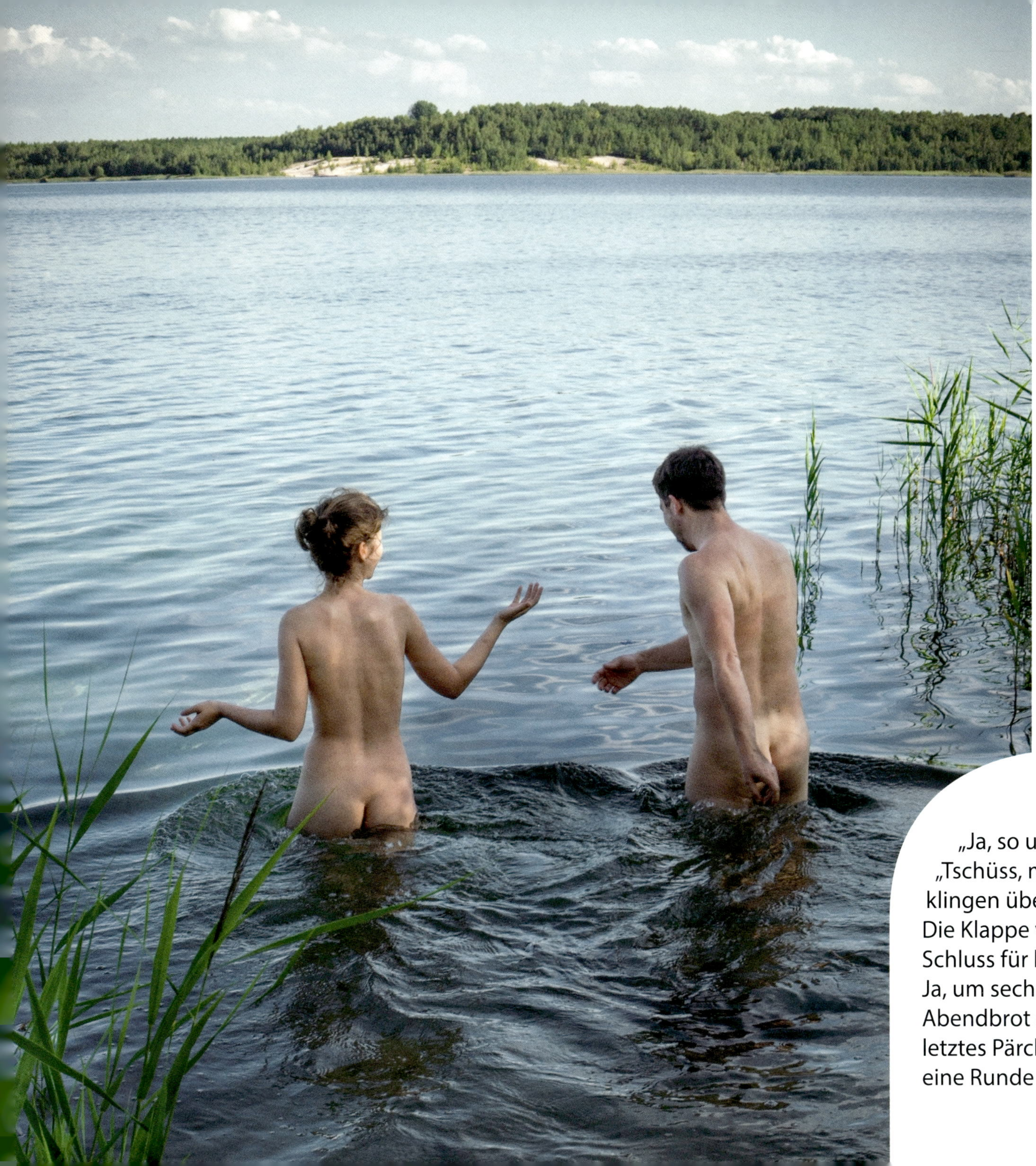

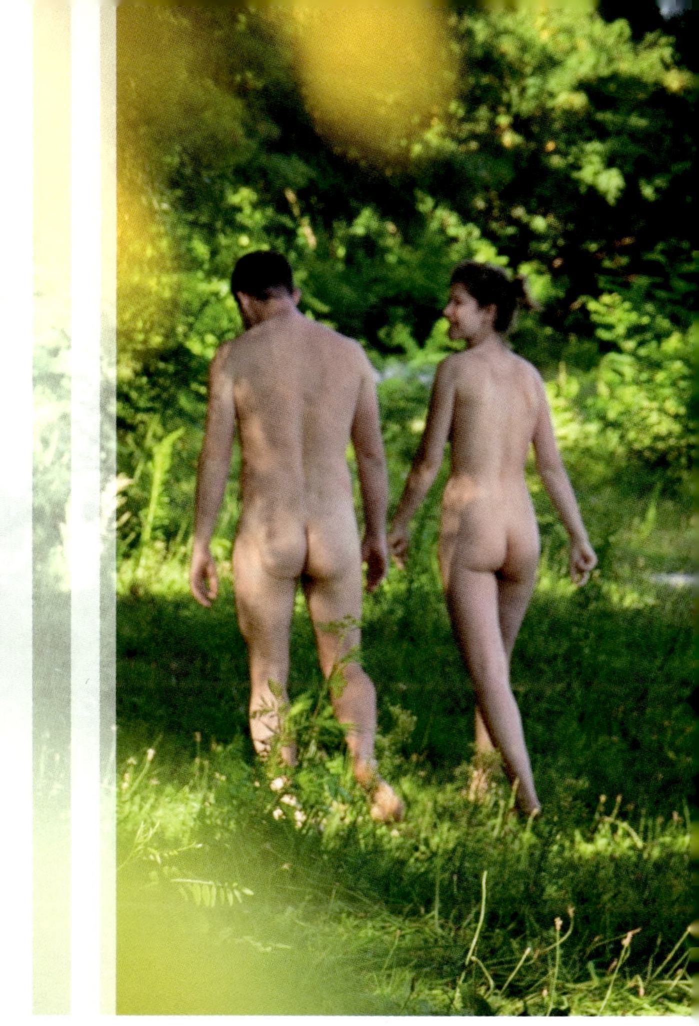

Pünktlicher Feierabend

„Ja, so um zehne, elfe sind wir morgen wieder da!" „Tschüss, macht´s gut bis morgen!" Abschiedsworte klingen über den Strand. Hände werden geschüttelt. Die Klappe von Schorschs Imbiss wird heruntergezogen. Schluss für heute. Daheim gibt es noch einiges zu tun. Ja, um sechs ist Feierabend am Haselbacher. Denn das Abendbrot schmeckt daheim doch am besten. Nur ein letztes Pärchen geht in der Abendsonne noch mal für eine Runde ins Wasser.

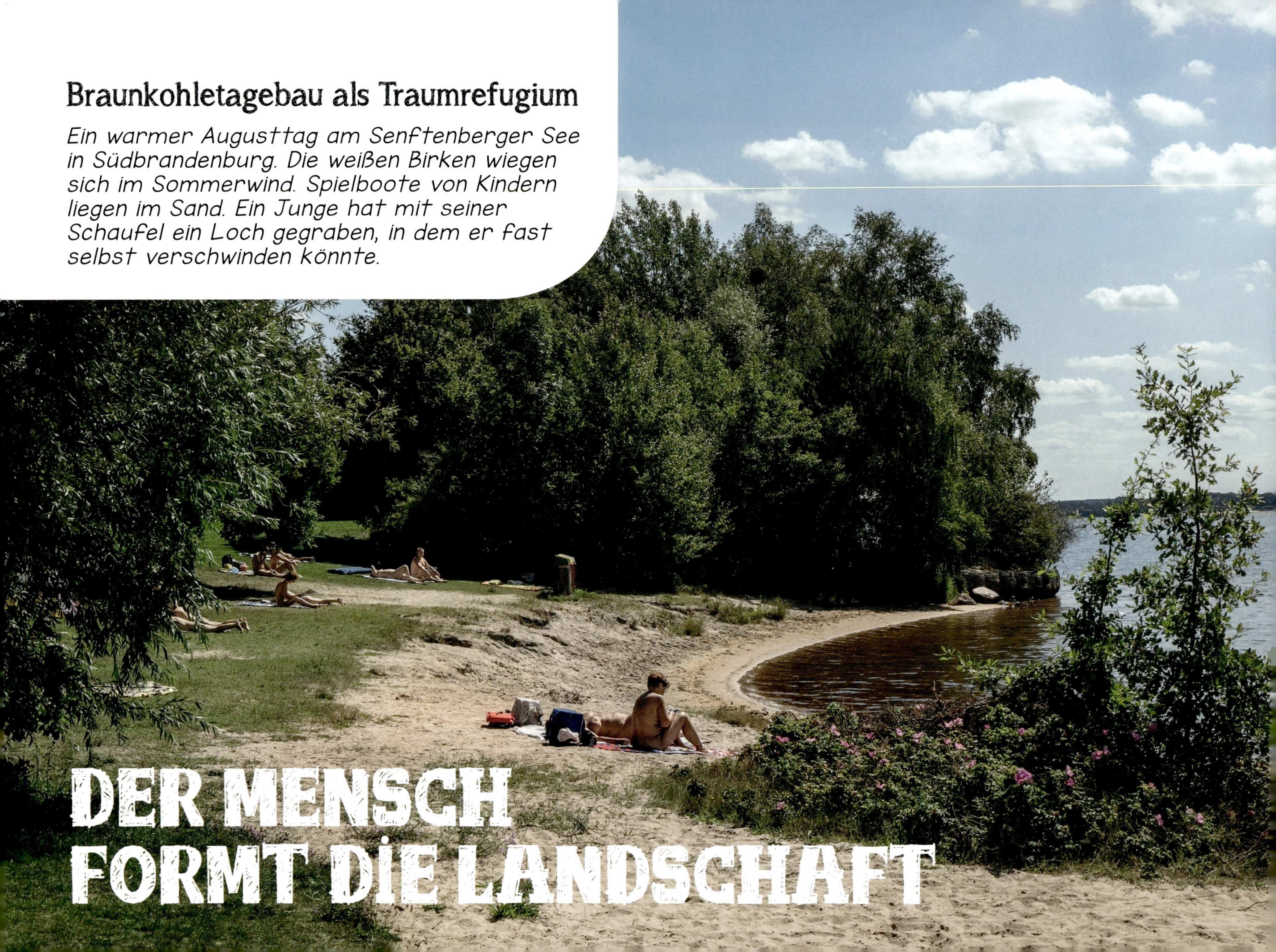

Braunkohletagebau als Traumrefugium

Ein warmer Augusttag am Senftenberger See in Südbrandenburg. Die weißen Birken wiegen sich im Sommerwind. Spielboote von Kindern liegen im Sand. Ein Junge hat mit seiner Schaufel ein Loch gegraben, in dem er fast selbst verschwinden könnte.

DER MENSCH FORMT DIE LANDSCHAFT

Fester Ankerplatz

Linda und Michael verbringen den Nachmittag mit ihrem Nachwuchs am Buchwalder Strand, der vor ihrer Haustür liegt. „Wir wohnen nur ein paar hundert Meter Luftlinie von hier entfernt. Der See liegt praktisch bei uns im Vorgarten!" Manchmal geht es per Boot in die Seemitte, dort gibt es eine Stelle, die sehr flach ist. „Wir werfen dann den Anker, holen die Liegestühle raus und genießen das Relaxen mitten im See", lacht Michael. Zehn Jahre kommen sie schon gemeinsam an den See, Linda machte einfach irgendwann beim textilfreien Badevergnügen mit. Was tut Frau nicht alles für den Ehemann! „Ein Vorteil für die Kinder. Sie erkälten sich in nassen Badeklamotten leicht, beim FKK trocknet die Haut ganz schnell in Sonne und Wind." Michael zieht es bereits seit 1985 an den Senftenberger See. Er erinnert sich an den Ausbau des Strandes in den 1990er Jahren. Nun gibt es den kleinen Traumurlaub praktisch auf dem eigenen Grundstück.

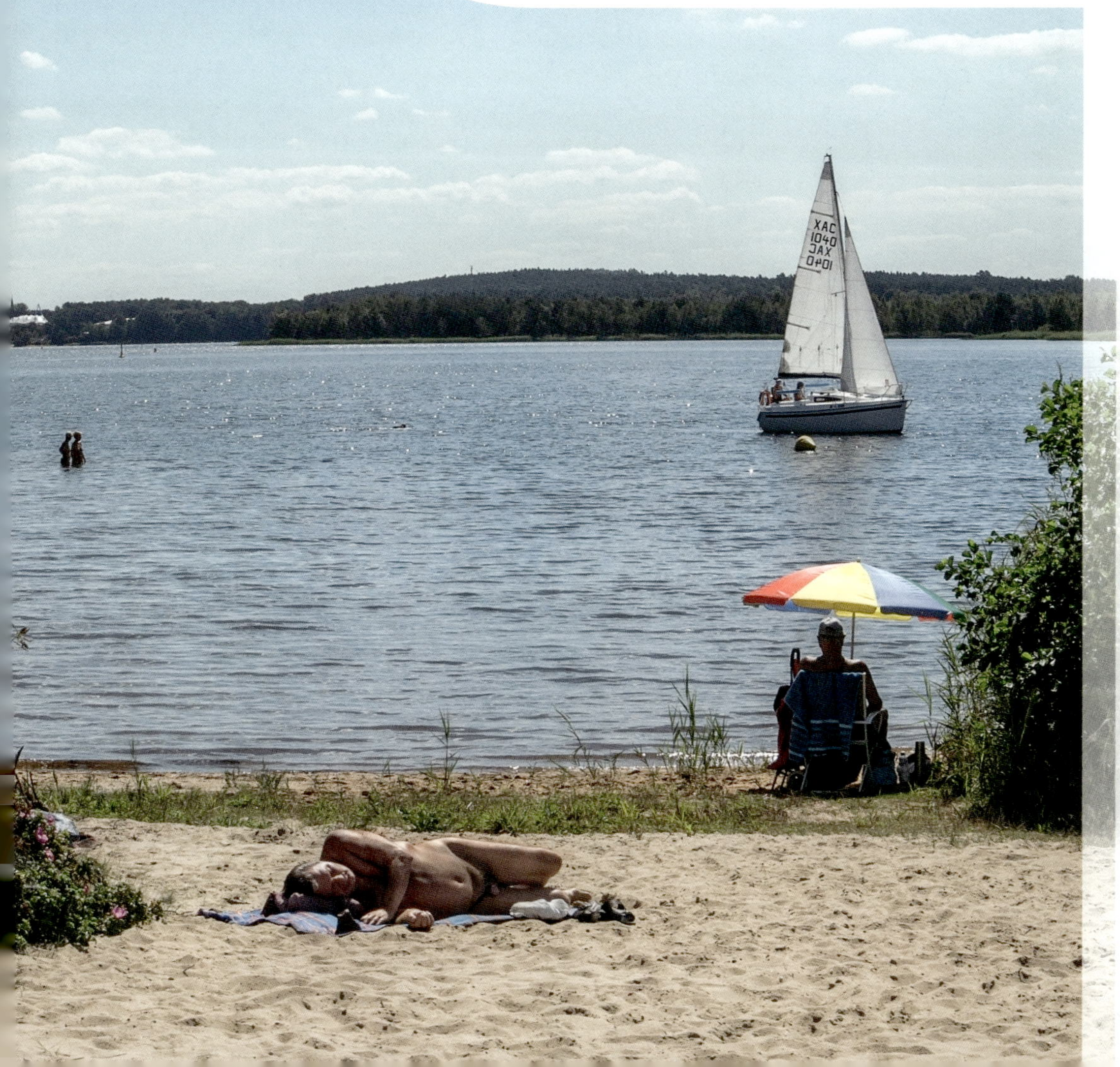

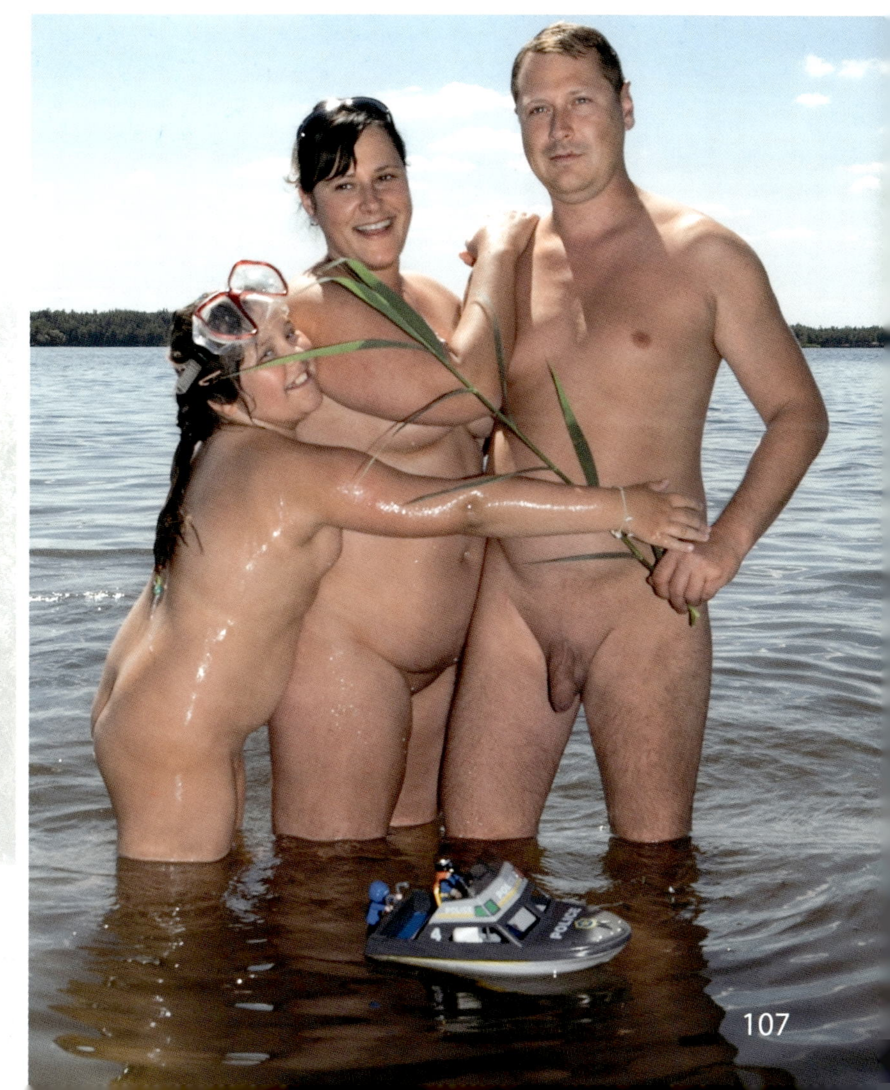

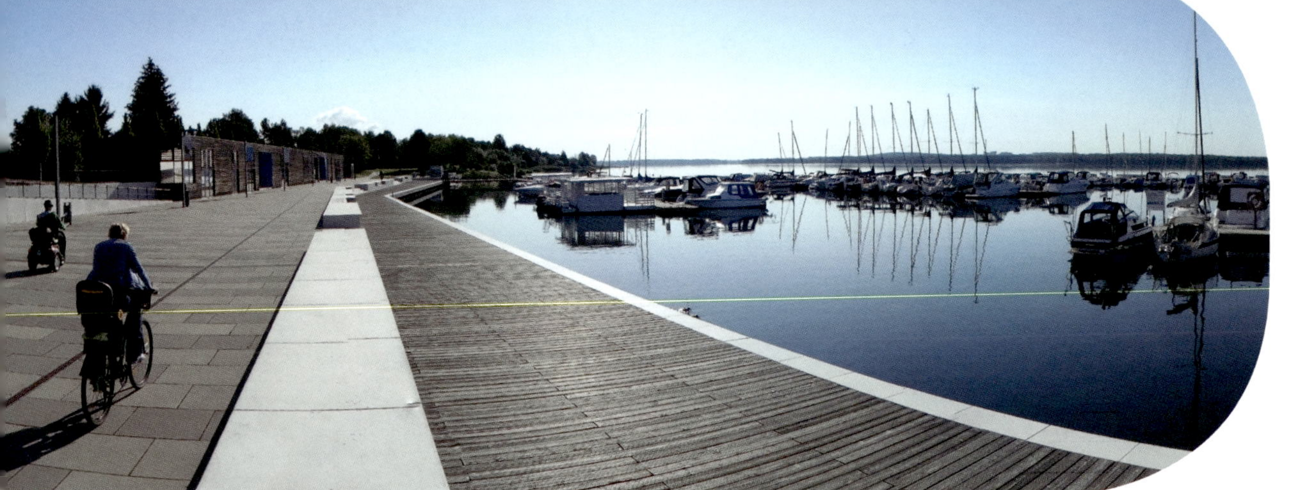

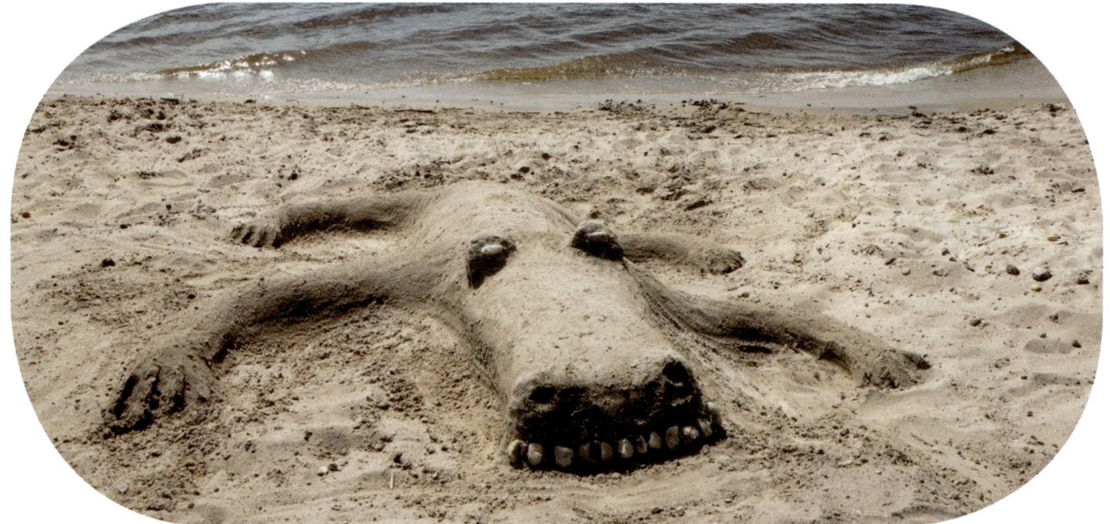

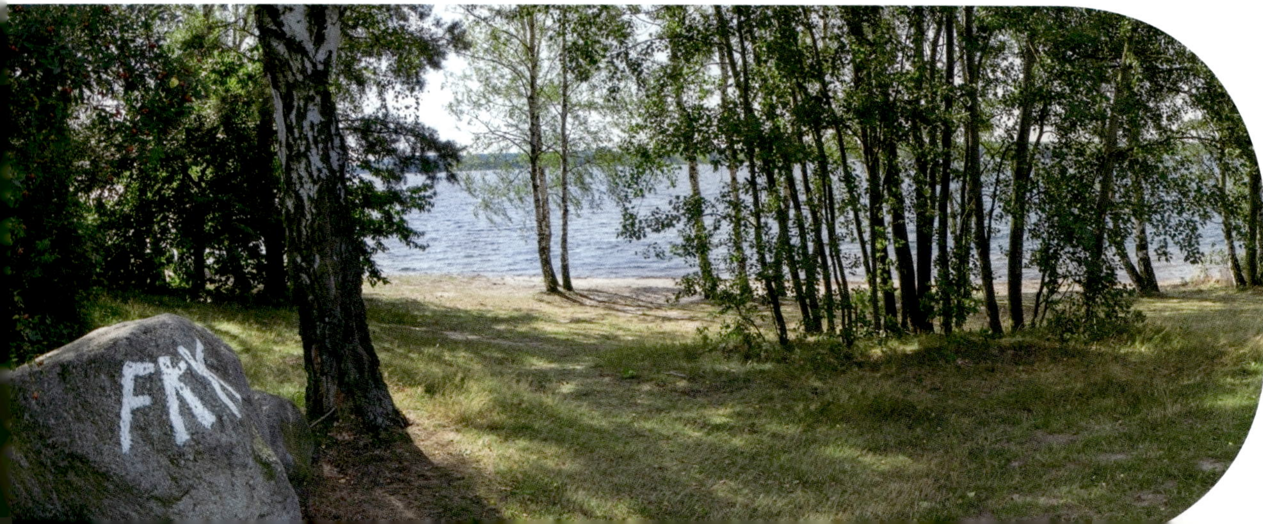

Bei den Sachsen hoch im Kurs

Mit den Jahren machte Michael so seine Beobachtungen. „Die Sachsen kommen oft zu uns an den Senftenberger See." Tatsächlich – auch heute stehen viele Autos mit Dresdener und Meißener Kennzeichen auf den Parkplätzen. Bei schönem Wetter kommen die Badefreunde aus dem Nachbarbundesland am Freitag und bleiben bis Sonntag, oder die Anreise erfolgt sehr früh und sie fahren spät wieder ab. „Gut, ich würde es nicht anders machen. Die Liebe zu diesem Gewässer kann ziemlich stark sein", erläutert Michael.

Touristisch bietet die Seeregion alles für den Urlaub, was sich der Erholungssuchende wünscht. Mit einer Fläche von ca. 1300 Hektar gehört der Senftenberger See zu den größten künstlichen Gewässern in Deutschland. Der ehemalige Braunkohletagebau wurde in den Jahren 1967 bis 1972 geflutet, bereits seit seiner Premiere als Naherholungsgebiet 1973 erfreute sich der See großer Beliebtheit. Der See verändert sich bis heute ständig. Ursprünglich ca. 40 Meter tief, können heute nur noch 25 Meter gemessen werden. Im September 2018 kam es im Niemtscher Strandbereich zu einer Böschungsrutschung, die umfangreiche Sperrungen von Strandbereichen nach sich zog. Diese wurde Anfang 2019 wieder aufgehoben. Wassersportler und Erholungssuchende atmeten auf. Der See steht wieder zum Angeln, Paddeln, Segeln, Tauchen, Windsurfen und für Motorboot-Touren zur Verfügung. Ein Fahrgastschiff lädt zu Rundfahrten ein. Festivals während der Saison ziehen zusätzliche Besucher an.

Fahrradfreundlich

Monika aus Annaberg-Buchholz besucht in diesen Tagen ihre große Familie. Sie hat viele Verwandte in der Region, in Lauchhammer, Ortrand, Ruhland und in Senftenberg selbst. Sie nutzt die Zeit gern zum Baden, wenn das Wetter dazu lockt. „Die touristische Infrastruktur verdient ein Lob. Die Radwege ermöglichen bei mäßiger Witterung leichte Touren, weil es kaum Höhenunterschiede gibt. Im Erzgebirge, wo ich ja jetzt lebe, zieht mich vor allem der Weihnachtsmarkt an. FKK-Bademöglichkeiten gibt es dort kaum. Die Steigungen machen Fahrradfahrern zu schaffen, die kosten Kraft und Anstrengung." Auch Monika bestätigt: FKK-Baden erspart die Probleme mit der Umzieherei und den nassen Sachen. Außerdem schätzt sie am Senftenberger See die Ruhe am Strand. Mit dem Rad hat sie den 18 Kilometer langen Rundweg um den See bereits öfter absolviert, weitere Radwege stehen auf ihrem Programm.

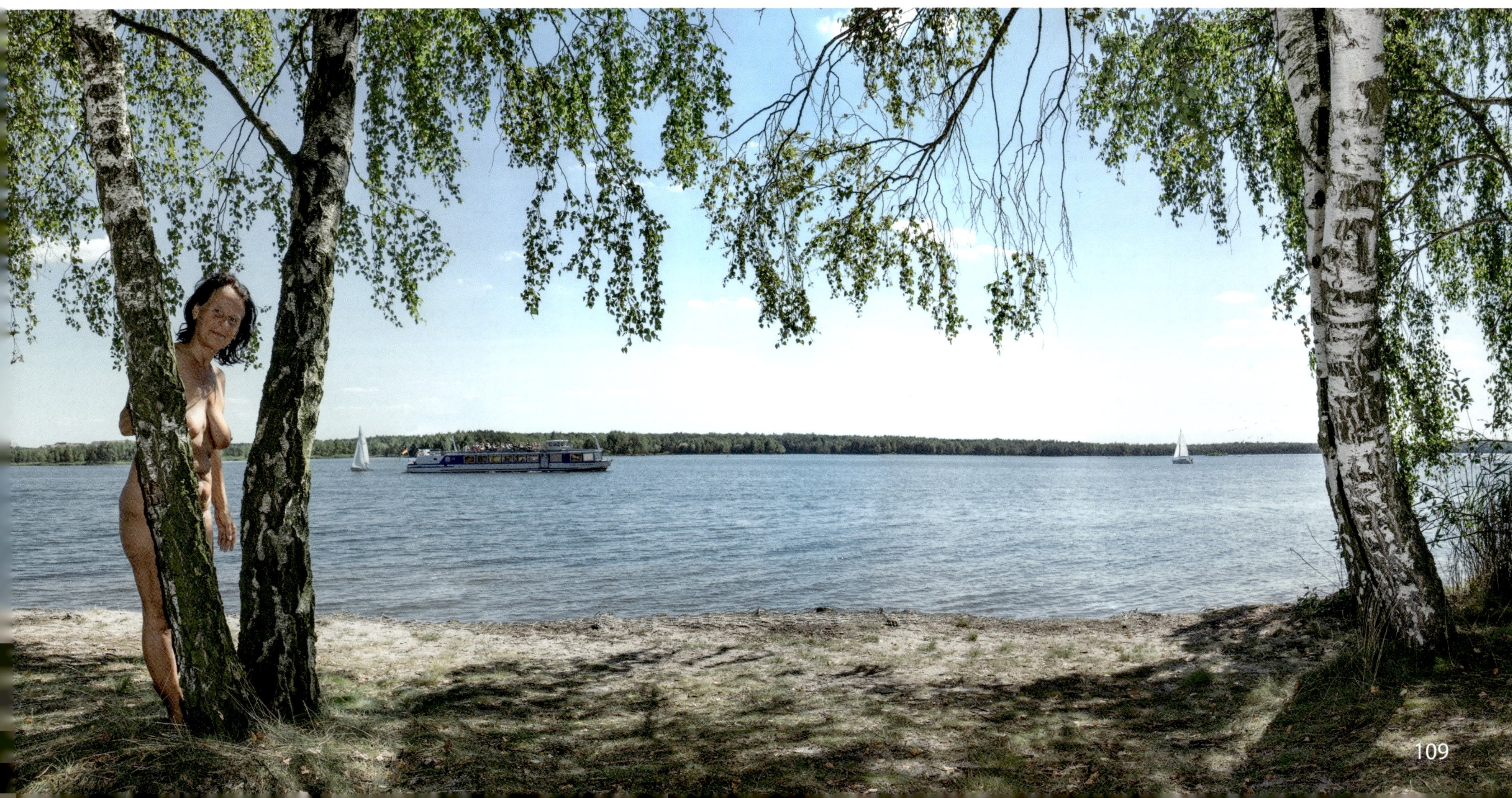

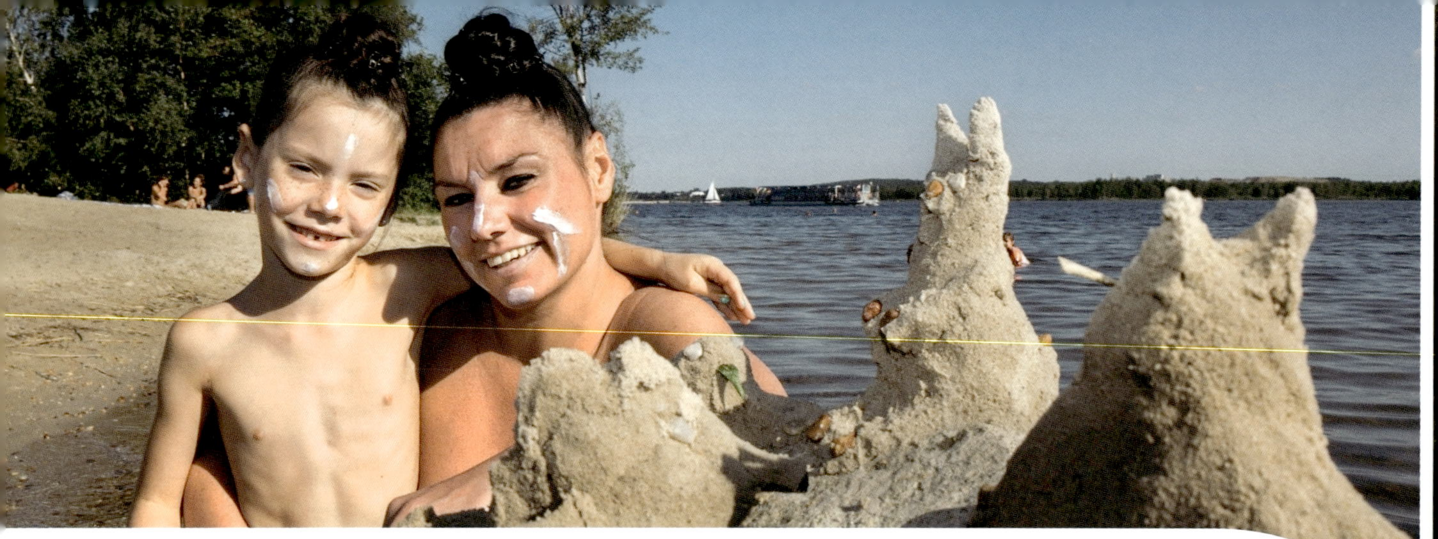

FKK: Einfach nur praktisch!

Caro gehört zu den schon erwähnten Sächsinnen, die für ihr Leben gern an den See kommen, und zwar gleich mit der ganzen Großfamilie. Vier Generationen sind heute aus der sächsischen Landeshauptstadt Dresden nach Senftenberg gereist. Die Urgroßeltern nehmen dazu stets den Käfer, den der Uropa flott gemacht hat. Über die Autobahn fliegen die Badefreunde in weniger als einer Stunde bequem an den See.

„Rein, raus, fertig!" So schildert Caro kurz in drei Schlagworten die Vorteile des FKK-Badens. Das fällt hier am Senftenberger See auf: Die angetroffenen Strandgäste schätzen vor allem die praktischen Seiten nackten Badevergnügens. „Im Bikini würde ich schöner aussehen, aber nackt badet es sich praktischer. Grade für die Kinder. Sie können tollen und auch im Schlamm spielen, dann geht es einfach noch mal ins Wasser. So ist dann alles wieder weg. Badezeit, das bedeutet für mich Erholung und Freizeit. Das möchte ich genießen und dabei nicht der Mode entsprechen. Ansonsten mache ich mich gerne zurecht und trage schöne Kleider. Aber wenn es zum Strand geht, da reicht schon für die Anfahrt das ausgebeulte T-Shirt. Die Haare kommen zum Knoten. Das sieht zwar nicht schön aus, aber sie bleiben trocken. Nasse Haare bringen viele Umstände mit sich."

An den Textilstrand geht Caro nicht gern. „Dort ist es wie auf dem Laufsteg bei einer Präsentationsshow. Manche Frauen gehen gar nicht ins Wasser, sie tragen viel Schminke und den teuersten Bikini. Es wird geschaut, wie Jede an den Strand geht. Manchmal gibt es ungewollte und unvorteilhafte Fotos. Wenn die erst mal im Netz landen! Am FKK-Strand passiert so was nicht. Die Leute verstehen sich und keiner wird einfach so abgelichtet."

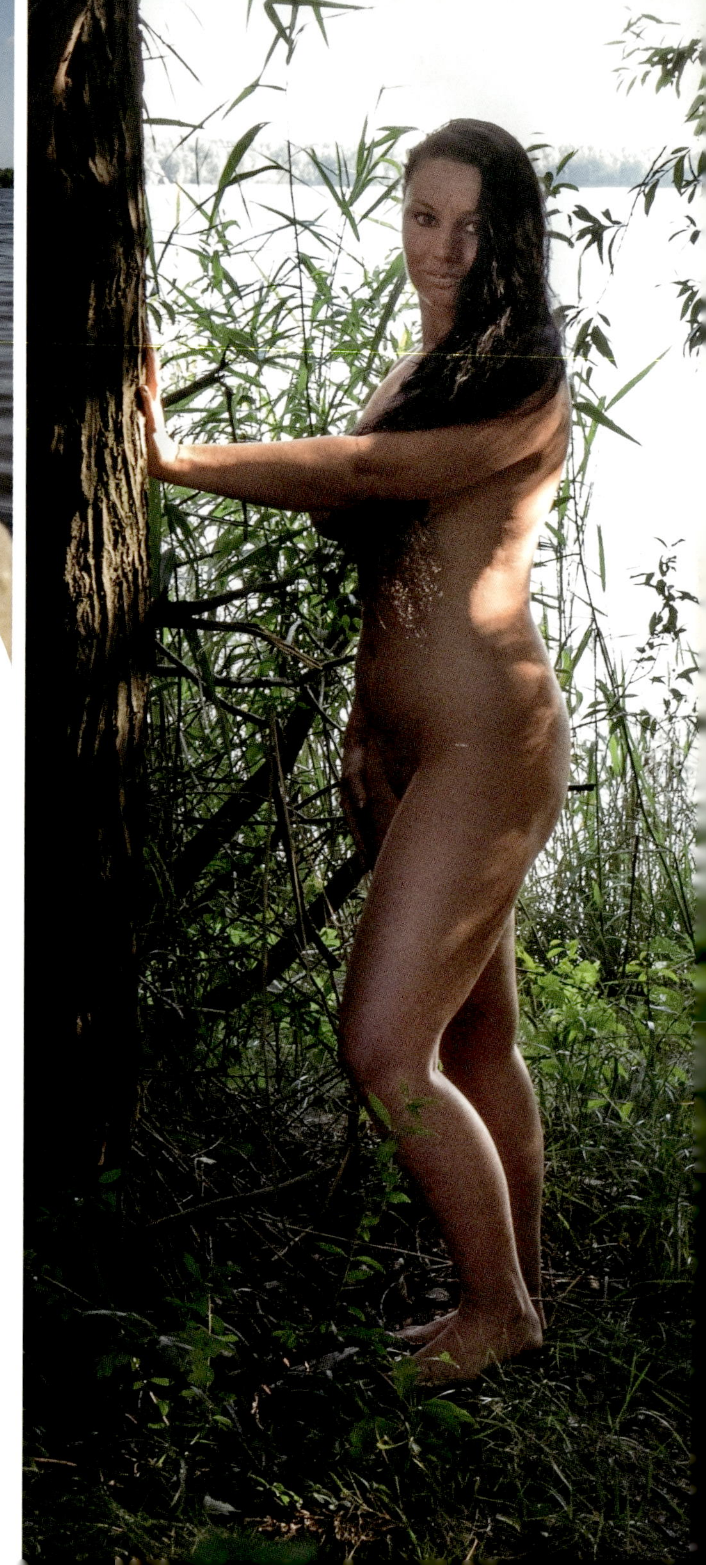

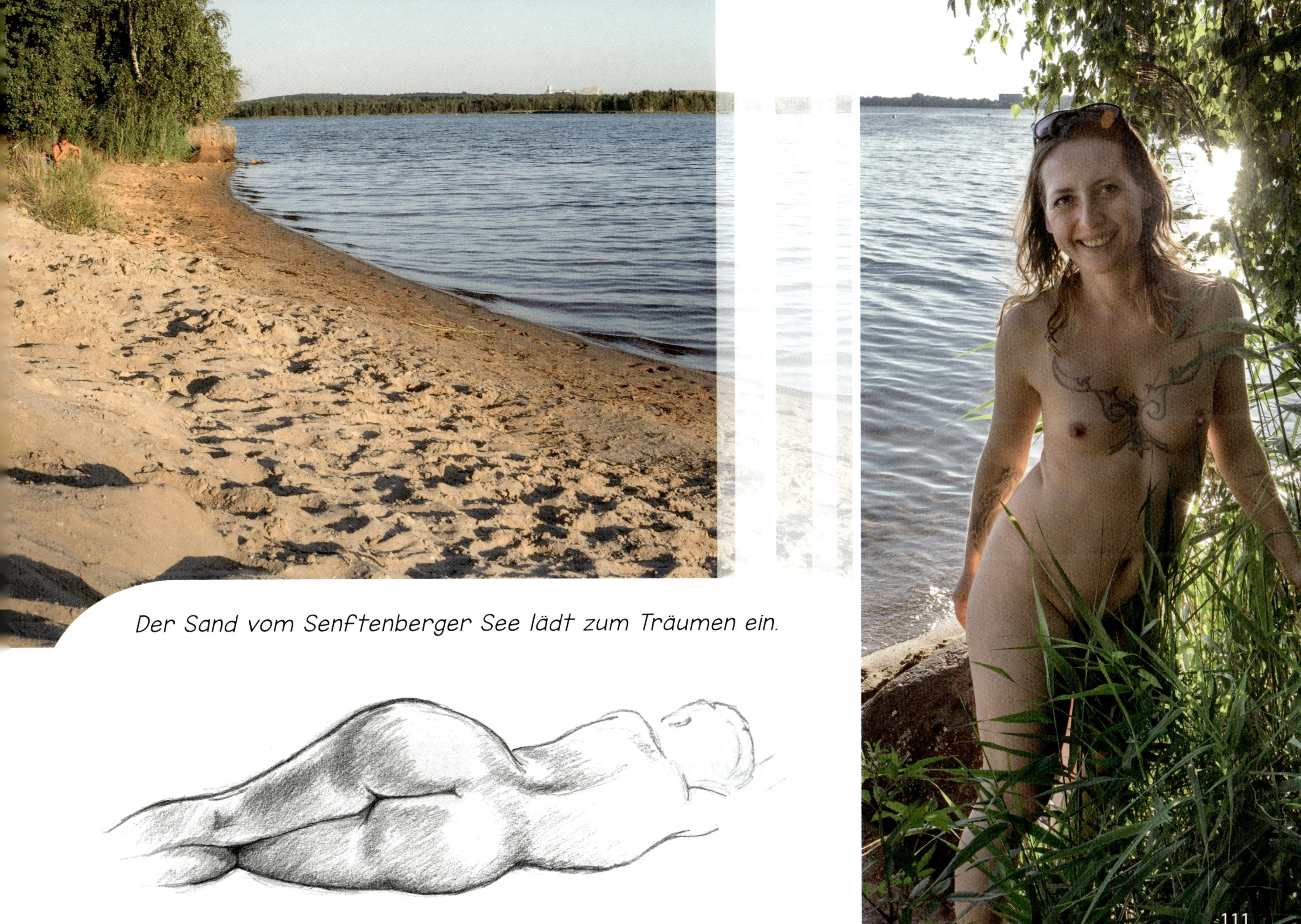

Der Sand vom Senftenberger See lädt zum Träumen ein.

Der nackte IVAN im Fels

Schulterlange, tiefschwarz gewellte Haare, 1,90 Meter Körpergröße, ein Muskelpaket, im Ehrenamt Möbelpacker: Michael Sonntag ist ein imposanter Mensch. Seine Leidenschaft für die Gothic-Szene zeigen nicht nur die schwarzen Klamotten, sondern seine gesamte Erscheinung. Manchmal mit Bart, manchmal ohne. Beides steht ihm gut.

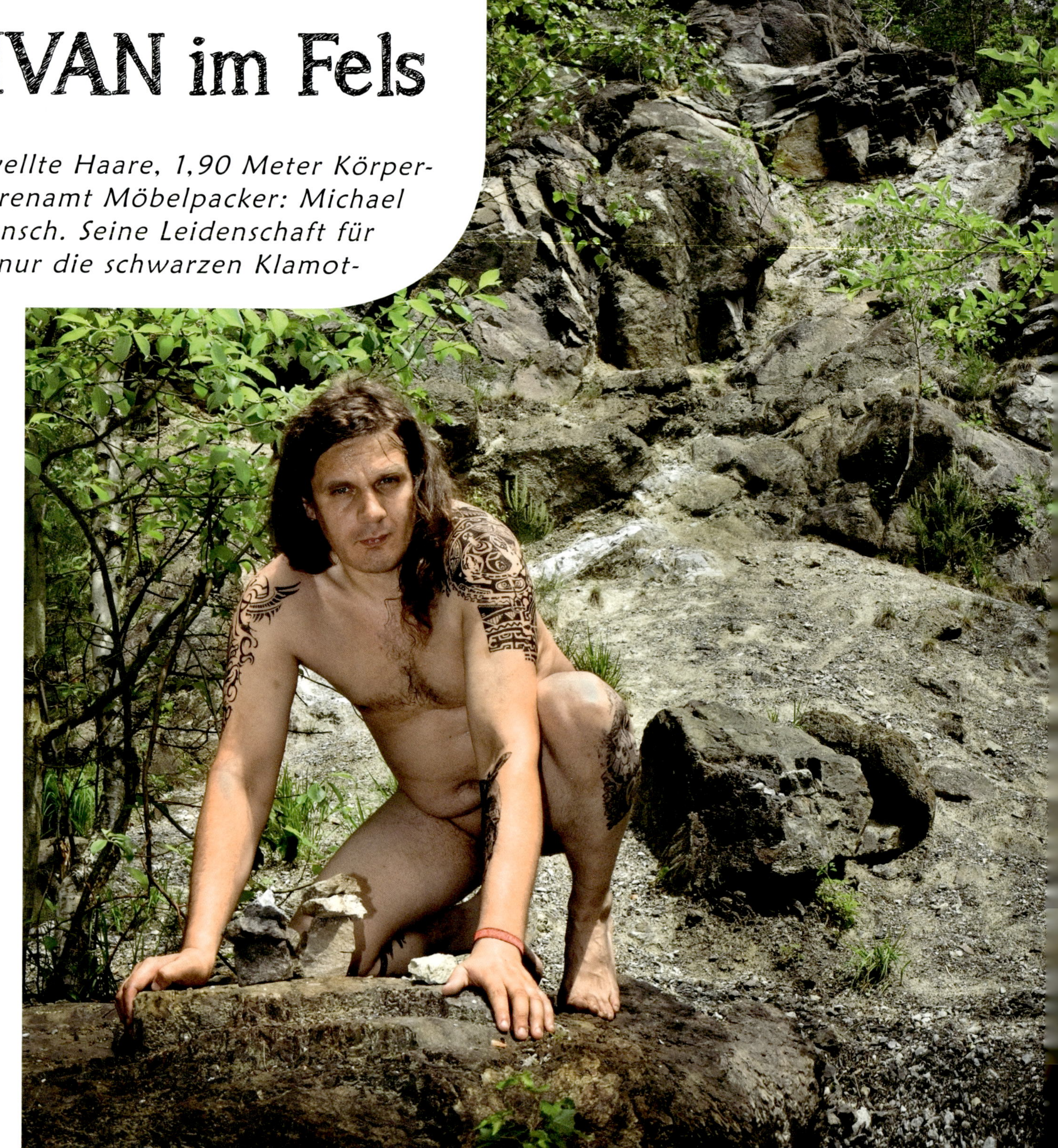

Im kurzen Schwarzen auf der Bühne

Als Autor, Künstler und Fotograf macht sich der Hohenstein-Ernstthaler immer wieder einen Namen. In seinem Leben spielt er mehrere Rollen, die ihm alle irgendwie auf den Leib geschrieben sind. Gerne die des Ivan in der „Fledermaus" am Chemnitzer Opernhaus. Als dieser bewacht er den Prinzen, der traditionell von einer jungen Frau verkörpert wird. Micha lebt seine Rollen aus. „Etwas Ivan bin ich auch im Alltag, mal etwas mehr, mal etwas weniger. Manchmal bin ich ein echtes Mischwesen aus Ivan und Micha." In der Theaterinszenierung trägt Sonntag ein kurzes schwarzes Kleid und schaut grimmig. Was für ein Kontrast!

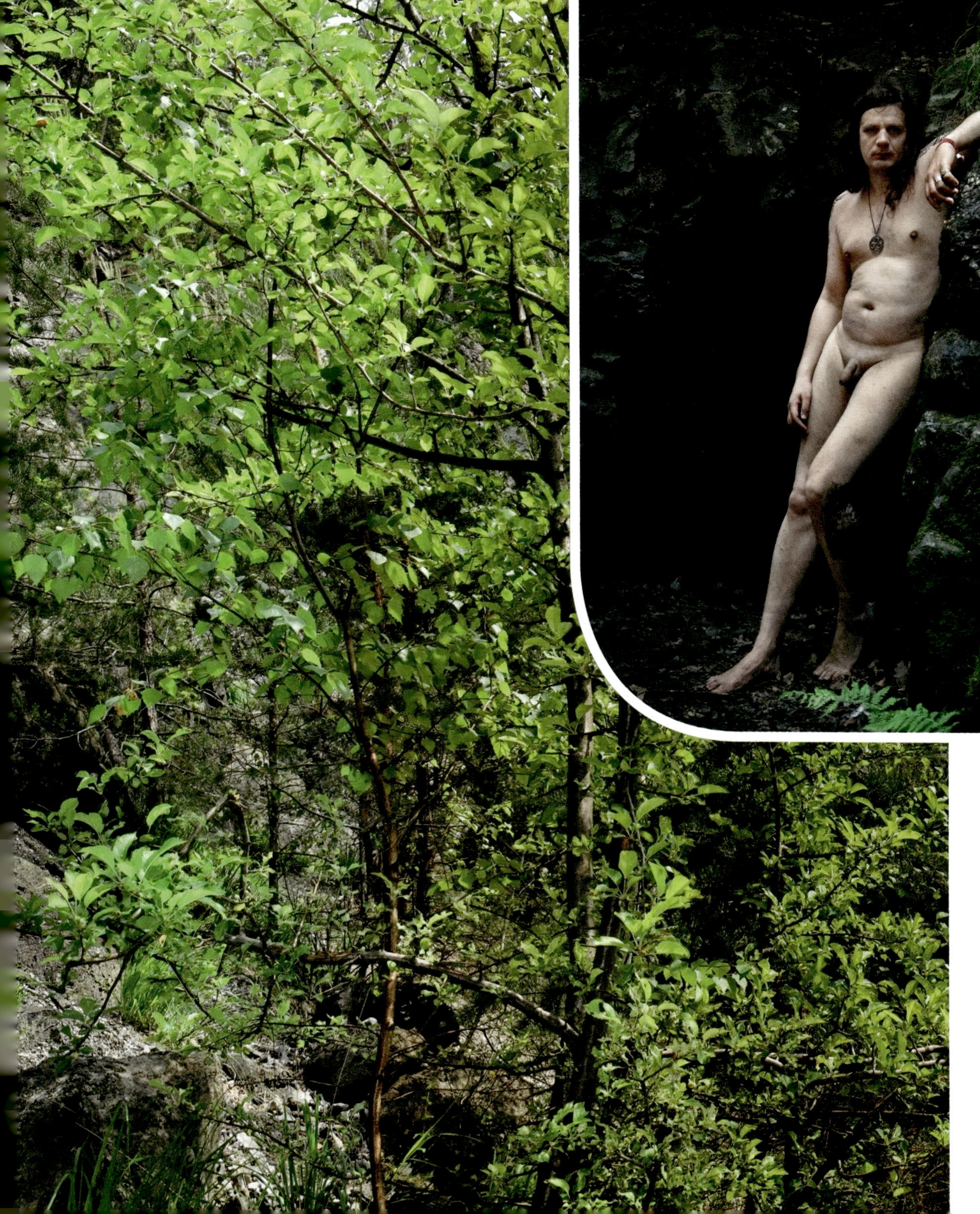

Im Reich von Winnetou und Old Shatterhand

FKK bedeutet für Michael Sonntag Freiraum, Urlaub vom normalen Leben. An den schönen FKK-Stränden der Umgebung, z.B. am Stausee Oberwald, verbringt er gerne musenreiche Stunden. Freunde, Bekannte und Gäste sehen ihn vielfältig und nuancenreich. Die Geschichte seiner Heimatstadt Hohenstein-Ernstthal und ihres großen Sohnes Karl May ist für ihn nicht nur ein Steckenpferd. Gern bringt er Gästen und Einheimischen die Stories und Verbindungen von Mays Romanen und seinem Leben nahe. „Karl May war ziemlich durchgeknallt. Ein Schriftsteller eben."

Kunst in der Ruine

Micha hat in einem alten, leerstehenden Haus in der Innenstadt sein Projekt „Kunst in der Ruine" ins Leben gerufen, um Nachwuchskünstlern eine Plattform zu bieten, ihre Arbeiten interessierten Betrachtern zugänglich zu machen und gleichzeitig gegen die mangelnde Unterstützung von Kunst zu protestieren. Mittlerweile waren aber auch schon internationale Künstler vor Ort. „Seit 2013 gibt es mein Ausstellungskonzept der leeren Galerie, bei der ich ohne Exponate und Programm öffne. Besucher stellen spontan ihre Werke aus und machen Programme. Das läuft gut."

FKK VERSUS EROTIK
AUF PAPIER UND LEINWAND IN DER DDR

von Michael Sonntag

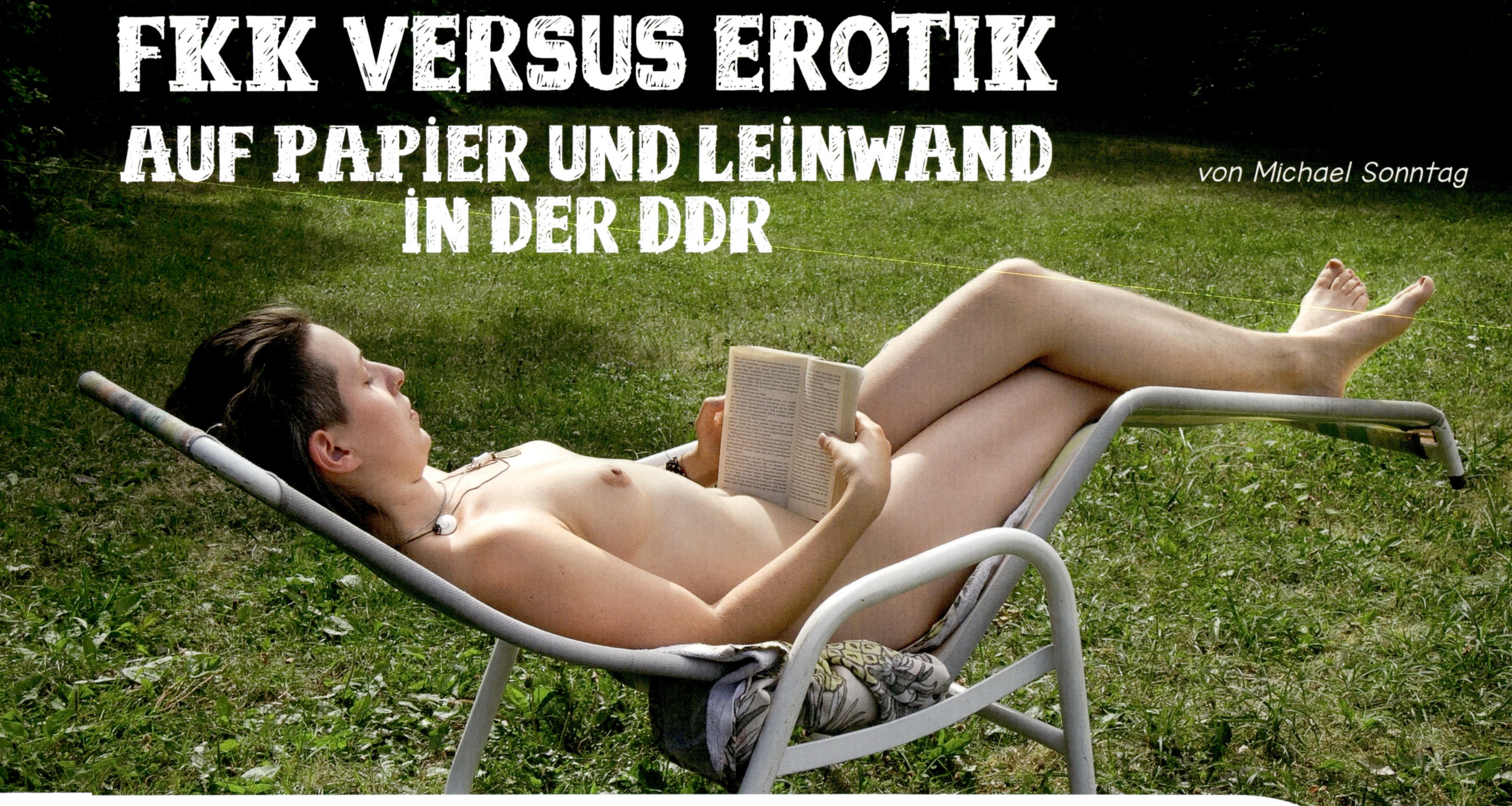

Heute ist es 30 Jahre her, daß die Mauer zwischen der DDR und der Bundesrepublik fiel. Für viele Kinder und Jugendliche ist die DDR nun eine absolut fremde Welt, die sie nur aus Erzählungen, Filmen und Büchern kennen. Es kommen natürlich immer wieder Fragen über das Leben in der damaligen Zeit. Von Ostalgie verklärt oder wegen der politischen Debatten verteufelt wird die DDR oft sehr extrem und verzerrt dargestellt. Aber wie hing das freikörperliche Leben in der DDR tatsächlich mit den überlieferten Medien aus der Zeit zusammen?

Spricht man vom Leben in der DDR dauert es meist nicht lange, bis auch das Thema FKK mit angesprochen wird. Völlig hüllenloser Urlaub an der Ostsee, im FDGB-Heim oder in der Jugendherberge sind Dinge, an die auch ich mich gern erinnere.

Oft heißt es, daß FKK die Form von Freiheit war, die man sich nahm, um zumindest für eine Weile den Zwängen und Unfreiheiten des Arbeiter- und Bauernstaates zu entkommen. Vielleicht mag dies eine kleine Rolle gespielt haben, doch es wäre sehr engstirnig und wohl auch realitätsfremd, es darauf zu reduzieren. Denn zum Einen war die FKK-Bewegung absolut unpolitisch und zum anderen hätte es sicher nur geringe Auswirkung auf das politische Geschehen eines Landes, wenn man einfach nur nackt am Strand liegt und sich entspannt. Zumal auch Parteifunktionäre ihre grauen Anzüge gern mal gegen die Ungezwungenheit des nackten Lebens eintauschten. Nein, die Ursachen für die Blüte der Freikörperkultur in der DDR vermute ich vor allem in der öffentlichen Wahrnehmung von Nacktheit.

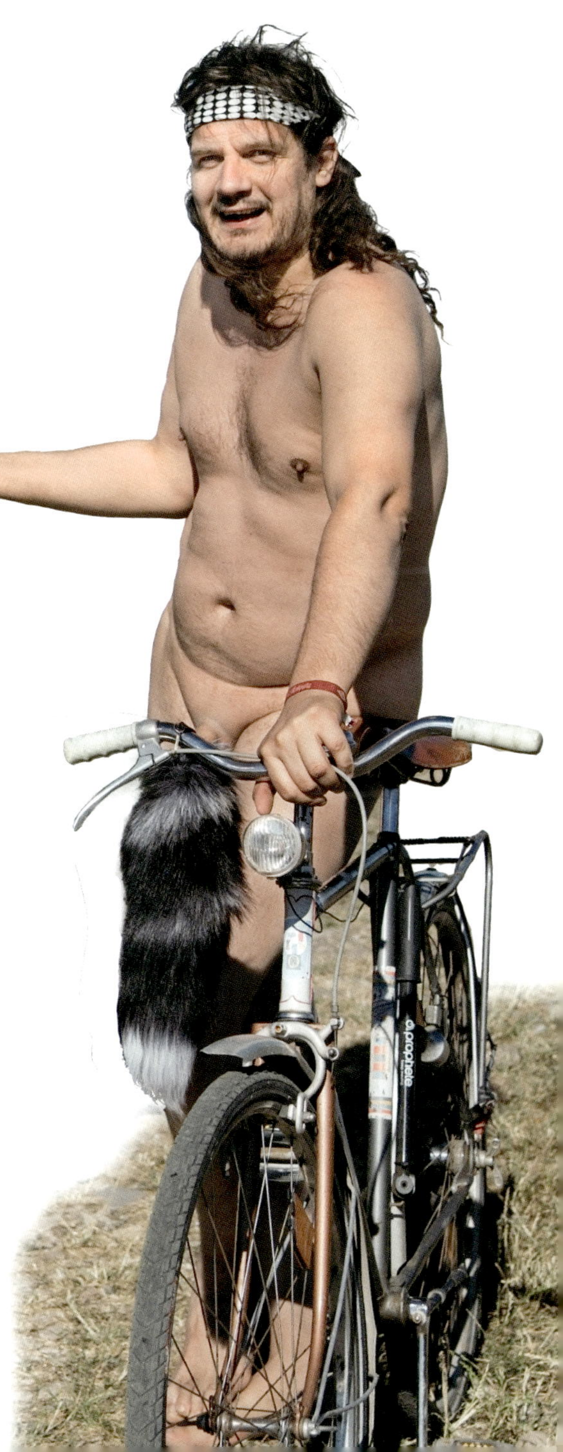

Nacktheit im DDR-Fernsehen

Schon als Kinder wuchsen wir mit einem völlig ungezwungenem Umgang mit Nacktheit auf. Auch in den Kinderfilmen der DEFA war es nicht unüblich, daß auch die Kinder ab und an nackt zu sehen waren. Das wäre heute nicht mehr möglich und es würde sehr schnell der Vorwurf „Kinderpornographie“ ausgesprochen. Damals hat sich hingegen niemand etwas Böses dabei gedacht. Gerade dieser natürliche Umgang war völlig asexuell.

Ein schönes Beispiel ist der Film „Gritta von Rattenzuhausbeiuns“. Gritta wächst völlig frei auf und stört sich nicht daran, im Freien zu duschen oder nackt mit ihren Freunden über die Felder zu toben. Bis sie in ein Kloster geschickt wird. Die strengen Regeln dort sind dem Mädchen fremd und sie kann sich dem einfach nicht unterwerfen. Als sie durch einen Zufall die Intrigen der Oberin durchschaut, flieht sie mit den anderen Mädchen. Kaum, daß sie entkommen und in Sicherheit sind, reißen sie sich die Kleider vom Leib und baden und spielen nackt. Das passt: Strenge Kleidung als Sinnbild für Grenzen und Zwänge, natürliche Nacktheit steht für Freiheit und Lebensfreude.

Ein ähnliches Beispiel gibt es in dem Film „Till Eulenspiegel“ mit Winfried Glatzeder. Während seiner Abenteuer trifft Till auch auf den Kaiser. Diesen kann er bereits im ersten Moment mit seiner Offenheit beeindrucken. Völlig unverblümt spricht er ihn mit „Bruder“ an und als er dafür von einem Diener gerügt wird, dem Kaiser untertäniger gegenüber zu treten, sagt er direkt heraus: „Wir sind alle Brüder, von Adam her“. So wird er Berater des Kaisers und versucht, ihn auf die Bedürfnisse des armen Volkes aufmerksam zu machen. Einen Höhepunkt finden diese Versuche im Badehaus. Völlig nackt bewegt sich der Kaiser mit den einfachen Menschen. Eine Gesandtschaft vom Hofe wird von Eulenspiegel weg geschickt mit den Worten:

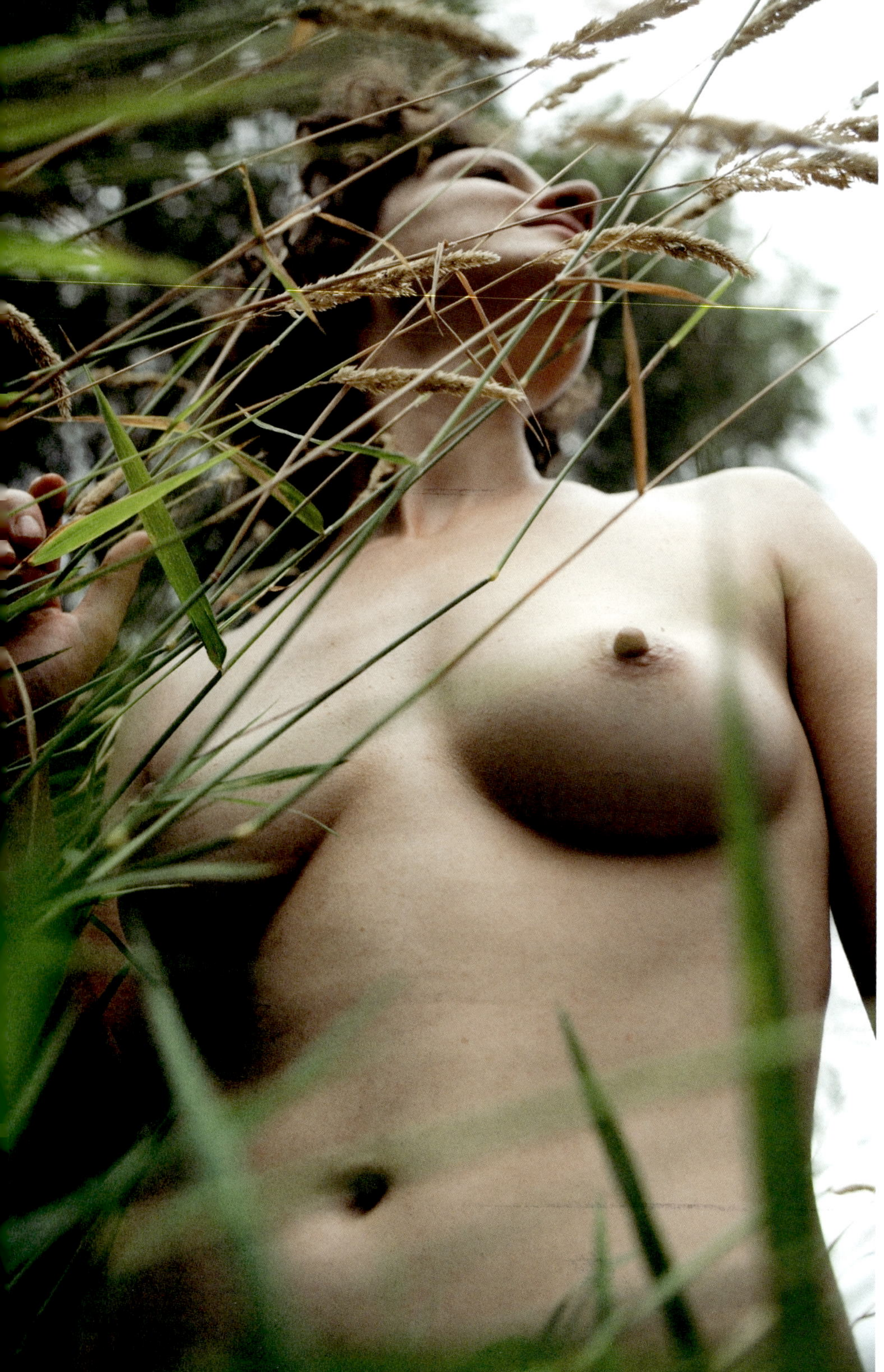

„Dieser Mann ist nicht der Kaiser. Er ist völlig nackt und lacht." In dem Augenblick, in dem der Kaiser also seine Amtskleidung ablegt, wird er zu einem Menschen, der die Last der Krone nicht mehr tragen muß und Spaß am Leben haben darf. Nacktheit als ein Faktor, der alle Menschen gleich macht und Machtgefüge abschafft. Das passt perfekt in das (zumindest damals offizielle) Weltbild der DDR.

Eine andere Bedeutung hat FKK in dem Film „Abschiedsdisco". Einem für die DDR sehr mutigem, weil kritischem Film. Der 15jährige Henning trauert um seine Freundin Silke, die bei einem Verkehrsunfall ums Leben kam. Zusätzlich belastet ihn, dass das Heimatdorf seines Großvaters wegen des Braunkohleabbaus abgerissen werden soll. Während er also von Tod und Zerfall umgeben ist, steht seine Erinnerung an das (unschuldige) Nacktbaden mit Silke für eine glücklichere und unbeschwertere Zeit.

Die zwischenmenschliche Unvoreingenommenheit dieser Publikationen spiegelte sich auch im sozialen Gefüge. Die Menschen gingen unkompliziert miteinander um. Lästereien wegen billigerer Kleidung, körperlicher Nachteile oder anderer Umstände gab es kaum. Westliche Modezeitungen und Strip- oder Pornomagazine waren nicht oder nur sehr schwer zu bekommen. Somit konnte sich die Vorstellung von einem „perfekten" Körper, von BMI und Idealmaßen nicht so in den Köpfen festsetzen. Damit war dann selbstverständlich auch der Umgang mit der Körperlichkeit ein anderer, weniger befangener. Weil Pornographie weniger verbreitet und schwerer zugänglich war, wurde Nacktheit zudem weit weniger sexualisiert.

War natürliche Nacktheit in Filmen normal, sah es mit Erotik anders aus. Zwar kam diese durchaus vor, wurde aber nicht so expliziert gezeigt. Ein sehr schönes Beispiel sind die Fernsehspiele nach den „Tolldreisten Geschichten" des Honore de Balzac. Mit einer Leichtigkeit, die dem Verfasser sicher gefallen haben dürfte, wurden erotische Verwicklungen dargestellt und mit einem glücklichen Ausgang aufgelöst. Dabei mangelte es nicht an freizügigen Frivolitäten.

Ein anderes Beispiel ist der Film „Mir nach, Canaillen“ nach dem Roman „Eine Sommerabenddreistigkeit“ von Joachim Kupsch. Bis heute einer der beliebtesten und erfolgreichsten DEFA-Filme. Der junge Schafhirte Alexander, dargestellt von Manfred Krug, soll zum Soldatendienst gezwungen werden. Damit beginnt für ihn eine Reihe von Abenteuern, die ihn bis an den Hof Augusts des Starken führen. Zwar werden die sexuellen Handlungen nicht offen gezeigt, aber das Spiel aus Verführung und Lust ist der Faktor, der Alexander immer wieder in die abenteuerlichsten Situationen bringt und er selbst ist weder der schönen Schäferin, noch der bezaubernden Ulrike von Übenau oder der verführerischen Kurtisane, abgeneigt.

Aktfotografie in der DDR

Die Aktfotografie in der DDR war fast schon legendär und gilt heute noch als hoher Standard. Passend zur zuvor erwähnten FKK-Mentalität war diese sehr natürlich angelegt. Die Hintergründe spielten eine große Rolle. Wälder, Seen, die Ostsee, Felsen waren die bevorzugten Orte, vor denen sich Männer und Frauen in ihrer ganzen Schönheit zeigten. Posen waren da gar nicht so gefragt, sondern wirklich den Moment einzufangen. Auch auf Körperspannung wurde nicht so viel Wert gelegt wie das heute in der Aktfotografie oft der Fall ist, sondern vielmehr auf Entspannung und eine natürliche Körperhaltung. Eben eine Stimmung, die festgehalten wurde und sich auf den Betrachter übertragen sollte. Wenn gestellte Posen im Spiel waren, waren meist die Statuen des griechisch-römischen Klassizismus oder die Malerien der Renaissance die Vorbilder. Also Motive, die die Schönheit des menschlichen Körpers zeigen wollten, ohne vordergründig sexuell motiviert zu sein. (Was nicht heißen soll, daß sie unerotisch gewesen wären.)

Models zu finden war an den oben erwähnten FKK-Stränden nicht so schwer. Viele der Fotos waren eher für private Zwecke oder die Sammlungen von Fotografen gedacht. Denn es wurden nur relativ wenige Bilder publiziert. Was natürlich nicht heißen soll, daß es gar keine Veröffentlichungen gegeben hätte. Als erstes fällt einem da „Das Magazin“

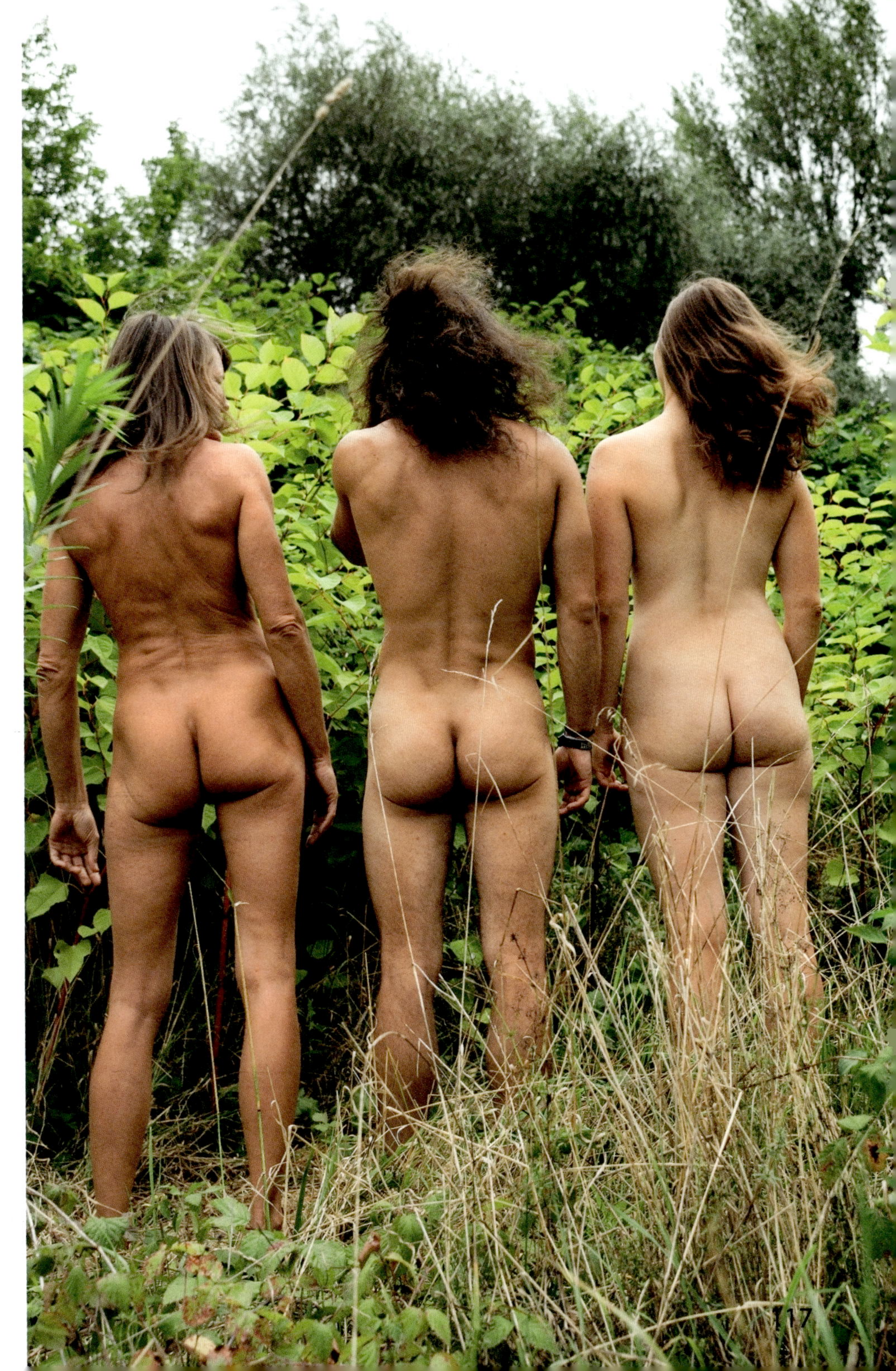

ein, in dem in jeder Ausgabe ein oder mehrere Aktfotos, später auch männliche Akte, gezeigt wurden. Oder die Satirezeitschrift „Eulenspiegel", wo in der Beilage „Die Funzel" immer ein Bild einer unbekleideten jungen Dame mit einem frechen Spruch zu finden war.

Sehr verbreitet waren auch die Fotoclubs und -Vereine der Betriebe. Um die Menschen mehr an die Betriebe und die „sozialistischen Abläufe" zu binden, gab es sehr viele organisierte Freizeitaktivitäten. Die Fotozirkel waren da sehr beliebt. Offiziell wurden hier viele Landschaften, kulturelle und historische Einrichtungen usw. abgelichtet (wovon es viele und qualitativ hochwertige Ausstellungen gab). Ein Großteil der Filme wurde jedoch für Aufnahmen unbekleideter Kolleginnen und Kollegen verschossen.

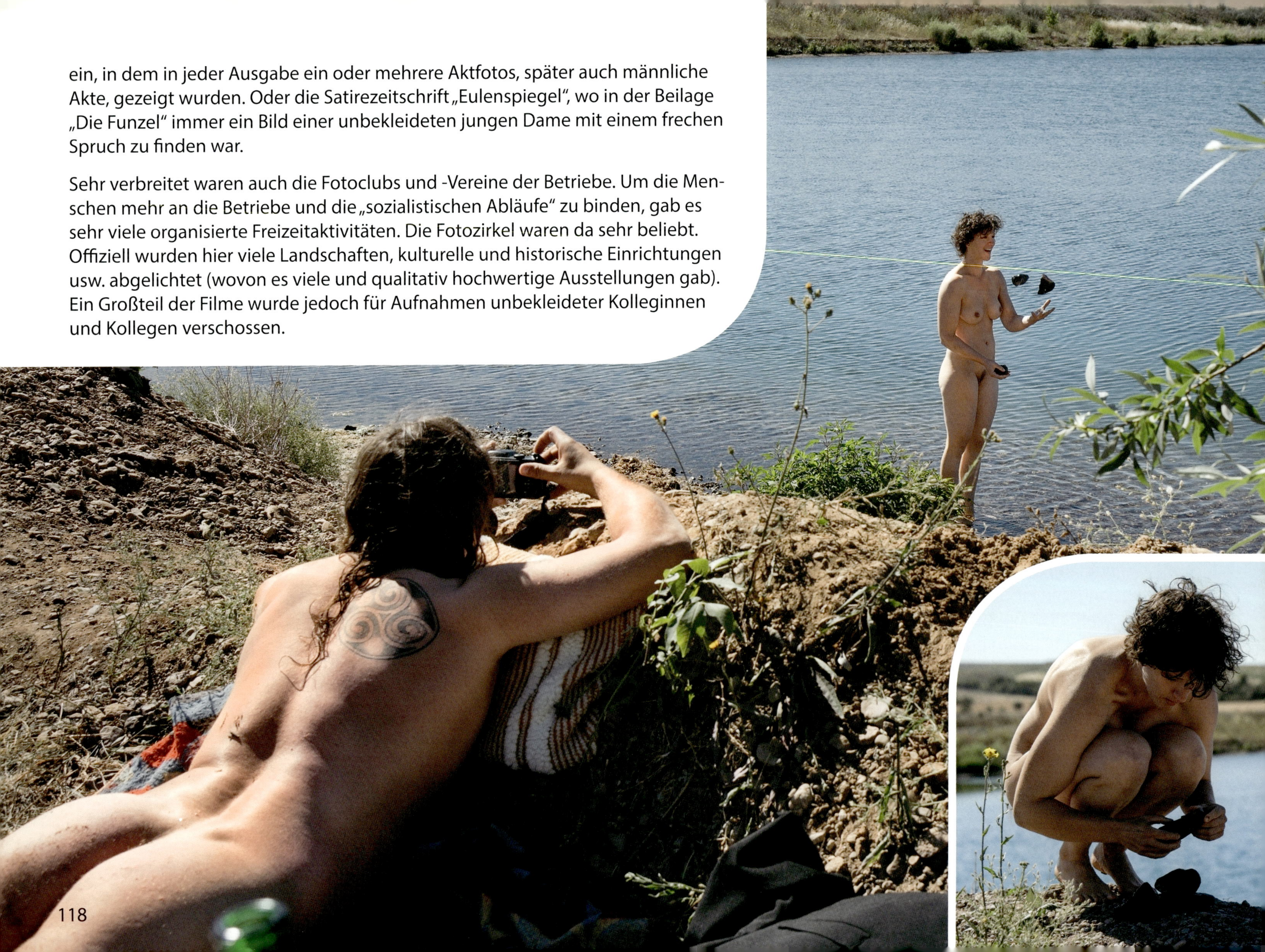

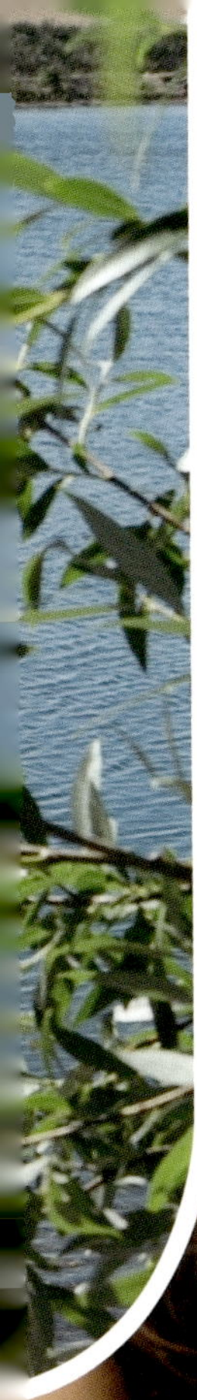

Explizite Pornographie wiederum war schwerer zu bekommen. Vieles wurde aus dem Westen eingeschmuggelt, was aber mit einem gewissen Risiko verbunden war. Meist kamen die Magazine auch gar nicht an, sondern wurden schon an der Grenze abgefangen. Ob sie nun offiziell eingezogen wurden, oder ob sie in Privatsammlungen von Grenzern verschwanden, lässt sich nicht nachvollziehen und bleibt somit der Fantasie überlassen. Trotzdem gab es einen Austausch der besonderen Form: schaffte es einmal ein Heft über die Grenze, wurde es seitenweise oder Bild für Bild abfotografiert und die Bilder (meist nur in schwarz/weiß) weiter getauscht.

Abschließend lässt sich sagen, dass der unbeschwerte Umgang mit körperlicher Nacktheit im realen Leben das passende Gegenstück war zu der Natürlichkeit mit der der nackte Körper auch in den Medien repräsentiert wurde.

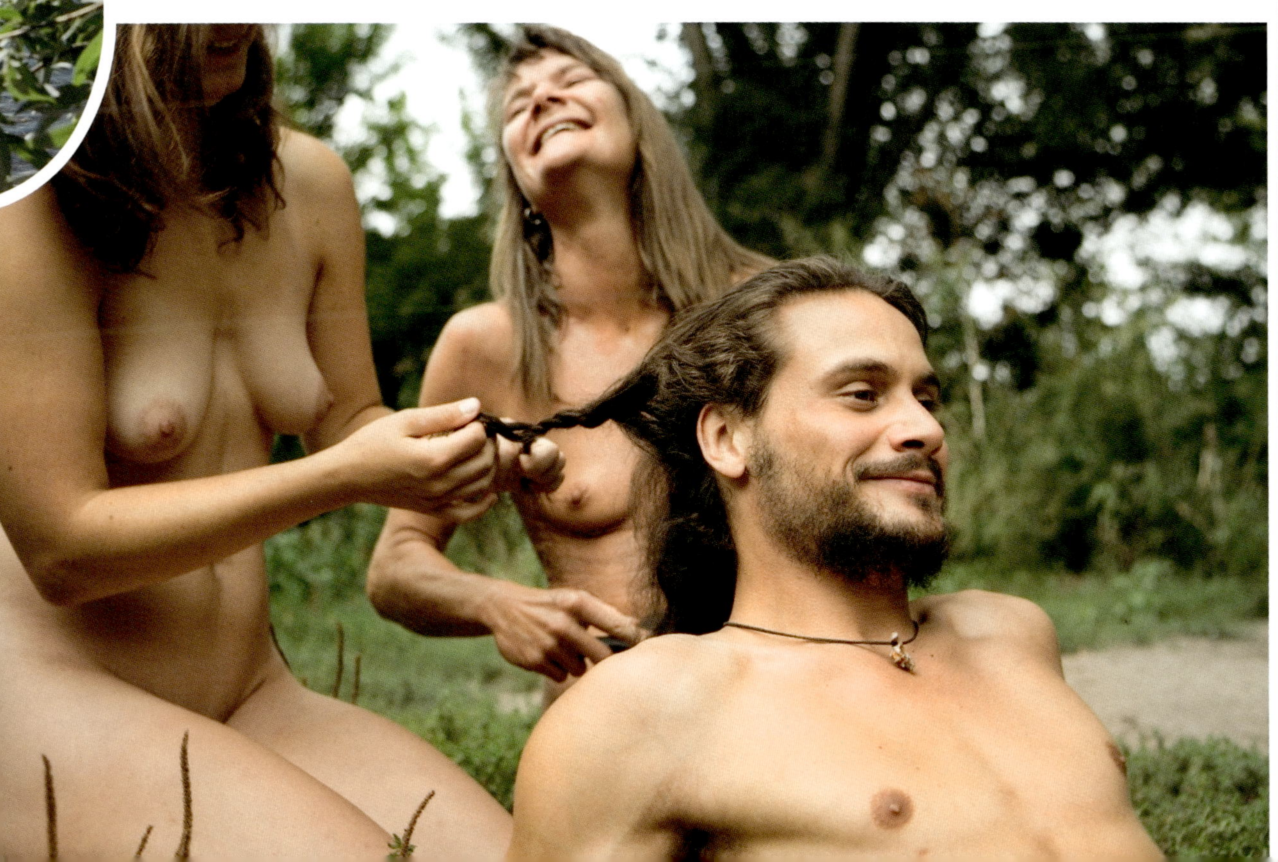

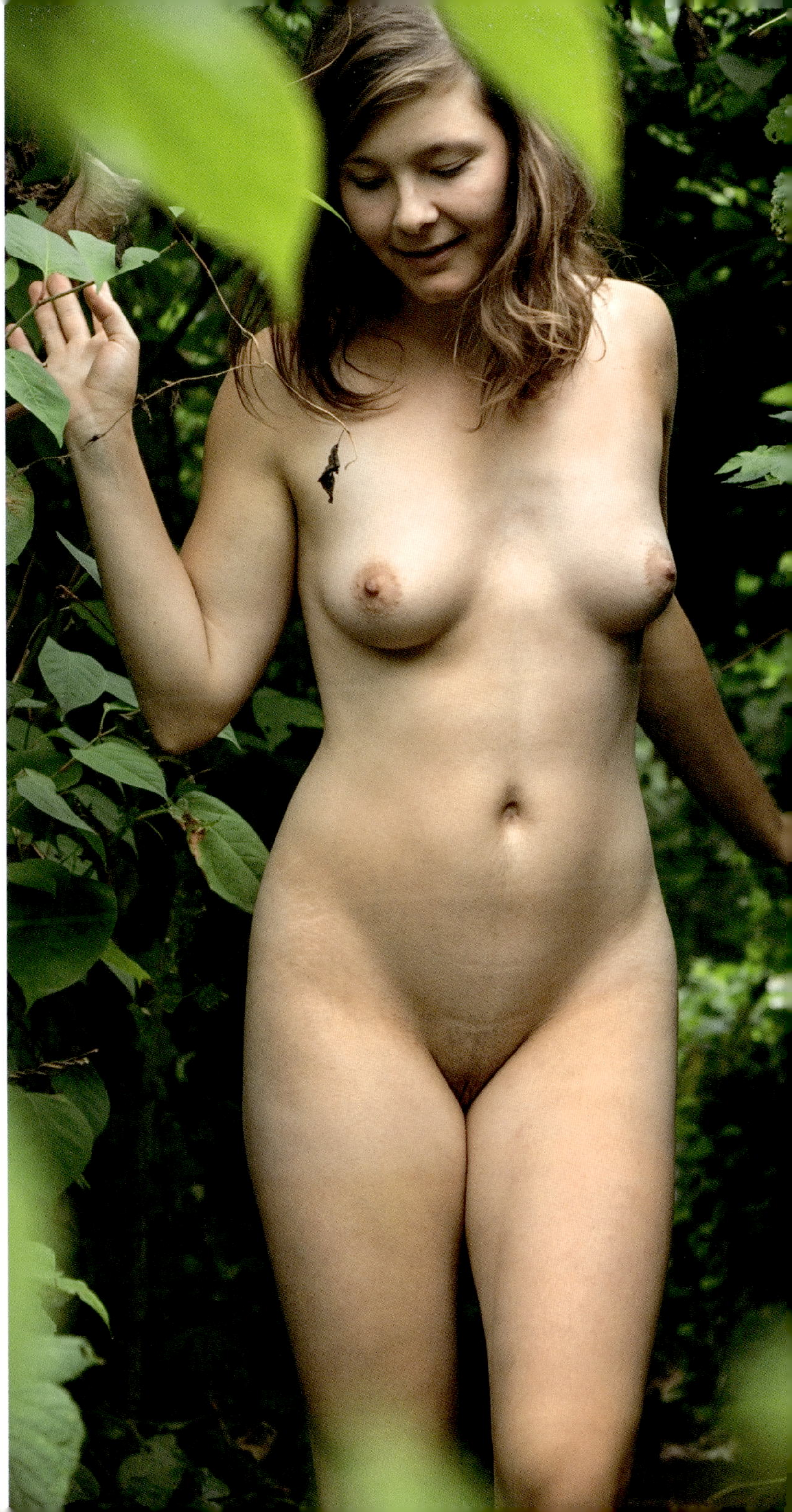

MIT DER KARRE AN DIE KIESE:

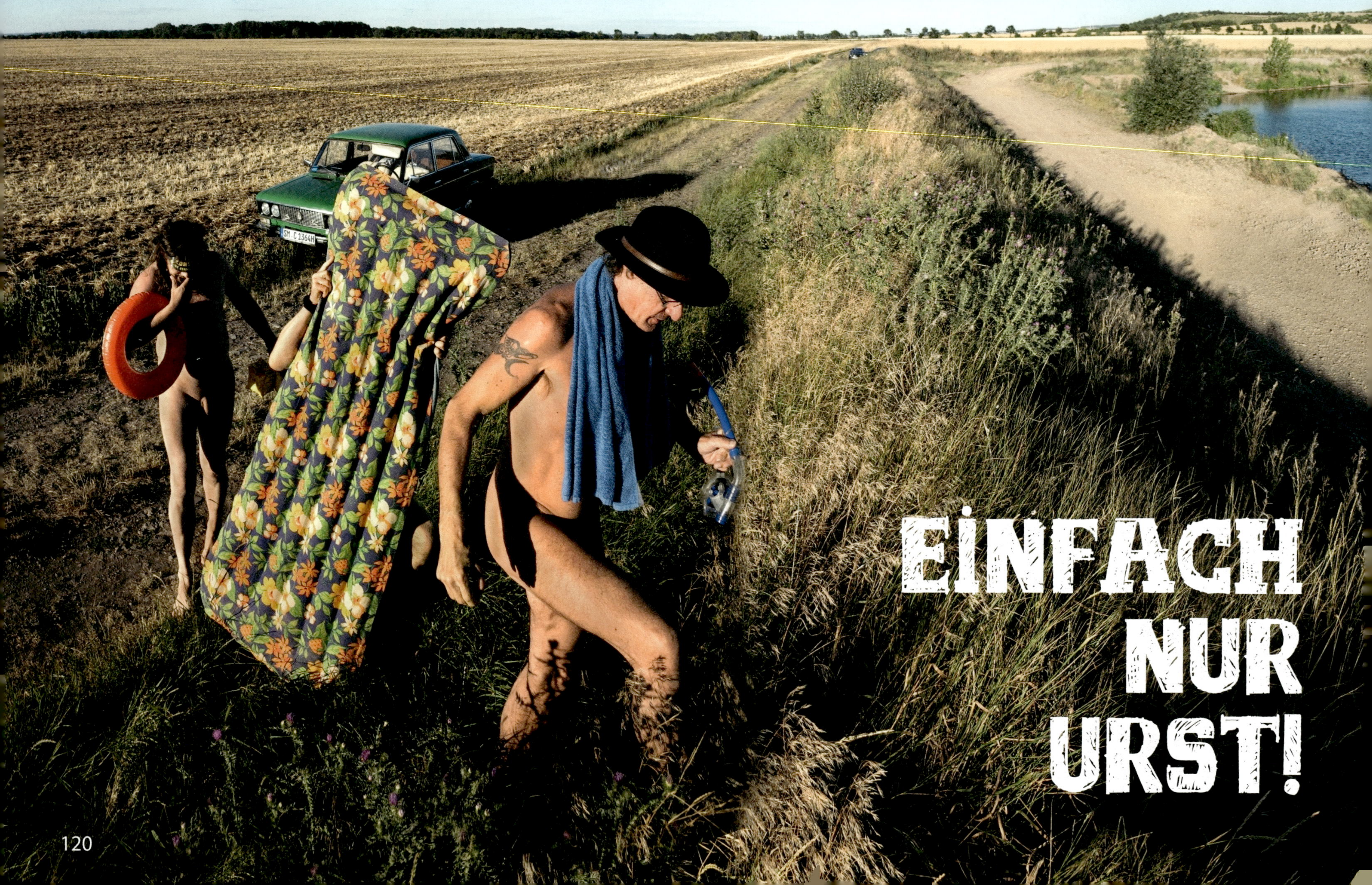

EINFACH NUR URST!

Die Sonne strahlt vom blauen Sommerhimmel, ein erfrischender Wind rauscht von Ost und pures Urlaubsfeeling stellt sich ein: Auf nach Stotti und raus aus den Klamotten!

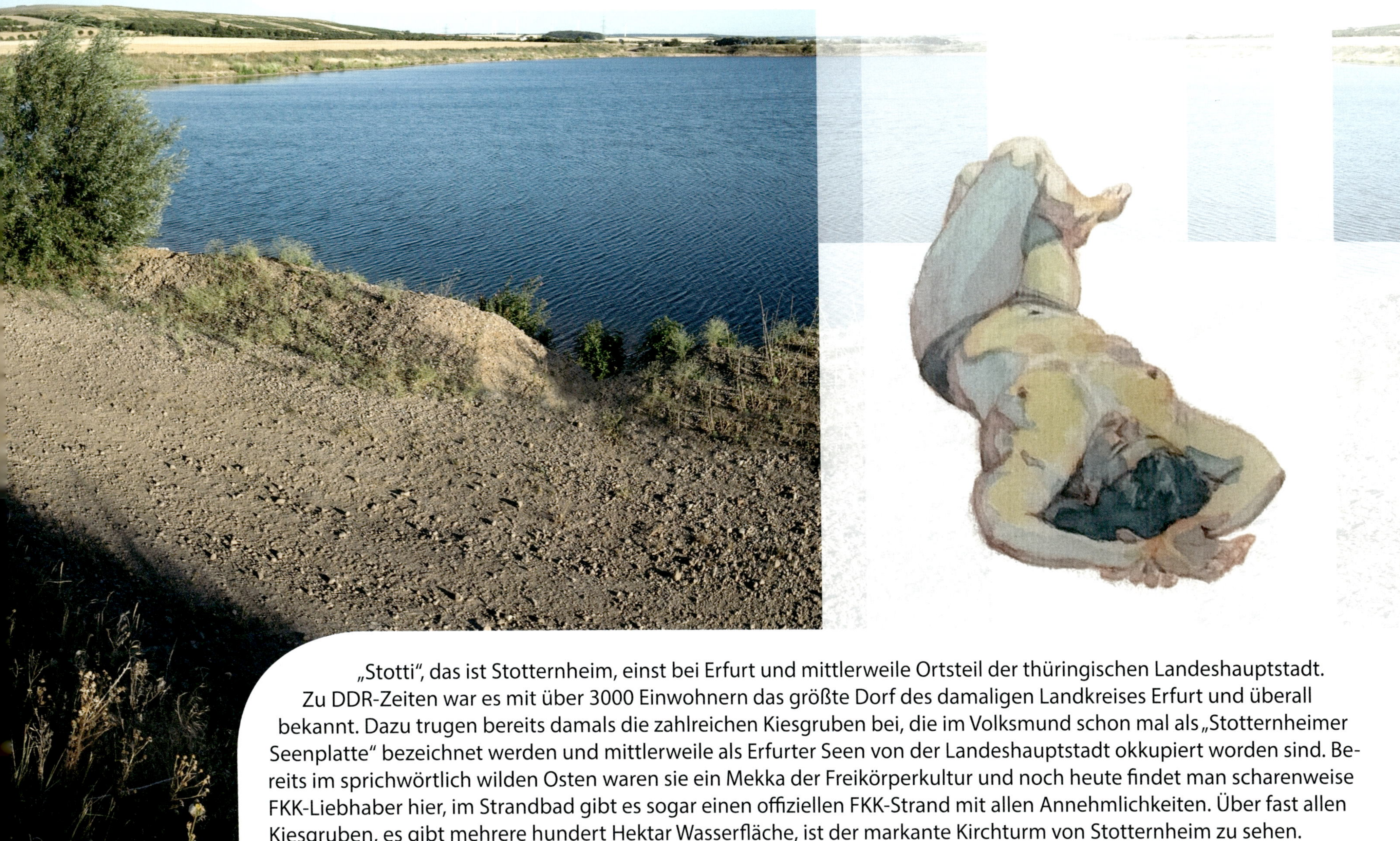

„Stotti", das ist Stotternheim, einst bei Erfurt und mittlerweile Ortsteil der thüringischen Landeshauptstadt. Zu DDR-Zeiten war es mit über 3000 Einwohnern das größte Dorf des damaligen Landkreises Erfurt und überall bekannt. Dazu trugen bereits damals die zahlreichen Kiesgruben bei, die im Volksmund schon mal als „Stotternheimer Seenplatte" bezeichnet werden und mittlerweile als Erfurter Seen von der Landeshauptstadt okkupiert worden sind. Bereits im sprichwörtlich wilden Osten waren sie ein Mekka der Freikörperkultur und noch heute findet man scharenweise FKK-Liebhaber hier, im Strandbad gibt es sogar einen offiziellen FKK-Strand mit allen Annehmlichkeiten. Über fast allen Kiesgruben, es gibt mehrere hundert Hektar Wasserfläche, ist der markante Kirchturm von Stotternheim zu sehen.

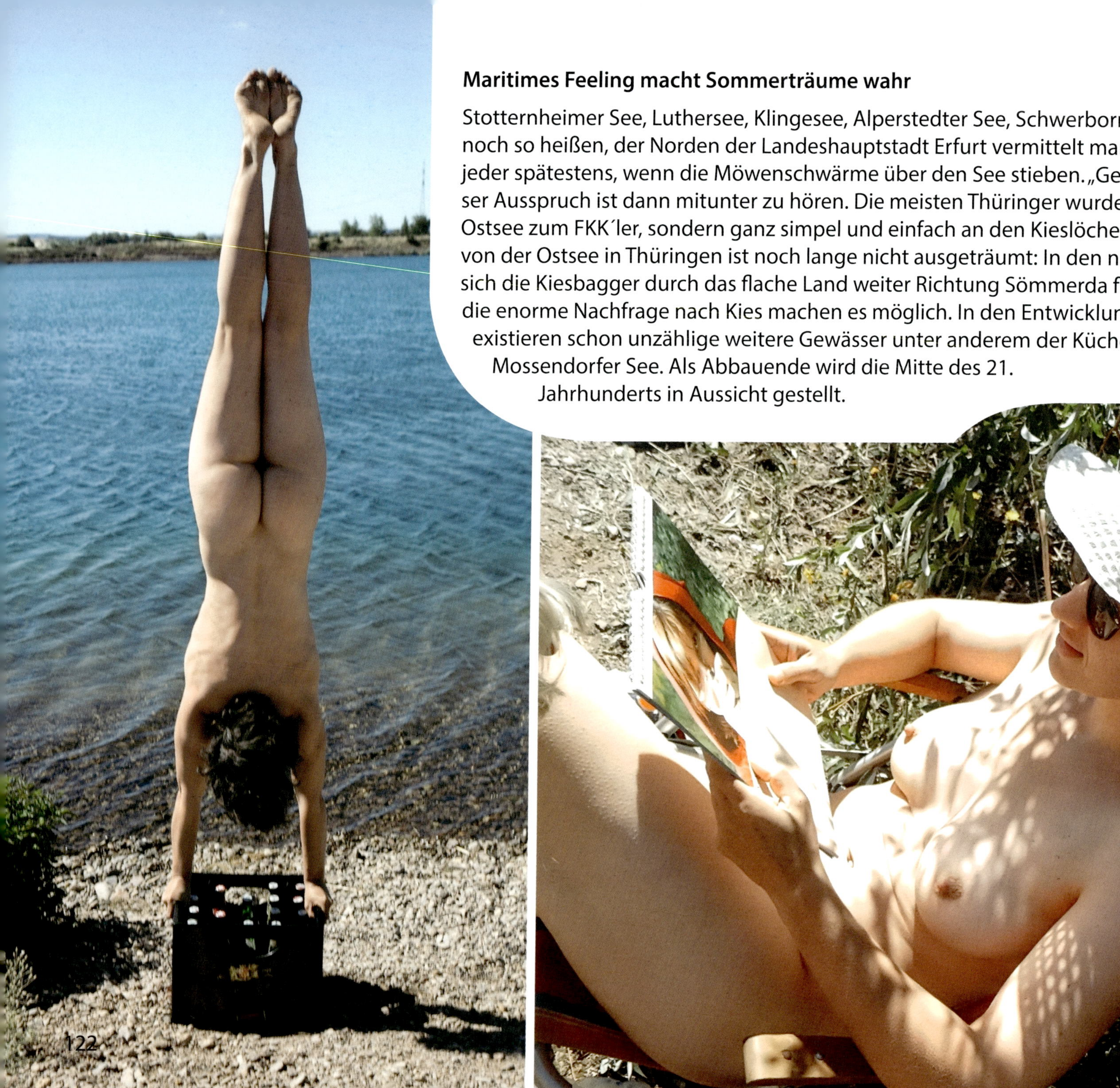

Maritimes Feeling macht Sommerträume wahr

Stotternheimer See, Luthersee, Klingesee, Alperstedter See, Schwerborner See und wie sie sonst alle noch so heißen, der Norden der Landeshauptstadt Erfurt vermittelt maritimes Fluidum. Das merkt jeder spätestens, wenn die Möwenschwärme über den See stieben. „Genauso wie an der Ostsee", dieser Ausspruch ist dann mitunter zu hören. Die meisten Thüringer wurde nicht klischeemäßig an der Ostsee zum FKK´ler, sondern ganz simpel und einfach an den Kieslöchern um Stotti. Indes, der Traum von der Ostsee in Thüringen ist noch lange nicht ausgeträumt: In den nächsten Jahrzehnten werden sich die Kiesbagger durch das flache Land weiter Richtung Sömmerda fressen, das Bergbaurecht und die enorme Nachfrage nach Kies machen es möglich. In den Entwicklungskonzepten der Region existieren schon unzählige weitere Gewässer unter anderem der Küchensee, Pfaffenstiegsee und Mossendorfer See. Als Abbauende wird die Mitte des 21. Jahrhunderts in Aussicht gestellt.

Scheunenlautstärke

Typisch für die Gegend waren nicht nur zu DDR-Zeiten die Strandpartys in „Scheunenlautstärke“. Das hieß: Lada auf, Autoradio auf volle Dröhnung und los ging´s. Im Winter passierte das in den großen Scheunen der Bauernhöfe in den umliegenden Dörfern, deswegen die Bezeichnung Scheunenlautstärke. Im Sommer eben an der Kiesgrube. Damit man wenigstens doch was anhatte, rauchte die Kippe im Mundwinkel. Geholt wurden die Knasterstangen oft im „Deutschen Haus“ an der Stotternheimer Hauptstraße. Da gab es deswegen schon einmal die eine oder andere Schlange, wenn Juwel, Cabinet, F6 oder für die ganz Hartgesottenen die legendären Karo über die Theke gingen, natürlich mit der einen oder anderen Flasche Bier.

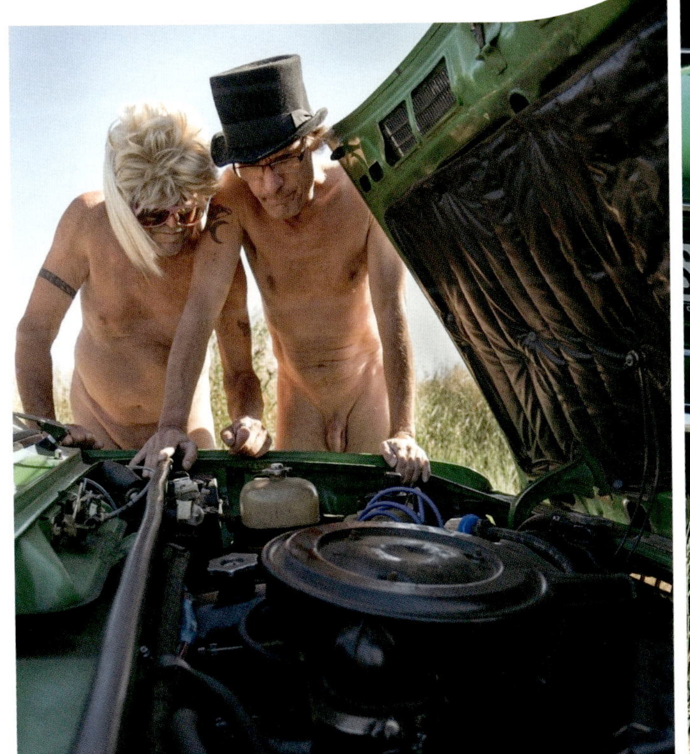

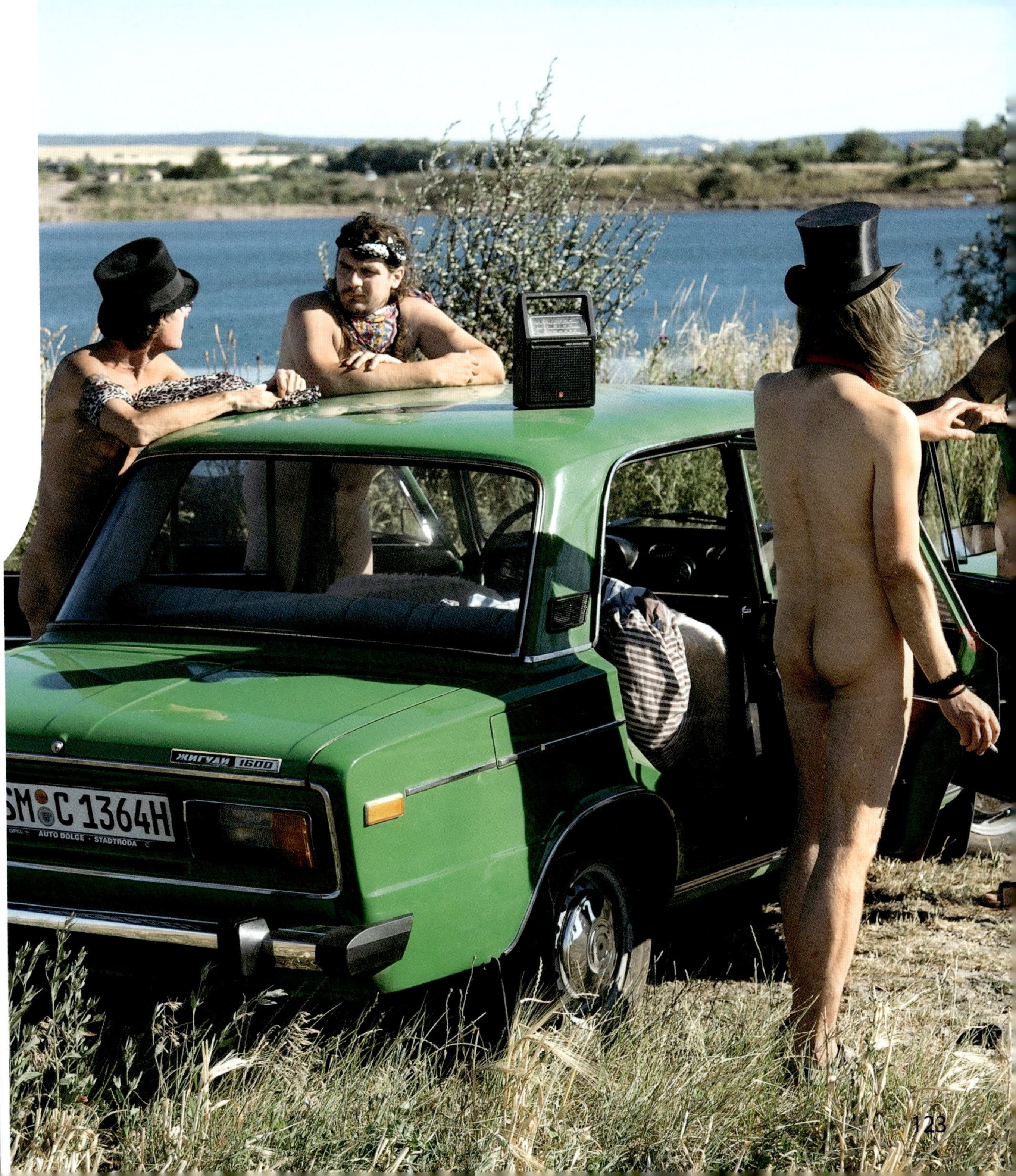

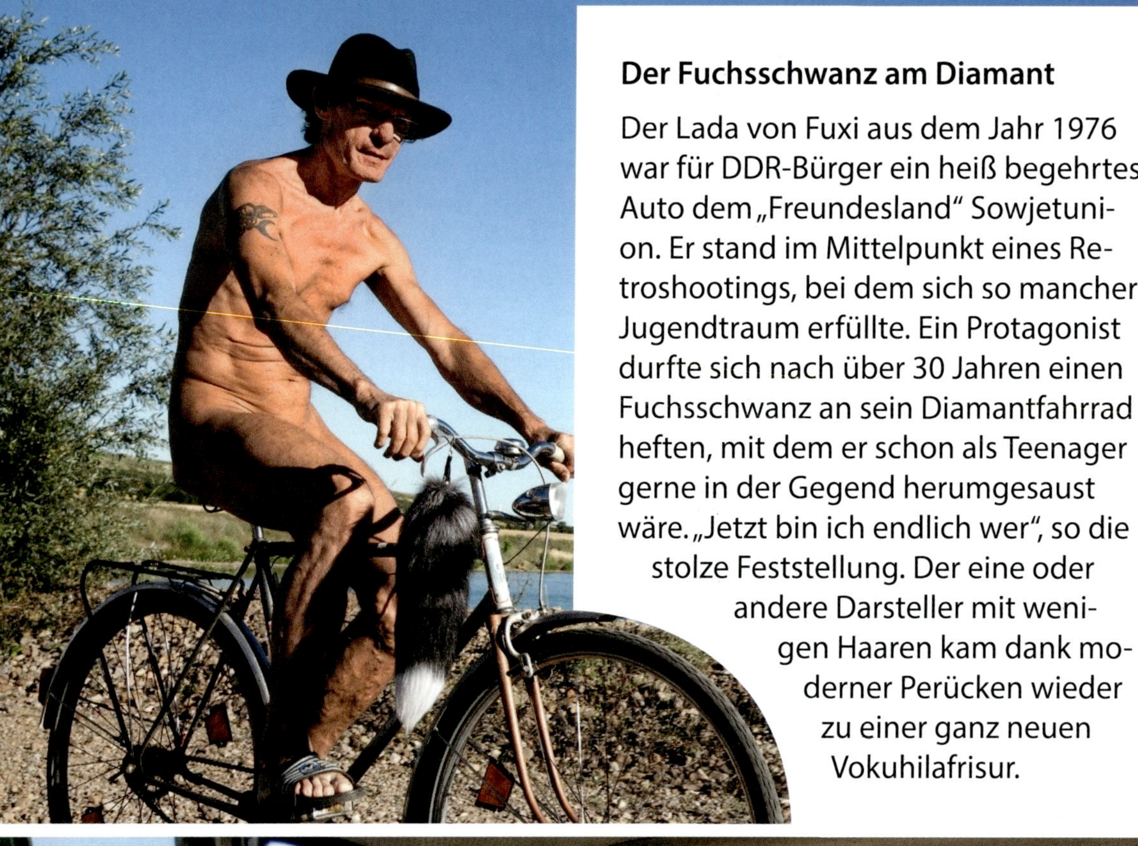

Der Fuchsschwanz am Diamant

Der Lada von Fuxi aus dem Jahr 1976 war für DDR-Bürger ein heiß begehrtes Auto dem „Freundesland“ Sowjetunion. Er stand im Mittelpunkt eines Retroshootings, bei dem sich so mancher Jugendtraum erfüllte. Ein Protagonist durfte sich nach über 30 Jahren einen Fuchsschwanz an sein Diamantfahrrad heften, mit dem er schon als Teenager gerne in der Gegend herumgesaust wäre. „Jetzt bin ich endlich wer“, so die stolze Feststellung. Der eine oder andere Darsteller mit wenigen Haaren kam dank moderner Perücken wieder zu einer ganz neuen Vokuhilafrisur.

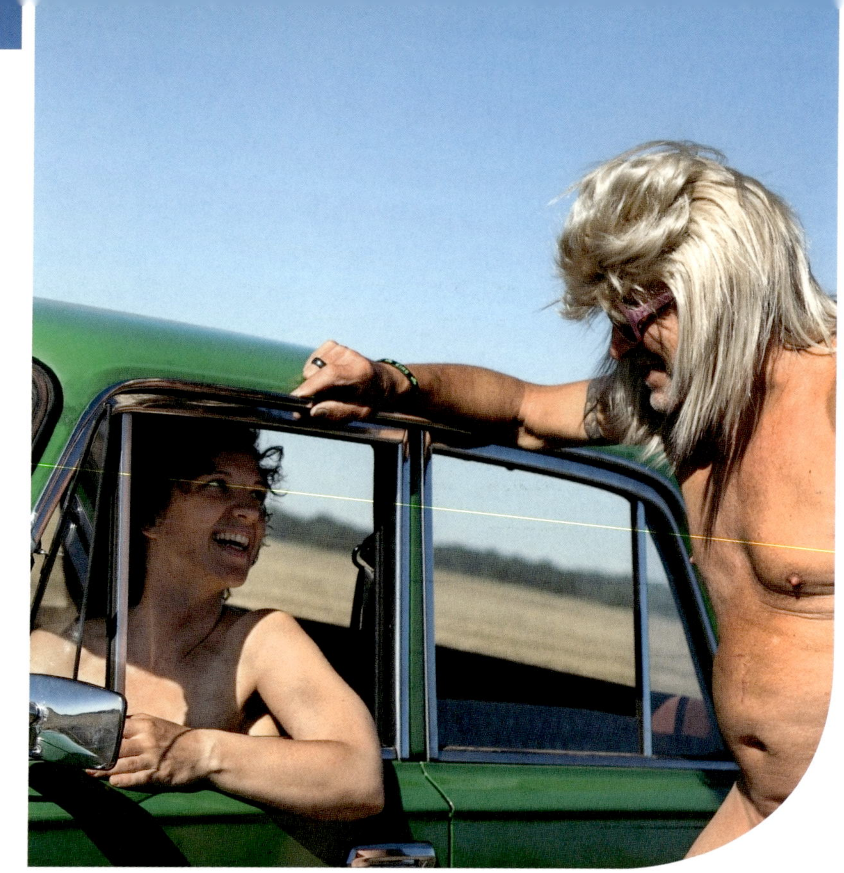

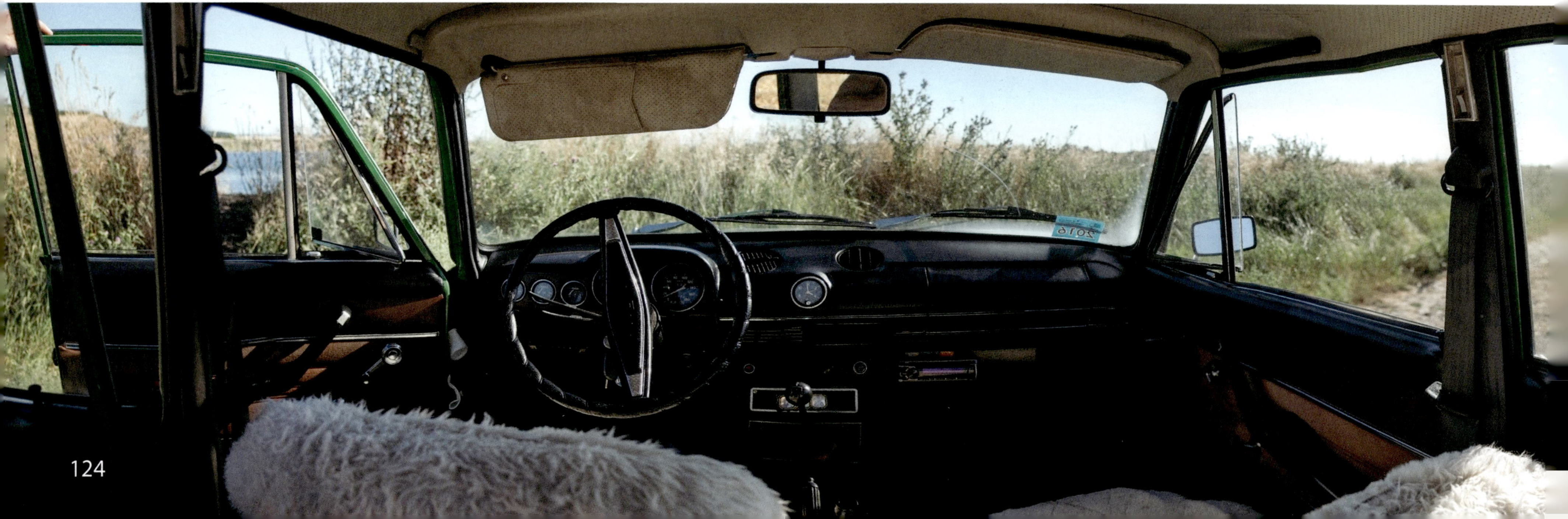

Überhaupt: Gewagt wurde in den 1980er Jahren viel. Die Sprünge von den haushohen Kiesbaggern in die kühlen Fluten brachten zwar so manchen Bauchklatscher, aber auch stürmischen Applaus. Zu besten Zeiten hängten sich vier Wagemutige mit dem Rad an den Lada. Beim Shooting schaffte es nur ein Radartist.

Hans aus dem Erzgebirge brachte es auf den Punkt. „Das Flair der Aktion war fast so wie früher. Alle waren kameradschaftlich und unkompliziert, hatten Spaß, es gab gute Gespräche, leckeres Essen und die Fotoaktion war einfach super und lustig." Bekanntschaften wurden geknüpft, und vielleicht geht es demnächst mal mit dem Micha an den Stausee. Nicht nur Hans, mittlerweile im wohlverdienten Ruhestand, will demnächst mal wieder hierher kommen und die anderen Seen und das Strandbad ausprobieren.

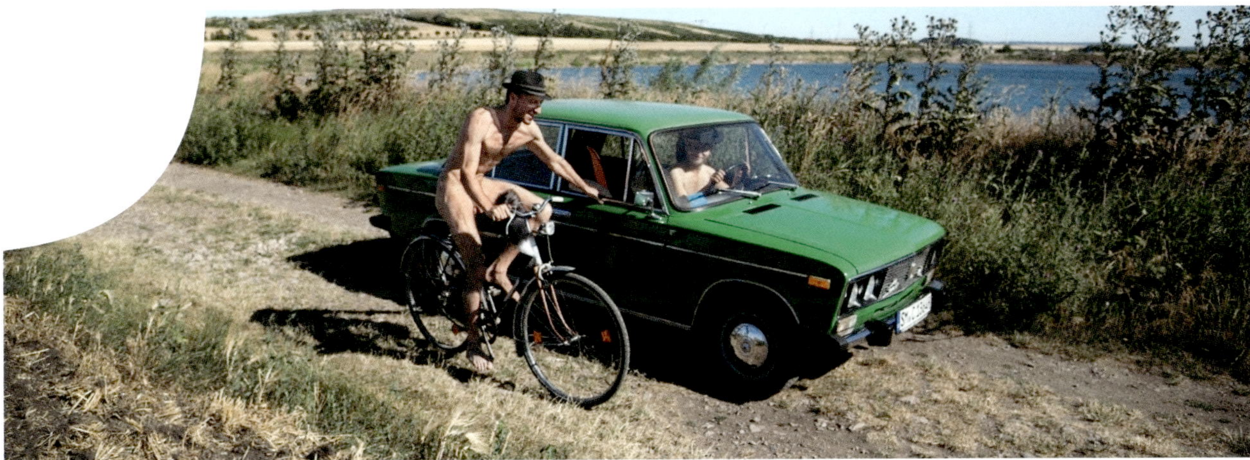

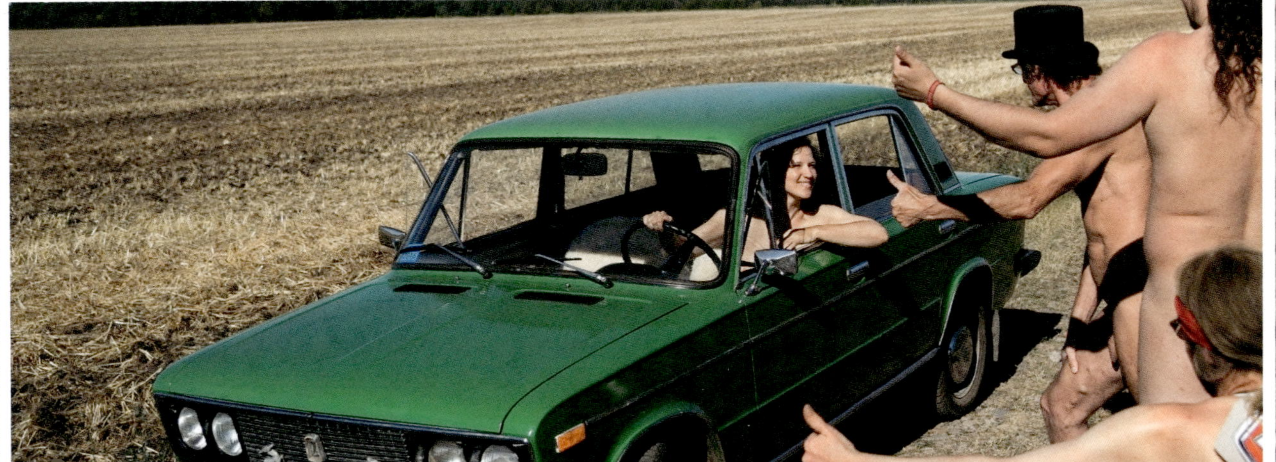

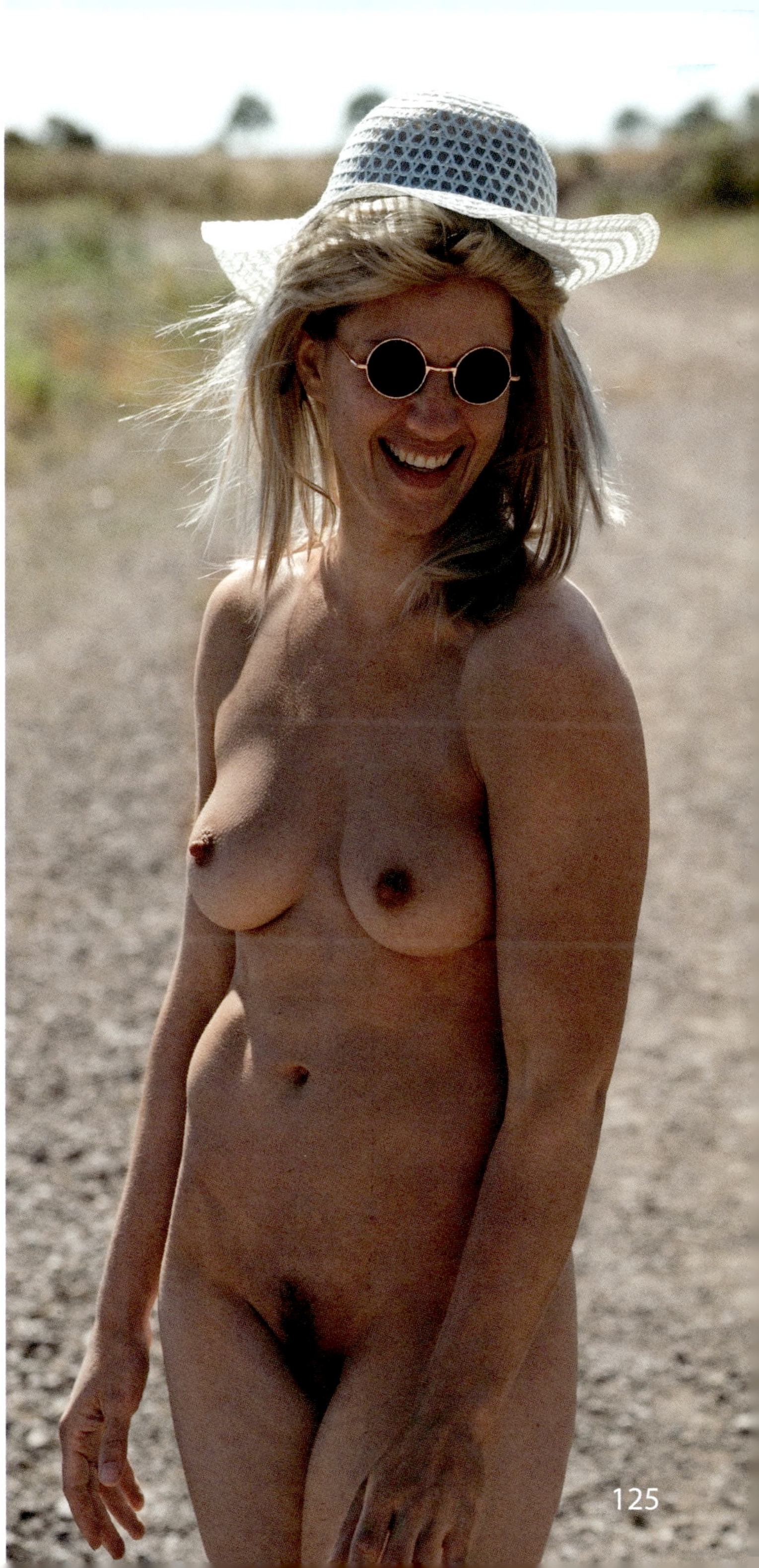

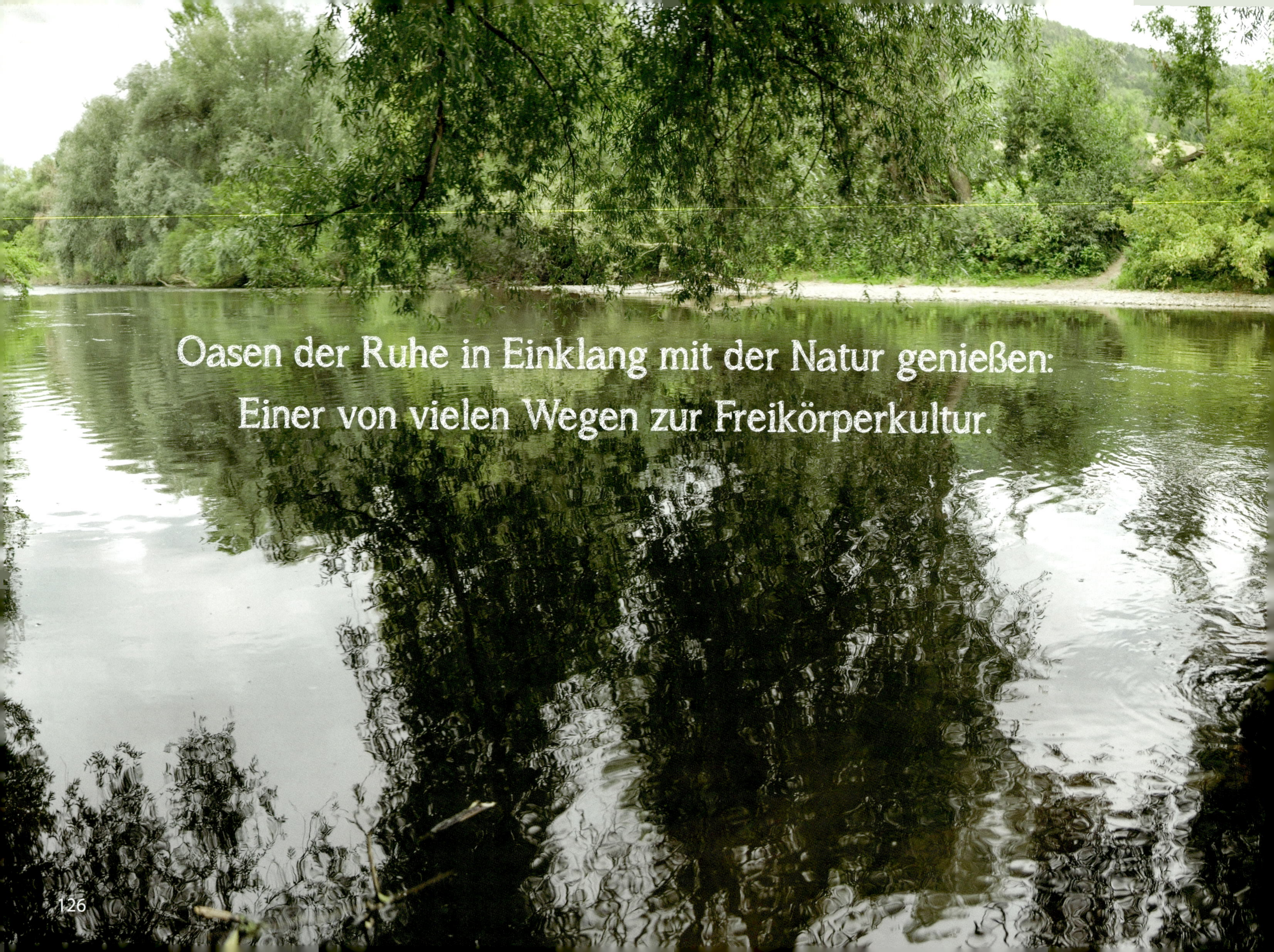
Oasen der Ruhe in Einklang mit der Natur genießen:
Einer von vielen Wegen zur Freikörperkultur.

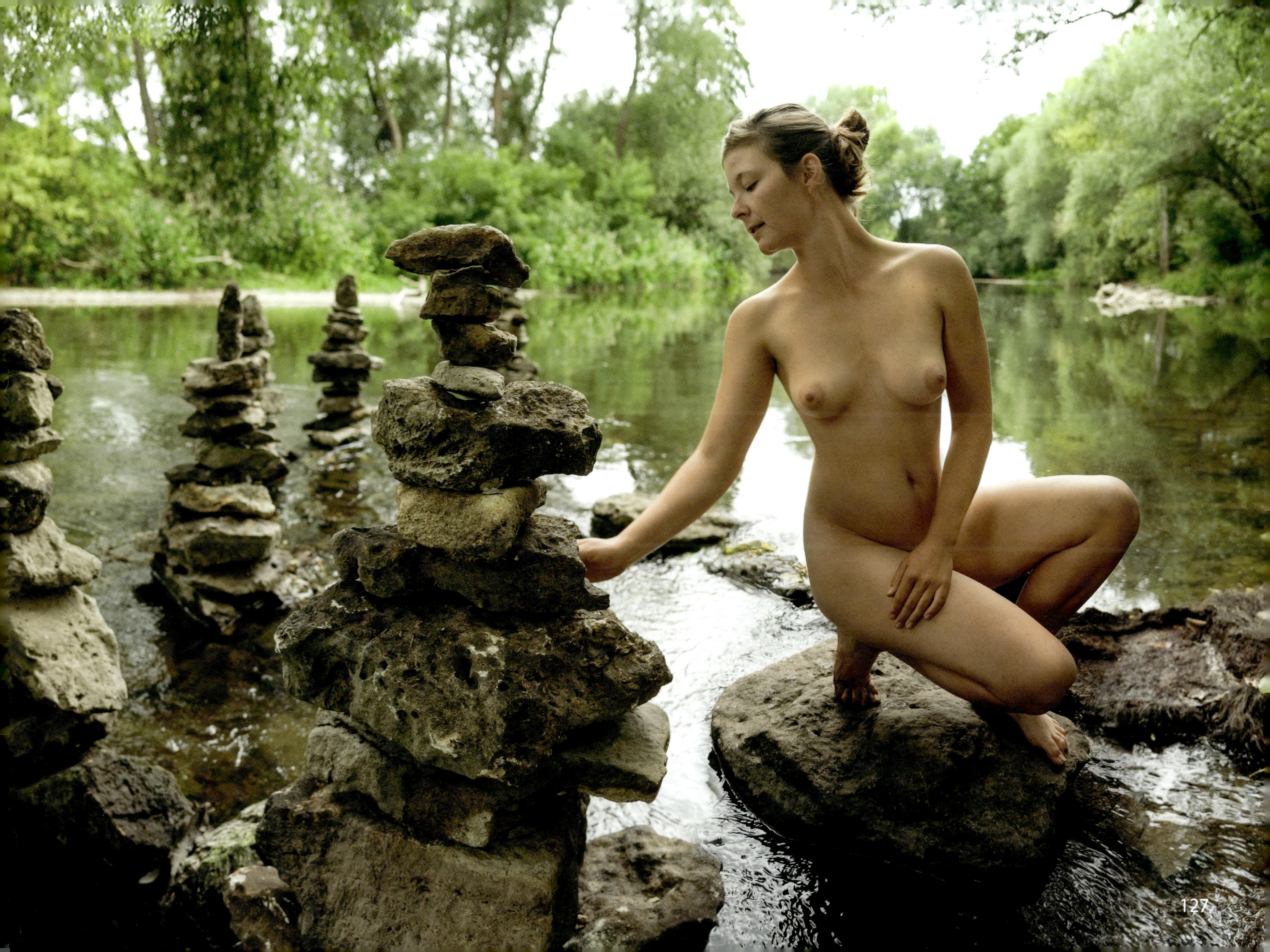

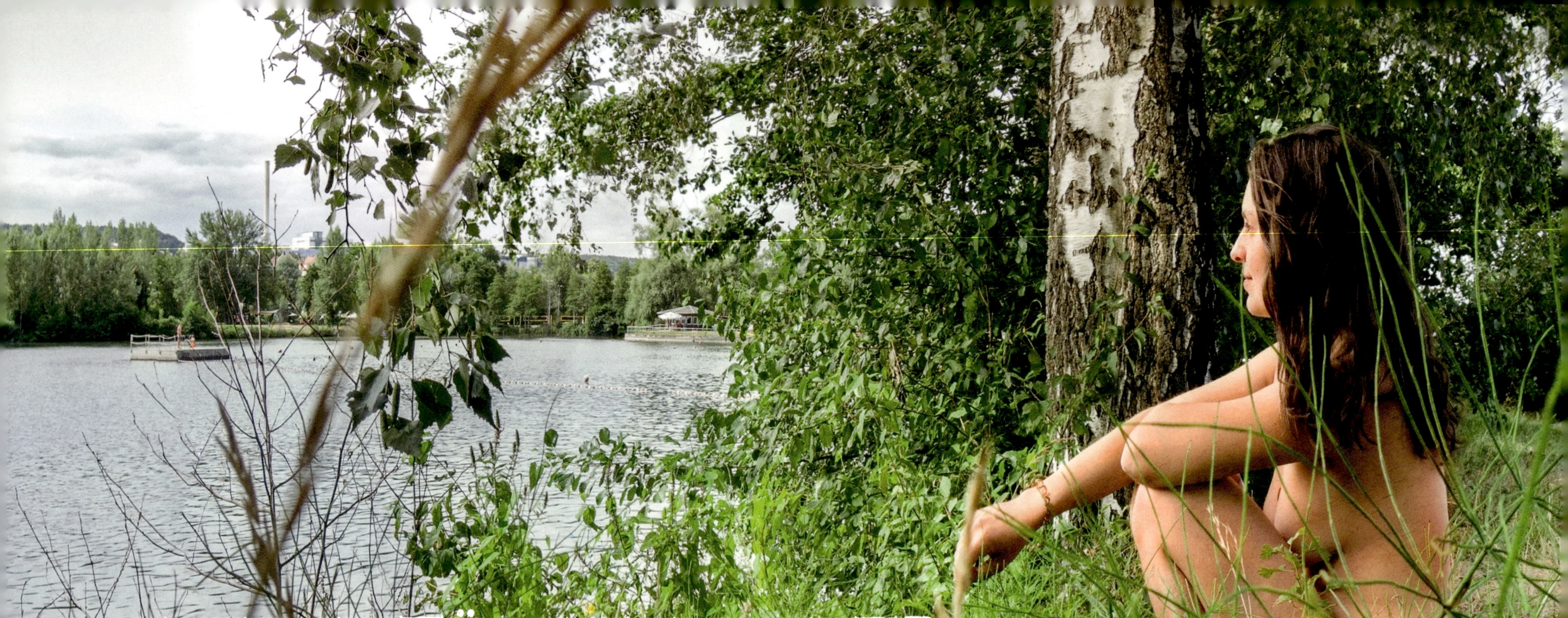

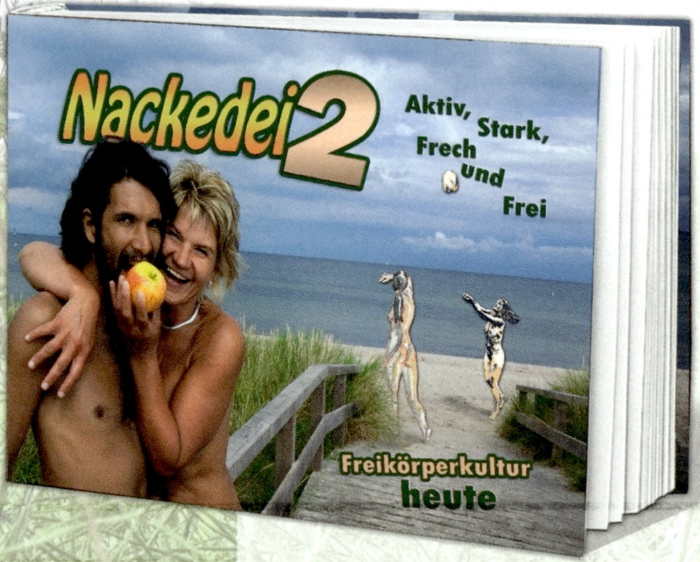

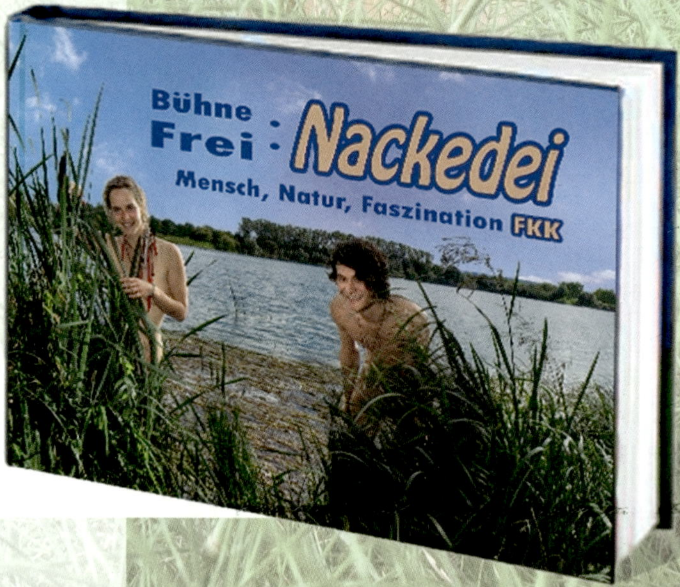